中医四大经典名著方剂集注

——《黄帝内经》《伤寒论》《金匮要略》《温病条辨》

马鞍山市市立医疗集团市中医院

吴子腾 吴 骞 徐 喆 张 俊 编著

中医古籍出版社

图书在版编目（CIP）数据

中医四大经典名著方剂集注/吴子腾等编著．－北京：中医古籍出版社，
2014.10

ISBN 978－7－5152－0684－4

Ⅰ.①中…　Ⅱ.①吴…　Ⅲ.①中国医药学－古籍－方剂－汇编
Ⅳ.①R289.2

中国版本图书馆 CIP 数据核字（2014）第 212057 号

中医四大经典名著方剂集注

吴子腾　吴　骞　徐　喆　张　俊　编著

责任编辑　孙志波
封面设计　韩博玥
出版发行　中医古籍出版社
社　　址　北京东直门内南小街 16 号（100700）
印　　刷　三河市华东印刷厂
开　　本　710mm×1000mm　1/16
印　　张　19.75
字　　数　344 千字
版　　次　2014 年 10 月第 1 版　2014 年 10 月第 1 次印刷
印　　数　0001~4000 册
书　　号　ISBN 978－7－5152－0684－4
定　　价　32.00 元

内 容 简 介

  对《黄帝内经》《伤寒论》《金匮要略》《温病条辨》所有方剂，以组成剂量、方解方论、方剂歌括的体例统一编写，并穿插了编者的见解、历代名家方论、今贤经验，以及临床的扩大应用及部分方剂发展派生新见。其中《黄帝内经》方剂 13 首、《伤寒论》方剂 113 首、《金匮要略》方剂 205 首、《温病条辨》方剂 206 首。每部名著方剂后附编者对该方剂特点、配伍意义、临床应用的分析小结。本书可供高等中医院校毕业的大专生、本科生、研究生学习参考，也可供中医同人在临床实践中参考使用。

作者简介

吴子腾，1945 年 7 月出生，中医世家，现任安徽省马鞍山市中医院南院国医堂中医主任医师。从事中医临床近 50 年，擅长中医内、妇、儿、皮肤疾病诊治。对心脑血管病、肝肾病、胃肠病、外感热病、老年性疾病、小儿智障、疳积、妇科不孕、顽固性皮肤病等有丰富的诊疗经验。创用"热入特定部位辨治法治疗温热病"；应用"温肾化瘀法"治疗肾衰；擅用大黄治疗各类肝病；用"调脾化浊化瘀"治疗萎缩性胃炎；用"久漏宜通法"治疗晚期肿瘤的疼痛，提高了临床疗效，降低了病死率。研制出治疗高血压病、心脑血管病的中药制剂"降压 1 号""降压 2 号"，治疗慢性结肠炎的"灌肠 1 号""灌肠 2 号"。发表中医论文 40 余篇，出版中医专著 2 部，国家发明专利 1 项（"消疳健儿散"，专利号 ZL971．19003．8）。现为中华名医协会特约专家、中华仲景学术研究会委员、世界教科文卫组织专家成员。

序

  中医是中华优秀传统文化的一个重要组成部分，在华夏五千年文明的漫漫历史长河中，无数杏林先贤、先哲秉承"悬壶济世"的儒家思想。

  在长期社会实践中，积累了丰富的临床经验，形成了独特而又系统的中医理论体系，为丰富世界医学宝库，推进现代医学发展，做出了卓越的贡献。

  市立医疗集团自 2008 年组建以来，一直以振兴中医为己任，致力于祖国传统医学的传承和发展，在南部医疗园区设立了国医堂，并聘请了一批省内外具有丰富临床经验的中医名家坐诊，赢得了社会的广泛赞誉。

  吴子腾先生出身中医世家，师出名门，从事中医临床数十载，自受聘国医堂以来，其医德医术受到患者及同行一致认同，同时，潜心研学中医经典，从由吴先生编著的这本《中医四大经典名著方剂集注》中，可见一斑。在吴老先生的身上，我们也感受到祖国传统医学薪火相传的蓬勃生机和活力。相信本书一定能为中医同道提供很好的借鉴，也感谢吴先生为祖国传统医学的传承和发展所付出的不懈努力。

马鞍山市市立医疗集团总院长何少锋

编者的话（代前言）

《黄帝内经》《伤寒论》《金匮要略》《温病条辨》是中医四大经典名著，在高等中医院校，无论是专科教育、本科教育还是研究生课程安排，四大经典名著都是必修的学位科目，更是中医名师带徒传承教学的必读课。学习四大经典名著是当今国家中医药管理局对中医事业发扬光大的要求下掀起的"读经典，做临床"课题的时代使命。可见在振兴中医事业，发扬、发展中医学术水平，在中国医药卫生界、中医药广大同人中重温这四大中医经典名著的意义之重大已不言而喻了。

"方剂"是中医学术理论应用到临床的重要桥梁，更是中医学中理、法、方、药的"半壁江山"。无论是高等中医院校毕业的专科、本科、硕士、博士中医毕业生，还是中医名师传承带徒的临床医生，方剂都是要求坚守与把持的重要领域，是突显中医学术特长、完成中医临床治疗的精髓环节。这四部中医经典名著中的方剂更是经典中的经典，是中医理论应用到临床辨证论治的核心部分。要求中医同人"学经典，做临床"，完成理、法、方、药，在临床实践中，掌握经方，更具有一脉相承的现实意义。

编者 20 世纪 80 年代初在安徽中医学院方剂教研室随导师巴坤杰教授进修期间（巴教授当时是教研室主任，全国高等中医院校《方剂学》教材副主编，中医方剂学专家），浏览了先秦至明清的中医历代方剂名著，发现方剂汗牛充栋、数不胜数。有临床自用的经验方，有历代名医方剂的汇集。直至全国高等中医院校的统编教材、规划教材、多版的《中医方剂学》集时方与经方、历代名方于一册，然尚未发现集这四大经典方剂于一册之专著。这对熟读、集中掌握这四大经典方剂带来诸多不便，对四大经典中的经方，对参、互参、互用、学用有感不便，我当即将编集四大经典方剂于一册的萌想告诉巴教授，竟得到老师的欣然赞同。在导师的支持、指导、帮助下，我开始搜集资料，着手汇集、编写。后因工作变动、临床医疗的繁忙、导师的仙逝，诸多因素的困扰，部分手稿一直尘封了三十余年。直到 2011 年底我假健朗的古稀之年，应邀在马鞍山市市立医疗集团市中医院国医堂专心从事中医临床，组织上给我配备了南京中医药大学伤寒论研究专业的博士徐喆医生，予临床带教，传承学术，才重新燃起我继续完成这部书稿的信心和决心。两年中集中精力集注了《金匮要略》与《温病条辨》部分的方剂内容。徐博士帮助我做好了搜集相关资料、校对文字、打印书稿的最后工作。

集团领导、医院领导的关心与支持和给我生活提供的诸多方便，增加了我完成这部书稿的精神力量。2012 年后在医院安排与张俊科长的邀请下，我参加治未病科的部分工作，部分经方参与了工作中的应用。2013 年在章登明院长的关心与支持下，本书稿立项上报市卫生局，争取到市级中医发展专项经费的支持。2014 年初，市立医疗集团何少锋总院长百忙之暇为本书作序并题写了书名。在此一并感谢与致意。

老者逝矣！中医事业常青不老，永远是一株璀璨的奇葩。这部四大经典方剂集注能为中医事业后来者的理论通晓、临床应用带来助益，是编者的唯一希望。

附志《温病条辨》的方剂歌括是编者引用先祖父吴藻江在 20 世纪 30 年代编写的《新括温病条辨歌诀》一书，同样具有老有新用的意义。

谨以此书的完成告慰先师巴坤杰教授的遗愿！

吴子腾写于马鞍山市市立医疗集团中医院国医堂治未病科
二〇一三年春月

目　　录

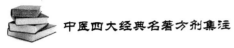

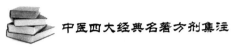

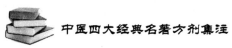

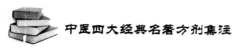

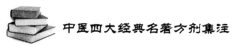

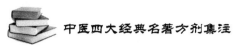

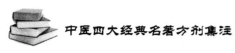

一、《黄帝内经》方剂

1. 汤液醪醴（出于《素问·汤液醪醴论》）

【组成剂量】稻米或黍麦若干，熬煮发酵，酿制醪醴液

【方解方论】稻米或黍麦之五谷得天地之精气，复经酿酵成醴，而存温和之性，古人用来作为五脏滋补之物。本方开拓了后世汤剂、酒剂等剂型及施用粳米，助以食疗的方法，对后世治疗学、方剂学的发展颇具现实意义。

李时珍：糯米能"暖脾胃，止虚寒泻痢，缩小便，收自汗，发痘疮"（《本草纲目》）。

缪希雍："糯米即阴之糯米也。其味应甘，气应温无毒。造酒必用之者，以其性近于热也，为补脾胃益肺气之谷。脾胃得温，大便亦坚矣。温能养气，气充则身自多热，大抵脾肺虚寒者宜之，为其能益气温中也，故又有止泄利，缩小便，收自汗，发痘疮等用。"（《本草经疏》）

黄宫绣："稷有芦稷、黍稷之分。芦稷者，其形高如芦，实既香美，性温中和，所以为五谷之长，而先王以之名官也，味甘气平，故食可以益气和中，宜脾利胃，煎汤以治霍乱吐泻如神，用此烧酒，可治腹中沉疴。"（《本草求真》）

王士雄："稷米甘凉，清胃，补气，养脾。糯者名秫，治阳盛阴虚，夜不得寐，及食鹅、鸭成癥，凡黍、稷、粟之糯者，皆可酿酒造饧（编者注：即饴糖），而南方稷米但有不黏者耳。"（《随息居饮食谱》）

李时珍："黍者，暑也，以其象火，为南方之谷。盖黍最黏滞，与糯米同性，其气温暖，故功能补肺，而多食作烦热，缓筋骨也。孟氏谓其性寒，非矣。"（《本草纲目》）

【方剂歌括】汤液醪醴第一方，五谷熬煮发酵酿。

治疗脏腑补益法，后世汤剂由此扬。

2. 生铁落饮（出于《素问·病能》）

【组成剂量】生铁落 30 ~ 100 克，水煎分多次服

【方解方论】生铁落为锻铁时在砧上打落之铁屑，质重气寒，功能开结

坠热、降痰、平肝、镇惊、安神。《黄帝内经》用治阳厥怒狂，因阳气抑郁而不得发越，气有余便是火，于是三焦之火上行，直冲头巅，使人善怒，病名阳厥。历代临床常用于治疗癫痫、狂躁一类神志病证，并多佐以重镇降火、化痰开窍之品。如明医张璐（生铁落饮）用此药配伍石膏、龙齿、茯苓、竹沥等，清医程钟龄（生铁落饮）用此药配伍胆星、贝母、橘红、菖蒲、远志、茯神、天冬、麦冬等，均为此方发展而来。

缪希雍：“铁落，本出于铁，不离金象，体重而降，故《素问》有生铁落饮，以疗病狂怒者，云生铁落，下气疾也。又怒狂属肝气暴升，故取金气以制之也。”（《本草经疏》）

叶橘泉：生铁落能“镇静、补血，用于神经性心脏病、心悸亢进、睡眠不宁，及狂妄惊痫而呈面红目赤者”（《现代实用中药》）。

【方剂歌括】生铁落饮治癫狂，降气开结镇心妄。

　　　　　　　气结化热多痰火，降痰开窍主自强。

3. 左角发酒（出于《素问·缪刺论》）

【组成剂量】左角发方一寸，燔治（头发一小束，烧成炭末，白酒一杯，送服）

【方解方论】发为血之余，烧灰存性，《本经》名“血余炭”，性微温，味苦涩，功能消瘀止血、利窍，主治血出血瘀、小便不利。酒性热，能温经散寒、活血通络。二药配伍，具通行经络、消瘀利窍、调畅气血之功，用治邪侵络闭的“尸厥”，清醒神志。由于“血余炭”为止血消瘀良药，现临床常作止血剂用于各种出血性病证。故《素问·缪刺论》指出鬏（同剃）其左角之发，方一寸燔治（烧制为末），饮以美酒一杯，不能饮者，灌之。

李时珍：“发乃血余，故能治血病，补阴疗惊痫，去心窍之血。”（《本草纲目》）

吴仪洛：“左角之发，五络之血余也。燔治烧制为末也。饮以美酒，助药力行血气也。补以其类，故可使尸厥立已。”（《成方切用》）

【方剂歌括】左角发酒治神乱，酒送发灰消瘀良。

4. 泽泻饮（出于《素问·病能论》）

【组成剂量】泽泻　白术各十分（各2份）　麋衔5分（1份）　合以三指撮为后饭（三药混合研末，饭前空腹，温开水送服一小匙）

【方解方论】泽泻甘寒，能清热、渗湿利水；白术苦温，能健脾燥湿，温中止汗。二药寒温互用，既清利湿热，又能益气温经。麋衔即鹿衔草，又名鹿蹄草，性温平，补虚益肾，能祛风湿、通络强筋，与前二药配合治疗湿热内蕴、汗出恶风、筋缓身重的"酒风"。故《素问·病能论》指出，以泽泻、白术各十分，麋衔五分，合以三指撮为后饭（"分"即份，指药剂比例，"三指撮"指每次剂量用三个指头撮起之数，"后饭"指先服药，后进饭）。

南京中医药大学：鹿衔草"补虚益肾，祛风除湿，活血调经。治虚弱咳嗽、劳伤吐血、风湿关节痛、崩漏、白带、外伤出血。……治慢性风湿性关节炎、类风湿关节炎，鹿蹄草、白术各四钱（12克），泽泻三钱（9克），水煎服"（《中药大辞典》）。

【方剂歌括】泽泻饮用鹿衔术，温经祛湿酒风尝。

5. 鸡矢醴（出于《素问·腹中论》）

【组成剂量】鸡矢白晒干焙干（30克）　米酒三小碗（3小碗）　煎数沸，去渣过滤澄清，空心热服

【方解方论】鸡矢白性微寒，无毒，能利水泄热消积，用米酒同煮服助其调脾胃、行气机，而治湿热内聚、气滞不行的"臌胀"。后世常用此品加鸡内金晒干焙黄研末，水吞服，治小儿消化不良的腹胀。

汪绂："鸡屎用雄者。《内经》以鸡矢醴治蛊胀，取其降浊气，燥脾湿，软坚去积，又能下达以去太阴之结，且能杀百蛊毒。凡小儿食癖皆可随所嗜作引以治之。打跌伤，酒和鸡屎白饮之，瘀即散而筋骨续矣。"（《医林纂要》）

丹波元简："鸡矢干者八合，以无灰酒三碗入之，共煎至一半许，用布滤出其汁，五更热饮则腹泻，辰巳时行二三次，皆黑水也，次日觉足面渐有皱纹，又饮一次，则渐皱至膝上而病效矣。但鸡矢用雄鸡者气全，又山间畜之者更效，要知山间畜多吞毒虫，而有以毒攻毒之意。"（《素问识》）

黄元御："鸡屎白，性微寒，利水而泄热，达木而舒筋。《金匮》鸡屎白散治转筋为病，臂脚直，脉上下微弦，转筋入腹。筋司于肝，水寒土湿，肝木不舒，筋木挛急，则病转筋。鸡屎白利水道而泄湿寒，则木达而筋舒也。"（《长沙药解》）

【方剂歌括】鸡矢醴方治臌胀，焙黄酒煎湿热攘。

6. 乌鲗骨丸（出于《素问·腹中论》）

【组成剂量】乌鲗骨四分（12克）　蘆茹一分（3克）共研末　麻雀卵（取

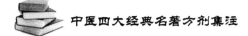

汁制丸如黄豆大）　鲍鱼汤饭前送服五丸

【方解方论】乌鲗骨即乌贼鱼骨，性温味咸而涩，止血，治妇女赤白漏下、血枯经闭，又能制酸止胃痛吞酸；蘆茹，张景岳认为即茜草，性寒味甘，能止血治崩，和血调经；麻雀卵性温味甘，补肾益精，调理冲任，治男子阳痿，女子崩漏、带下、血枯、便溺不利；鲍骨性温，通血脉、补阳气。煮汁送服上药，共奏补益精血、温养肝肾、调气通经之功，而治精血亏虚的血枯经闭证。

吴仪洛："以上四药，皆通血脉。血主于肝，故凡病伤肝者，亦皆可用之。"（《成方切用》）

孙启明："《素问·腹中论》有治妇人血枯之'四乌鲗骨一蘆茹丸'。蘆茹，《甲乙经》作藘茹。此蘆茹是否茹蘆（茜草）之别？抑《甲乙经》所说之藘茹？李时珍《本草纲目》中茹蘆为茜草之别名，注音如藘。然蘆茹条发明项下却有'《素问》治妇人血枯痛，用乌贼骨、蘆茹二物丸服，方见乌贼鱼下。王冰言，蘆茹取其散恶血。又齐书云：郡王子隆年二十，身体过亢。徐嗣伯合蘆茹服之自消。则蘆茹亦可服食，但要斟酌尔'。显然李时珍将《素问》之蘆茹当作本经下品之藘茹，又有疑问，故郑重叮嘱'要斟酌'。清·张志聪在《黄帝内经素问集注》一书中注：'蘆茹，当作茹蘆。''茹蘆一名茜草，又名地血，汁可染绛。'又在《本草崇原》中说：'蘆茹当作茹蘆，即茜草也。《本经》下品中有藘茹……愚谓乌鲗骨方，当是茜草之茹蘆，非下品之藘茹也。恐后人疑而未决，故表正之。'张正释蘆茹为茹蘆之别，解开中药史上这疑团。时珍引'齐书载徐嗣伯合蘆茹丸供内服'一事，参之《素问》及张注，此蘆茹也应作茹蘆——即茜草根来认识。"（《中药蘆茹与藘茹考辨》，中医杂志，1985 年第 10 期第 78 页）

【方剂歌括】乌贼骨丸入蘆茹，雀卵为丸肾精濡。

鲍鱼汤下温经脉，血枯经闭治不留。

7. 兰草汤（出于《素问·奇病论》）

【组成剂量】佩兰一两（30 克），煎水代茶饮

【方解方论】此出自《素问·奇病论》"治之以兰，除陈气也"。"兰"多数医家认为是"佩兰"，取其辛平芳香、醒脾健胃、化湿辟秽、清暑和中之性能，治疗湿热内蕴脾胃、口甜苦腻、胸满腹胀之证。后世医家对暑湿、湿热证，用此药为主制成不少方剂用于临床。诸如《时病论》的"芳香化浊法"用佩兰加藿香、陈皮、半夏、厚朴等。《温病条辨》的"七叶芦根

汤"用此配藿香叶、薄荷叶、桑叶、竹叶等。《广湿热论》"五叶芦根汤"，用此配荷叶、枇杷叶、藿香叶等。

《素问·奇病论》："津液在脾，故令人口甘也，此肥美之所发也。……肥者令人肉热，甘者令人中满，故其气上溢，转为消渴，治之以兰，除陈气也。"（陈气指肠胃中郁积的腐浊之气）

王瑞文："亦有人认为'治之以兰'并非纯指佩兰一味，系指中药中之诸芳香者。盖芳香之味，其气轻扬，辛香走窜，多能化浊，善驱山岚瘴气，且又能醒脾化湿，因此本类药物多用于湿热内蕴之脾瘅证。"（《"治之以兰"管见》，山东中医学院学报，1984－1－22）

张秉成："佩兰，功用相似泽兰，而辛香之气过之，故能解郁散结，杀蛊毒，除陈腐，濯垢腻，辟邪气。至于行水消痰之功，二物亦相仿耳。但泽兰治水之性为优，佩兰理气之功为胜，又为异也。"（《本草便读》）

【方剂歌括】兰草汤煎佩兰饮，口甜舌腻不须愁。

8. 豕膏 （出于《灵枢·痈疽》）

【组成剂量】猪的脂肪油炼净成膏，内服或外涂患处

【方解方论】猪脂味甘性平无毒，补虚润肺，滑利血脉，清燥解毒，能治脏腑苦涩、大便不利、燥咳咽痛，入膏药治疮痈肿痛。此方用猪脂膏冷服，清泄肺热，润燥解毒，以消痈脓。后世外用有硬贴膏，有用猪脂熬炸药物作为溶剂和赋形剂，其渊源出于此方。《千金方》猪膏酒用猪膏、姜汁煎汁加酒和服治肝劳虚寒、关格劳涩；《本草纲目》用猪脂油入白蜜再炼服治肺热暴喑，均为此方所发展。

吴仪洛："若无痰服此，最能润肺润肠，即是豕膏之属。老人痰嗽不利，及大肠秘结者，尤宜用之。"（《成方切用》）

【方剂歌括】猪脂炼油为豕膏，清肺解毒能润燥。

内服又能作外用，燥咳咽痛痈肿消。

9. 蔆翘饮 （出于《灵枢·痈疽》）

【组成剂量】蔆翘草、根各一两（10克），煎水内服。外用30克煎水熏洗

【方解方论】蔆翘即连翘，味苦性寒，入心、肝、胆经，功能清热解毒、散结消肿，主治湿热、丹毒、痈疡、瘰疬等证。本方用蔆翘煎水内服，并用蒸气熏身结合外治使汗出毒散，治疗肝经郁火所致的肝痈（败疵）有良效。

张锡纯："连翘具升浮宣散之力，流通气血，治十二经血凝气聚，为疮家要药。能透肌解表、清热逐风，又为治风热要药。且性能托毒外出，又为发表疹瘾要药。为其性凉而升浮，故又善治头目之疾，凡头疼、目疼、鼻渊或流浊涕成脑漏证，皆能主之。"（《医学衷中参西录》）

徐大椿："连翘气芳烈而性清凉，故凡在气分之郁热，皆能已之；又味兼苦辛，故又能治肝家留滞之邪毒也。"（《本草经百种录》）

【方剂歌括】蒡翘饮方是连翘，草根同用肝痛消。

10. 半夏秫米汤（出于《灵枢·邪客》）

【组成剂量】半夏五合，炮制（15 克）　秫米一升（30 克）　煎水，一日服三次，每次一杯，逐次加量

【方解方论】半夏辛温，燥湿化痰，降逆散结，治湿痰冷饮、胸膈胀满、头晕不寐。秫米甘寒能去寒热，泄阳补阴。此方取二药寒温配伍，调和阴阳，能上通阳明，下利大肠，主治阴阳不和、胃肠失运引起的不寐证。临床常用于痰浊、食滞胃肠导致的夜眠不安、胸膈胀满等证。

《灵枢·邪客》："其汤方，以流水千里以外者八升，扬之万遍，取其清五升，煮之，炊以苇薪火，沸置秫米一升，治半夏五合，徐炊，令竭为一升半，去其滓，饮汁一小杯，日三稍益，以知为度。故其病新发者，复杯则卧，汗出则已矣，久者三饮而已也。"

吴仪洛："秫即黄米，乃粱米、粟米之小考也，味甘微寒，能利大肠，治阴盛阳虚，夜不得卧。半夏味辛性温，能和胃散邪，除腹胀、目不得瞑，故并用之。秫米一升，约今之三合二勺，半夏五合，约今之一合六勺。"（《成方切用》）

李时珍："秫者，肺之谷也，肺病宜食之，故能去寒热，利大肠。大肠者，肺之合，而肺病多作皮寒热也，千金治肺痿方用之，取此义也。《灵枢经》岐伯治阳盛阴虚、夜不得瞑。半夏汤中用之，取其益阴气而利大肠也，大肠利则阳不盛矣。"（《本草纲目》）

【方剂歌括】痰浊胃肠卧不安，半夏秫米服之良。

11. 马膏膏法（出于《灵枢·经筋》）

【组成剂量】马膏（马项部皮下脂肪）适量热熨患处，白酒和肉桂适量涂擦患处，配用桑炭火烤，烧针劫刺，桑钩牵引，以正其歪斜

【方解方论】马膏甘平，能下气长筋，强壮腰背，治寒热痿痹，助官桂

白酒，温散通经，配合桑火烧针之祛寒，桑钩牵引，并噉炙肉补虚，共奏壮阳除阴、调达气血、通络缓急之效。主治寒温失调、经络受病的嘴颊㖞斜、口唇不合等证。

《灵枢·经脉》："治之以马膏，膏其急者，以白酒和桂，以涂其缓者，以桑钩钩之，即以生桑炭置之坎中，高下以坐等，以膏熨急颊，且饮美酒，噉美炙肉，不饮酒者，自强也，为之三拊而已。治在燔针劫刺，以知为数。"

李时珍："窃谓口颊歪僻乃风中血脉也。手足阳明之筋缓而纵，寒者急而热者缓也。急者皮肤顽痹，营卫凝滞。治法急者缓之，缓者急之，故用马膏之甘平柔缓而摩其急，以润其痹，以通其血脉，用桂酒之辛热急速，外涂缓之，以和其营卫，而通其经络，桑能治风痹，通节窍也。病在上者，酒以行之，甘以助之，故饮美酒，噉炙肉云。"（《本草纲目》）

徐灵胎："马膏马脂也，其性味甘平柔润，能养筋治痹，故可以育其急者，白酒、辣桂性味辛温，能通经络行血脉，故可以除其缓者。桑之性平，能利关节，除寒湿痹诸痛，故以桑钩钩之者，钩正其口也，复以生桑火炭置之地坎之中，高下以坐等者，欲其浅深适中，便于坐而得其暖也，然后以煎膏熨其急颊，且饮之美酒，噉其美肉，皆助血舒筋之法也，虽不善饮，亦自强之，三拊而已，言再三拊摩其患处，则病亦已矣。筋骨之病，总在躯壳，古法多用外治，今人不能知矣。"（《兰台轨范》）

【方剂歌括】马膏热熨桂酒和，涂擦患处口不㖞。
　　　　　　桑火烧针祛寒湿，外治之法出灵枢。

12. 寒痹熨法（出于《灵枢·寿夭刚柔》）

【组成剂量】醇酒20斤　蜀椒1斤　干姜1斤　桂心1斤　研粗末，煎取清汁，用棉絮、布巾浸渍药汁中，燃干马屎以煨之，泥封五昼日。晒干复渍，吸尽其药汁。布巾制袋中入药棉及药浸。用前桑炭火炙温于针刺前后熨贴患处，多次反复使用

【方解方论】此为最早的外用治法。方中用蜀椒辛辣性热，善散阴冷之气；桂心温经止痛，散寒通脉；干姜温热辛散，益气生阳。三药纯阳，借酒之热而悍急通行经脉外达肌肤。药汁渍于布袋，又用桑炭炙之加强温热感，在针刺前后，熨贴患处，起温行营卫、通阳助汗作用，对寒羁经脉之痹痛不无疗效。此法尽管制作较繁，但使用方便，疗效可靠。至今仍有用棉絮浸姜汁外熨治风湿性关节炎、虚寒性胃痛的单验方。无疑此法是后世丰富外治法运用的渊薮。

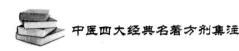

《灵枢·寿夭刚柔》："寒痹之为病也，留而不去，时痛而皮不仁……用醇酒二十斤，蜀椒一升，干姜一斤，桂心一斤。凡四种皆㕮咀，渍酒中，用棉絮一斤，细白布四丈，并内酒中，置酒马矢煴中，盖封涂，勿使泄。五日五夜，出布棉絮，曝干之，干复渍，以尽其汁。每渍必晬其日，乃出干。干，并用滓与棉絮，复布为复巾，长六七尺，为六七巾，则用之生桑炭，炙巾以熨寒痹所刺之处，令热入至于病所。寒，复炙巾以熨之，三十遍而止。汗出以巾拭身，亦三十遍而止。起步内中，无见风，每刺必熨，如此病已矣。"

吴仪洛："炙布以生桑炭者，桑能利关节，除风寒湿痹，诸痛也。大人血气清滑，故当不来刺之先，及刺之后，但以药熨，则经通汗出，而寒痹可除矣。"（《成方切用》）

【方剂歌括】椒姜桂酒渍布巾，寒痹熨法作外用。

13. 小金丹（出于《素问·遗篇·刺法论》）

【组成剂量】辰砂二两（60克）　水磨雄黄一两（30克）　叶子雌黄一两（30克）　紫金半两（金箔15克）　共入乳钵中研细，装磁罐中，外用盐泥封好，埋入地下，用桑柴烧其地面七天，取罐刮药，再装另一罐再埋地下七天，消除其火热之气，取出将药倾入钵中，研细，炼蜜为丸，如桐子大。每晨日出时，用冷开水送服一丸，共服十丸

【方解方论】《素问·遗篇·刺法论》是王冰（或后人）补入的，记载的"小金丹"，恐亦为后人的方剂，其制服法与道家的益气养生有关，开化学药合成之先河。方中辰砂制后即朱砂，甘凉有毒，能镇心安神，解毒明目，《本草纲目》称其"治惊痫，解胎毒、痘毒，驱邪症，能发汗""可以明目，可以安胎，可以解毒，随佐使而见功，无所不往，往而不可"。雄黄辛苦温有毒，能燥湿祛痰，解毒杀虫，治痤疮热毒。雌黄是雄黄品种中质地稍次的一种，性状相似，色黄，解毒之力稍弱于雄黄。金箔辛苦，气寒有毒，能镇惊安神，辟秽解毒，治惊狂、疮毒。四药合用，共起镇心安神、辟秽解毒功效，对于疫疠、秽毒流行均有防治之用。后世受此启发，常用朱砂、雄黄等药物避瘟防疫。

张景岳："朱砂入心可以安神，而走血脉，入肺可以降气而走皮毛，入脾可以逐痰涎而走肌肉，入肝可行血滞而走筋膜，入肾可逐水邪而走骨髓，或上或下，无处不到，故可以镇心逐痰，祛邪降火，治惊痫，杀虫毒，祛中恶及疮疡之疥癣之属。"（《本草正》）

【方剂歌括】小金丹中用辰砂，金箔半两雌雄黄。

入地烧化去火性，蜜丸辟秽治疫瘟。

《黄帝内经》方论小结

《黄帝内经》十三方与后世预防用药、治疗学、方剂学、药物配伍有一定的源流关系：《黄帝内经》就其所涉及的方剂药物内容，虽仅十三方，但已初具治疗学、方剂学、药物配伍等学说的规模。对后世临床的指导意义寓意深远。

1. 首先奠定了后世预防用药与治疗学的基础：十三方中既有用于临床治疗的，又有用于预防疾病发生的，如汤液醪醴、小金丹即是其例，这为后世预防用药奠定了基础，指出了大法。就其治疗方法而论，有用于攻邪除痰，诸如生铁落饮、左角发酒、泽泻饮等；有用以扶正养生的，如汤液醪醴；有用于扶正祛邪、调和气血的，如半夏秫米汤、豕膏、马膏膏法。这为后世临床治疗指出了扶正祛邪、驱邪安正、标本缓急的具体法度。

2. 制定方剂雏形：十三方中应用了汤剂、丸剂、散剂、膏剂、丹剂，为后世剂型的制订奠定了基础。就其用法有外用、内服之分，并涉及熏蒸、熨贴、外涂等物理疗法和针灸药物结合的治疗手段。

3. 贯穿运用了大小缓急奇偶复七方的制方法度：诸如醪醴、铁落、发酒、鸡矢醴、兰草汤、豕膏等六方既为奇方，又属奇方中之小者；泽泻饮、乌贼骨丸、蔆翘饮、半夏秫米汤、马膏膏法等五方，既为偶方，又属偶方中之小者；生铁落饮、左角发酒属急方；醪醴、乌贼骨丸、兰草汤则属缓方；小金丹、寒痹熨法则又属复方；寒痹熨法之大属复方中之大者，小金丹之大又属偶方中之大者；发酒、鸡矢醴之小属奇方之小，马膏膏法之小则属偶方中之小。既具七方的制方法度，又穿插了交替使用，示人以灵活取方，据证而施。

4. 开后世药疗与食疗之先河，立"七情和合"之雏形：十三方所用的药物虽少，却涉及了动物、植物、矿物三类，而且从药物旁及食物，示药疗、食疗结合治病，开后世药疗与食疗之先河。就其配伍方法，有单味重剂攻疾力专，与单味轻剂扶正缓图之分，如生铁落饮与汤液醪醴之用；有寒温配伍、温中利湿之泽泻饮，又有调和阴阳、通上利下的半夏秫米汤，此相反相使之用；又如镇心安神、辟秽解毒的小金丹，通心补肾、温中行经的寒痹熨法，则是相须相成之法。这些药物配伍的制方法度，无疑是后世"七情和合"之雏形。

二、《伤寒论》方剂

（一）太阳病方剂

1. 桂枝汤（出于第 12、13、15、53、54、57、95、97 条经文）

【组成剂量】桂枝三两，去皮（9克）　芍药三两（9克）　甘草二两，炙（6克）　生姜三两，切（9克）　大枣十二枚，擘（4枚）

【方解方论】君药桂枝辛甘性温，温通卫阳，解肌祛邪。臣以芍药苦酸微寒，敛阴和营。二者为伍，一开一合，一散一收，辛散而不伤阳。生姜助桂枝散表邪，大枣配芍药和营阴，共为佐药。甘草调和诸药。全方体现辛甘化阳，酸甘化阴，治法合奏调和营卫、解肌发表功效。

柯琴："此方为仲景群方之冠，乃滋阴和阳、解肌发汗、调和营卫之第一方也。凡中风、伤寒、杂症，脉浮弱、汗自出而表不解者，咸得而主之；其但见一二证即是，不必悉具矣。"（《名医方论》）

王子接："桂枝汤为和方之祖，故列于首。太阳篇云：'桂枝本为解肌。'明非发汗也。桂枝、甘草辛甘化阳，助太阳融汇肌气；芍药、甘草酸甘化阴，启少阴奠安营血；姜通神明，佐桂枝行阳；枣泄营气，佐芍药行阴。一表一里，一阴一阳，故谓之和。加热粥内壮胃肠，助药力行卫，解腠理郁热，故曰解肌。邪未入营，而用白芍者，和阳解肌，恐动营发汗，病反不除。观此，足以贯通全部方法，变化生心，非仲圣其孰能之。"（《绛雪园古方选注》）

刘渡舟："桂枝汤有双向调节的作用。它能发汗以止汗，发汗而不伤正，止汗而不留邪。在外它有调和营卫之功，在内则具有调和气血之用。"（《＜伤寒论＞十四讲》）

【方剂歌括】桂枝汤治太阳风，芍药甘草姜枣同。
　　　　　　解肌发表调营卫，有汗表虚正可用。

2. 桂枝加葛根汤（出于第 14 条经文）

【组成剂量】桂枝二两，去皮（6克）　葛根四两（12克）　麻黄三两，去

节（9 克）　　芍药二两（6 克）　　生姜三两，切（9 克）　　大枣十二枚，擘（4 枚）
甘草二两，炙（6 克）

【方解方论】本方是桂枝汤减少桂枝、芍药剂量，再加葛根组成。原书
有麻黄，于理不合，当参考《金匮玉函》删去为是。方用桂枝汤解肌发表，
加葛根鼓舞胃中清气，生津濡脉，缓解经脉拘急。桂枝与葛根为伍，辛润解
表，升达上行，用治项背强。

朱肱："伊尹汤液论，桂枝汤中加葛根。今监本用麻黄，误矣。"（《活
人书》）

汪琥："仲景法：太阳病汗出恶风者，桂枝汤主之。今因其几几然，故
加葛根于桂枝汤中，以兼祛阳明经之风也。"（《医宗金鉴》）

【方剂歌括】桂枝方加葛根汤，中风项强有殊功。

3. 桂枝加厚朴杏仁汤（出于第 19、43 条经文）

【组成剂量】桂枝汤原方加厚朴二两，炙，去皮（6 克）　　杏仁五十枚，去
皮尖（9 克）

【方解方论】以桂枝汤解肌祛邪，治其太阳表证；加杏仁宣肺化痰，平
喘治咳；厚朴消痰下气，解气逆喘满。本方取桂枝之辛散，配杏仁轻宣，厚
朴温消，相使为用，从而使其邪气分而解之，各有去路。凡痰多喘嗽者宜
之。

方有执："以表尚在，不解其表，则喘不可定，故用桂枝解表，加厚朴
利气，杏仁下气，所以为定喘之要药。"（《医宗金鉴》）

【方剂歌括】桂枝汤加朴杏仁，宿喘新感两解平。

4. 桂枝去芍药汤（出于第 22 条经文）

【组成剂量】桂枝汤原方去芍药一味

【方解方论】方用桂枝、炙甘草温扶心胸之阳，生姜、大枣辛甘发散，
使内陷胸间之邪从表而解。因芍药益阴，恶其酸收敛邪，有碍于胸阳宣达，
故去而不用。

尤怡："阳邪被抑而未复者，仍当从阳，因而去之，此桂枝去芍药之
意。"（《伤寒贯珠集》）

吴谦："用桂枝之辛甘，以和太阳之表，去芍药之酸收，以避胸中之
满。"（《医宗金鉴》）

【方剂歌括】桂枝去芍避阴凝，邪陷胸满从表引。

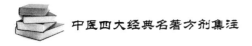

5. 桂枝去芍药加附子汤（出于第 22 条经文）

【组成剂量】桂枝汤原方去芍药，加附子一枚，炮，去皮，破八片（6 克）

【方解方论】桂枝汤去芍药之酸敛，使其宣阳解表、开胸达邪之力专，更加附子温扶阳气的虚损，而奏温经复阳之效。本方为阳虚恶寒脉促者设，加附子恐姜桂之力不足。

沈明宗："以桂枝单提胸膈之邪，使从表解；去芍药者，恶其酸收，引邪入内故也。若脉促胸满而微恶寒，乃虚而踡踏，阳气欲脱，又非阳实之比，所以加附子固护真阳也。"（《医宗金鉴》）

【方剂歌括】桂枝去芍加附汤，为治脉促与恶寒。

6. 桂枝加附子汤（出于第 21 条经文）

【组成剂量】桂枝汤原方加附子一枚，炮，去皮，破八片（6 克）

【方解方论】太阳病发汗过当，漏汗不止，乃伤津脱液，阳气大虚，到了亡阳阶段。是方以附子加入桂枝汤中温经复阳，阳回津复则汗敛、尿利、肢柔、挛急自解。且过汗亡阳，表并未解，取桂枝原方又有解肌和营之义。

柯琴："是方以附子加入桂枝汤中，大补表阳也。表阳密，则漏汗自止，恶风自罢矣。汗止津回，则小便自利，四肢自柔也。"（《医宗金鉴》）

陆渊雷："桂枝加附子汤之证，伤津而兼亡阳也，仲景则回其阳而已，不养其津，学者当深长思之。……津伤而阳不亡者，其津自能再生；阳亡而津不伤者，其津亦无后继。是以良工治病，不患津之伤，而患阳之亡。"（《伤寒论今释》）

【方剂歌括】桂枝加附汤同义，复阳温经两法论。

7. 桂枝去桂加茯苓白术汤（出于第 28 条经文）

【组成剂量】桂枝汤原方去桂枝一味，加茯苓、白术各三两（各 9 克）

【方解方论】本方属表里双解剂，具解肌和营、调脾利水之功。用桂枝汤调和营卫，解肌发表，邪从外去；加茯苓、白术健脾利水，通利小便，饮从下行，使其表里通达，邪有出路。

按：本方"去桂"，历来医家有争论，具代表性者有：

①尤怡、柯琴等遵从原著，当为"去桂"。②吴谦、日人吉益南涯等认为"去桂"应是"去芍"。③成无己、日人丹波元简认为当用桂枝汤原方加苓术。④陈大舜认为"去桂"应当理解为减桂枝之量，理由是："'仍头项

强痛，翕翕发热'说明表邪未尽，故仍留桂，以祛在表之邪，但因用过一次桂枝汤，表邪已衰，邪减，用量亦当减，故又当去桂枝之量。……今加苓、术健脾利水，又得桂枝通阳化气，兼顾表里，即使桂枝用量稍减，也会表解里和而愈。"（《河南中医》杂志，1981年第6期第6页）编者倾向于第四种意见。

吴谦："此方即桂苓术甘汤而有生姜、大枣。其意专在解肌，利水次之，故用生姜、大枣佐桂枝，以通津液取汗也。"（《删补名医方论》）

【方剂歌括】桂枝减桂加苓术，解表利水法可释。

8. 桂枝加芍药生姜各一两人参三两新加汤（出于第62条经文）

【组成剂量】桂枝三两，去皮（9克）　芍药四两（12克）　人参三两（9克）　甘草二两，炙（6克）　生姜四两，切（12克）　大枣十二枚，擘（4枚）

【方解方论】本方为益气和营、祛邪补正之剂。桂枝汤中重用芍药和营血，生姜通阳气，于一滋一通中，更加人参补气养营，既调其虚，又达其表，使邪有去路，营气得复。此已非桂枝汤之原法，故名新加汤。

吴谦："桂枝得人参，大气周流，气血足而百骸理；人参得桂枝，通行内外，补营阴而益卫阳，表虚身痛未有不愈者。"（《医宗金鉴》）

徐大椿："邪未净宜表，而气虚不能胜散药，故用人参。凡素体虚而过汗者，方可用。"（《伤寒论类方》）

【方剂歌括】桂枝新加芍姜参，营虚身痛恶风饮。

9. 桂枝甘草汤（出于第64条经文）

【组成剂量】桂枝四两，去皮（12克）　甘草二两，炙（6克）

【方解方论】桂枝辛温补心阳之虚，炙甘草甘温益中气不足，二者辛甘化合，补心阳而不燥，滋血脉而不滞，相须相成，药专力达。

柯琴："此方以桂枝为君，独任甘草为佐，以补阳气，生心液。甘温相得，斯气血和而悸自平。不须附子者，以汗虽多，而未至于亡阳；不须芍药者，以汗已止，而嫌其敛阴也。"（《医宗金鉴》）

【方剂歌括】桂枝甘草补心阳，能治汗后悸不安。

10. 麻黄汤（出于第35、36、46、51、52、55、232、235条经文）

【组成剂量】麻黄三两，去节（9克）　桂枝三两，去皮（6克）　甘草一两，炙（3克）　杏仁七十个，去皮尖（9克）

【方解方论】麻黄辛温，发汗解表，宣肺平喘；桂枝通阳解肌，助麻黄发汗散寒。二药相得相须，使汗彻邪除。佐以杏仁宣利肺气，与麻黄相伍，增强平喘止咳之力；甘草调和诸药，并缓麻、桂烈性，防止过汗伤正之弊。本方为发汗峻剂，得汗即止，不可过剂。

桂枝
　　麻黄（相须）：麻黄汤（解表散寒，宣肺平喘），用于无汗脉紧风寒表实证
　　芍药（相使）：桂枝汤（解肌透表，调和营卫），用于自汗脉缓风寒表虚证

王子接："麻黄汤，破营方也。试观立方之大义，麻黄轻清入肺，杏仁重浊入心。仲景治太阳初病，必从心营肺卫之意也。分言其功能，麻黄开窍发汗，桂枝和阳解肌，杏仁下气定喘，甘草安内攘外，四者各擅其长，有非诸药之所能及。兼论其相制之法，桂枝外监麻黄之发表，不使其大汗亡阳；甘草内守麻黄之出汗，不使其劫阴脱营；去姜、枣者，姜性上升，又恐碍麻黄发表；枣味缓中，又恐阻杏仁下气。"（《绛雪园古方选注》）

刘渡舟："本方为辛温发汗之峻剂，但麻黄与甘草的剂量之比，以三比一为准，如此服之方能奏发汗之效。……麻黄汤不仅是发汗解表药，而且也是治喘圣药。……麻黄汤除发平喘之外，还治'痹痛'，以及各种寒性疼痛之证，所以，后世凡治痹证疼痛，都离不开麻黄就可以想见了。"（《＜伤寒论＞十四讲》）

【方剂歌括】麻黄汤中用桂枝，杏仁甘草四般施。
　　　　　　发汗解表治咳喘，伤寒无汗服之宜。（汪昂括）

11. 葛根汤（出于第31、32条经文）

【组成剂量】葛根四两（12克）　麻黄三两，去节（9克）　桂枝二两，去皮（6克）　芍药二两（6克）　生姜三两，切（9克）　大枣十二枚，擘（4枚）甘草二两，炙（6克）

【方解方论】本方为桂枝汤加葛根、麻黄而成。取葛根辛甘，既解肌表之邪，又升津濡筋脉，助以麻黄、桂枝、生姜辛温散寒，发汗祛邪；芍药佐葛根养血脉缓拘急，敛营阴以防过汗；甘草、大枣补中和营，并缓麻桂辛散。本方升中有敛，寓润于散剂之中。

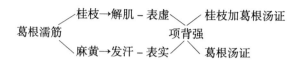

桂枝→解肌－表虚 桂枝加葛根汤证

葛根濡筋 项背强

麻黄→发汗－表实 葛根汤证

吴谦："是方也，即桂枝汤加麻黄、葛根。麻黄佐桂枝发太阳营卫之汗，葛根君桂枝解阳明肌表之邪。不曰桂枝汤加麻黄、葛根，而以葛根命名者，其意重在阳明，以呕逆属阳明多也。二阳表急，非温服覆而取汗，其表未易解也。"（《删补名医方论》）

【方剂歌括】葛根汤中用麻黄，二味加入桂枝汤。

表实无汗项背强，发汗养筋此为长。

12. 葛根加半夏汤（出于第33条经文）

【组成剂量】葛根汤原方加半夏半升，洗（9克）

【方解方论】方用葛根汤解散在表的风寒之邪，加半夏平胃降逆以止呕。使表邪解里气和，气机升降复常，呕逆自止。

成无己："里气上逆而不下者但呕而不利，故以葛根汤以散表邪，加半夏以下逆气也。"（《医宗金鉴》）

【方剂歌括】葛根汤内半夏加，二阳合病呕逆下。

13. 大青龙汤（出于第38、39条经文）

【组成剂量】麻黄六两，去节（9克）　　桂枝二两，去皮（6克）　　甘草二两，炙（6克）　　杏仁四十枚，去皮尖（9克）　　生姜三两，切（9克）　　大枣十枚，擘（4枚）　　石膏如鸡子大，碎（24克）

【方解方论】本方是麻黄汤倍用麻黄，加石膏、姜、枣而成。方中重用麻黄加强发汗，配用石膏清内热，除烦躁。二者配伍，散在表风寒，在经郁热。桂枝、生姜、杏仁佐麻黄散寒宣肺，甘草、大枣调和诸药又资汗源，共奏解表清里之功。

麻　黄　汤：麻黄＋桂枝→发汗散寒，治伤寒表实无汗

大青龙汤：麻黄＋石膏→发汗除烦，治表寒里热无汗

吴谦："仲景于表剂中加大寒辛甘之品，则知麻黄证之发热，热全在表；大青龙证之烦躁，热兼肌里矣。初病太阳即用石膏者，以其辛能解肌

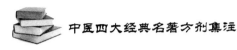

热，寒能清胃火，甘能生津液，是预保阳明存津液之先着也。"(《删补名医方论》)

【方剂歌括】大青龙汤桂麻黄，石膏杏草姜枣藏。

太阳无汗兼烦躁，解表清热此为良。

14. 小青龙汤（出于第40、41条经文）

【组成剂量】麻黄去节　芍药　细辛　干姜　甘草炙　桂枝去皮，各三两（各9克）　五味子半升（9克）　半夏半升，洗（9克）

【方解方论】本方属温肺化饮之剂。麻黄、桂枝温肺散寒、平喘，干姜、细辛散寒化饮，半夏化痰降逆，甘草和中，佐以五味子、芍药酸收，一防麻、桂辛散肺气太过，一制麻、桂温燥耗阴。方中干姜、细辛、五味子配伍，有治喘咳作用，干姜、半夏配伍有温散水饮作用，为仲景配伍用药的一大宝贵经验。

大青龙汤：麻黄＋石膏→解表清热→表寒里热

小青龙汤：麻黄＋细辛→解表化饮→表寒里饮

柯琴："于桂枝汤去大枣之泥，加麻黄以开腠理，细辛逐水气，半夏除呕，干姜除咳。以干姜易生姜者，生姜之气味不如干姜之猛烈，其大温足以逐心下之水，苦辛以解五味之酸，且发表既有麻黄、细辛之直锐，更不借生姜之横散矣。……本方治水之动而不居，故备举辛温以散水，并用酸苦以安肺，培其化源也。"(《名医方论》)

成无己："针经曰：'形寒饮冷则伤肺，以其两寒相感，中外皆伤，故气逆而上行。'此之谓也，与小青龙汤发汗散水。水气内渍，则所传不一，故有或然之证，随证增损以化解之。"(《伤寒明理论》)

【方剂歌括】小青龙汤治水气，表寒无汗咳喘满。

姜桂麻黄芍药甘，细辛半夏兼五味。

15. 麻黄杏仁甘草石膏汤（出于第63、167条经文）

【组成剂量】麻黄四两，去节（6克）　杏仁五十个，去皮尖（9克）　甘草二两，炙（6克）　石膏半斤，碎，绵裹（24克）

【方解方论】方中重用石膏，配麻黄泄肺胃郁热，杏仁配石膏清降肃肺，并与麻黄宣肺相制为用，发挥了一降一宣的特点，使肺气宣降，喘咳自除；甘草调和诸药，且护胃气。四药配伍，法度严密，合寒、温、宣、降于一方，置生津护胃于清热之中，而成辛凉清肺之剂。

王泰林："用麻黄是开达肺气，不是发汗之谓。重用石膏，急清肺热以存阴。热清喘定，汗即不出而阳亦不亡矣。且病喘者，虽服麻黄而不作汗。古有明训，则麻黄乃治喘之要药，寒则佐桂枝以温之，热则加石膏以清之，正不必执有汗无汗也。"（《退思集类方歌注》）

尤在泾："以麻黄、杏仁之辛而入肺者，利肺气，散邪气；甘草之甘平，石膏之甘辛而寒者，益肺气，除热气；而桂枝不可更行矣。盖肺中之邪，非麻黄、杏仁不能发；而寒郁之热，非石膏不能除；甘草不特救肺气之困，抑以缓石膏之悍也。"（《伤寒贯珠集》）

【方剂歌括】麻杏石甘汤辛凉，肺热咳喘此方良。

16. 桂枝麻黄各半汤（出于第23条经文）

【组成剂量】桂枝一两十六铢，去皮（3克）　芍药　生姜切　甘草炙　麻黄去节，各一两（各3克）　大枣四枚，擘（2小个）　杏仁二十四枚，汤浸，去皮尖及两仁者（3克）

【方解方论】本方是桂枝汤与麻黄汤的合方。用麻黄汤发汗嫌其峻烈，投桂枝汤又觉太缓，权衡轻重，不可不汗，又不可多汗。仲景取麻黄汤与桂枝汤各三分之一的剂量合和，轻制其剂，小小发汗，以和荣卫，自可趋愈。

吴人驹："此不专事桂枝，而兼合乎麻黄者，谓其面热身痒，邪在轻虚浮浅之处，惟麻黄能达也。"（《医宗金鉴》）

【方剂歌括】桂枝麻黄各半汤，身热肤痒得汗畅。

17. 桂枝二麻黄一汤（出于第22条经文）

【组成剂量】桂枝一两十七铢，去皮（4克）　芍药一两十六铢（4克）　麻黄十六铢，去节（2克）　生姜一两六铢，切（4克）　杏仁十六个，去皮尖（2克）　甘草一两二铢，炙（2克）　大枣五枚，擘（2个）

【方解方论】本方为证候介于麻黄汤与桂枝汤二者之间、病势比较轻微者设。方取桂枝汤剂量的十二分之五，麻黄汤剂量的九分之二，在解肌方中略加发汗之品，以散微邪。从其剂量微细之变，可见仲景制方遣药精确严谨之一斑。

方有执："服桂枝汤，证转大汗出，脉转洪大者，乃风多寒少，风邪欲散而以微寒持之，两者皆不得解，而寒热如疟也。桂枝二麻黄一汤者，重解

风而轻于散寒也。"(《医宗金鉴》)

张璐:"详此方药品,与各半不殊,惟铢分稍异,而证治攸分。可见仲景于差多差少之间,分毫不苟也。"(《医宗金鉴》)

【方剂歌括】桂枝二份一麻黄,汗出之力小各半。

18. 桂枝二越婢一汤（出于第 27 条经文）

【组成剂量】桂枝去皮　芍药　甘草炙,各十八铢（各 3 克）　大枣四枚,擘（2 个）　生姜一两二铢,切（2 克）　石膏二十四铢,碎,绵裹（9 克）　麻黄十八铢（2 克）

【方解方论】方取桂枝汤的四分之一,越婢汤的八分之一制成。用桂枝汤调和荣卫以解在表之邪,取越婢汤辛凉之性以宣泄在里之郁热。

桂枝汤
半分 + 麻黄汤半分→发汗力大于解肌(桂枝麻黄各半汤)
一二分 + 麻黄汤一分→发汗力小于解肌(桂枝二麻黄一汤)——辛温解表轻剂
二分 + 越婢汤一分→未发汗解肌透热(桂枝二越婢一汤)

吴谦:"此方即大青龙汤以芍药易杏仁也,名虽越婢辅桂枝,实则大青龙之变制也。去杏仁,恶其从阳而辛散;用芍药,以其走阴而酸收。以此易彼,裁而用之,则主治不同矣。以桂枝二主之,则不发汗,可知越婢一者,乃麻黄石膏二物,不过取其辛凉之性,佐桂枝二以和表而清肌热,则是寓微汗于不发之中,亦不可识也。"(《医宗金鉴》)

【方剂歌括】大青龙汤芍易杏,桂二越一解热灵。

19. 桂枝去芍药加蜀漆牡蛎龙骨救逆汤（出于第 115 条经文）

【组成剂量】桂枝三两,去皮（9 克）　甘草二两,炙（6 克）　生姜三两,切（9 克）　大枣十二枚,擘（4 个）　牡蛎五两,熬（15 克）　蜀漆三两,洗去腥（9 克）　龙骨四两（12 克）

【方解方论】本方为汗自火迫、心阳虚者设。故去芍药之阴柔,取桂枝甘草以急复心阳,生姜、大枣补中气,加龙牡重以镇惊,涩以固脱,蜀漆消痰以助之,是名"救逆"。

尤在泾:"阳者心之阳,即神明也,亡阳者,火气通于心,神被火迫而不守。……故当用龙、牡,其去芍药者,盖欲以甘草急复心阳,而不须酸味更益营气也。……蜀漆即常山苗,味辛能去胸中邪结气,此证火气内迫心包,故须之以逐邪而安正耳。"(《伤寒贯珠集》)

吴谦："去芍药者，恐其阴性迟滞，兼制桂枝不能迅走其外，反失救急之旨。况既加龙、牡之固脱，亦不须芍药之酸收也。蜀漆气寒味苦，寒能胜热，苦能降逆，火邪错逆，在所必需也。"（《医宗金鉴》）

【方剂歌括】桂枝去芍救逆汤，龙牡蜀漆复心阳。

20. 桂枝甘草龙骨牡蛎汤（出于第 122 条经文）

【组成剂量】桂枝一两，去皮（6 克）　甘草二两，炙（9 克）　牡蛎二两，熬（9 克）　龙骨二两（9 克）

【方解方论】本方即减量桂枝甘草汤中加龙骨、牡蛎组成。桂枝、甘草配伍，能平冲逆，制动悸；龙骨、牡蛎配伍，能镇惊悸，除烦躁。因重在治躁，不在治悸，故轻取桂、草通心阳，侧重在镇潜心神而止烦躁。

吴谦："用桂枝、甘草以救表，龙骨、牡蛎以固中，不治烦躁而烦躁自愈也。"（《医宗金鉴》）

【方剂歌括】四味桂甘龙牡汤，潜镇心神止躁烦。

21. 桂枝加桂汤（出于第 121 条经文）

【组成剂量】桂枝五两，去皮（15 克）　芍药三两（9 克）　生姜三两，切（9 克）　甘草二两，炙（6 克）　大枣十二枚，擘（4 枚）

【方解方论】本方即桂枝汤原方加桂枝二两，目的在于加强温通心阳之力以降水寒冲逆之气，正如方后原注所说："能泄奔豚气也。"

丹波元坚："奔豚一证，多因寒水上冲，故治法不出降逆散寒。"（《金匮玉函要略述义》）

【方剂歌括】桂枝汤加桂二两，能泄奔豚在温阳。

22. 五苓散（出于第 71、72、73、74、161 条经文）

【组成剂量】猪苓十八铢，去皮（9 克）　泽泻一两六铢（15 克）　白术十八铢（9 克）　茯苓十八铢（9 克）　桂枝半两，去皮（6 克）

【方解方论】方中重用泽泻渗湿利水，辅用猪苓、茯苓淡渗导水下行，佐白术健脾化湿，桂枝通阳化气，既解表又利水。

```
        ╱ 五    苓    散→表不解,水蓄膀胱—兼渴欲饮水
小便不利
        ╲ 桂枝去桂加苓术汤→表不解,水停心下—兼心下满微痛
```

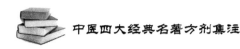

吴谦："君泽泻之咸寒，咸走水府，寒胜热邪。佐二苓之淡渗，通调水道，下输膀胱，并泻水热也。用白术之燥湿，健脾助土，为之堤防以制水也。用桂之辛温，宣通阳气，蒸化三焦以利水也。泽泻得二苓下降，利水之功倍，小便利而不蓄矣。白术须桂上升，通阳之效捷，气腾津化渴自止也。"（《删补名医方论》）

【方剂歌括】五苓散治太阳腑，白术泽泻猪茯苓。

　　　　　　膀胱气化在桂枝，小便利兮烦渴清。

23. 桃核承气汤（出于第 109 条经文）

【组成剂量】桃仁五十个，去皮尖（12 克）　大黄四两（12 克）　桂枝二两，去皮（6 克）　甘草二两，炙（6 克）　芒硝二两，冲服（6 克）

【方解方论】本方即调胃承气汤加桃仁、桂枝组成，为破血下瘀之剂。方中重用桃仁破血祛瘀，大黄攻瘀荡热，二药配伍，瘀热并治；桂枝通阳利血脉，芒硝软坚散结，助大黄通便泄热；以炙草调胃和中，并缓药性。

桃核承气汤—桂枝＋桃、黄、硝→行气活血→蓄血

五　苓　散—桂枝＋泽、二　苓→行气利水→蓄水

唐容川："桂枝禀肝经木火之气，肝气亢者，见之即炽；肝气结者，遇之即行。故血证有宜有忌，此方取其辛散，合硝黄桃仁，直入下焦，破利结血。瘀血去路，不外二便，硝黄引从大便出，而桂枝兼化小水，此又是一层意义。"（《血证论》）

王子接："桃仁承气，治太阳热结解，而血复结于少阳枢纽间者，必攻血通阴，乃得阴气上承。大黄、芒硝、甘草本皆入血之品，必主之以桃仁直达血所，攻其急结。仍佐桂枝泄太阳随经之余热，内外分解，庶血结无留恋之处矣。"（《绛雪园古方选注》）

【方剂歌括】桃核承气五般奇，甘草硝黄并桂枝。

　　　　　　热结膀胱少腹胀，如狂蓄血最相宜。（汪昂括）

24. 抵当汤（出于第 128、129 条经文）

【组成剂量】水蛭熬　虻虫去翅足，熬，各三十个（各 6 克）　桃仁二十个，去皮尖（6 克）　大黄三两，酒洗（9 克）

25. 抵当丸（出于第 130 条经文）

【组成剂量】水蛭二十个，熬（4 克）　　虻虫二十个，去翅足，熬（4 克）桃仁二十五个，去皮尖（7 克）　　大黄三两（9 克）

【方解方论】抵当汤与抵当丸，药皆四味，功用相同。用虫类破血药水蛭、虻虫，破瘀积，下恶血，配桃仁、大黄，泻热化瘀，而成峻猛攻下、破坚荡积的方剂。因"蓄血"病势有缓急之分，重症用汤，轻症用丸，故仲景于剂量和剂型上的变动，而制汤、丸二方。

$$\text{蓄血} \begin{cases} \text{桃核承气汤} \rightarrow \text{如狂,小腹痛} \rightarrow \text{较轻} \\ \text{抵　当　汤} \rightarrow \text{发狂,小腹硬} \rightarrow \text{重且急} \\ \text{抵　当　丸} \rightarrow \text{如狂,小腹满} \rightarrow \text{重较缓} \end{cases}$$

柯琴："蛭虫之善饮血者，而利于水；虻虫之善吮血者，而猛于陆。并取水陆之善取血者以攻之，同气相求。更佐桃仁之苦甘，推陈致新，大黄之苦寒，荡涤邪热，故名抵当也。若热虽盛而未狂，少腹满而未硬，宜小其制，为丸以缓治之。"（《删补名医方论》）

【方剂歌括】虻蛭桃黄曰抵当，蓄血缓急量汤丸。

26. 葛根黄芩黄连汤（出于第 34 条经文）

【组成剂量】葛根半斤（15 克）　　甘草二两，炙（3 克）　　黄芩三两（9 克）黄连三两（6 克）

【方解方论】本方为表里双解之剂。重用葛根轻清升发，解肌透邪；配黄芩、黄连苦寒清热，厚肠止利；甘草缓调和中。本方重在清热坚阴止利，对于热利，不论有无表证，均宜用。

柯琴："君气质重之葛根，以解肌而止利；佐苦寒清肃之芩、连，以止汗而除喘；又加甘草以和中。先煮葛根，后内诸药，解肌之力缓，而清中之气锐，又与补中逐邪者殊法矣。"（《删补名医方论》）

【方剂歌括】葛根黄芩黄连汤，甘草四般治二阳。
　　　　　　解表清里兼和胃，喘汗热利保安康。

27. 茯苓桂枝甘草大枣汤（出于第 65 条经文）

【组成剂量】茯苓半斤（24 克）　　桂枝四两，去皮（12 克）　　甘草二两，炙（6 克）　　大枣十五枚，擘（5 个）

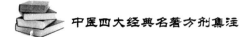

【方解方论】本方重用茯苓既取其淡渗利水，又取其宁心镇逆，配桂枝甘草汤温心阳，通血脉，平冲逆，制动悸，且助茯苓化气行水，加大枣益气健脾，且止悸动。

吴谦："以桂枝、甘草补阳气，生心液；倍加茯苓以君之，专伐肾邪；用大枣以佐之，益培中土；以甘澜水煎，取其不助水邪也。土强自可制水，阳建则可御阴，欲作奔豚之病，自潜消而默化矣。"（《医宗金鉴》）

左季云："汤中君以茯苓以伐肾邪，佐以桂枝以保心气，甘草、大枣培土制水以平肾气。"（《伤寒论类方汇参》）

【方剂歌括】苓桂草枣治水气，用治汗后脐下悸。

28. 茯苓桂枝白术甘草汤（出于第 67 条经文）

【组成剂量】茯苓四两（12 克）　桂枝三两，去皮（9 克）　白术二两（6 克）　甘草二两，炙（6 克）

【方解方论】茯苓淡渗利水，桂枝通阳化气，苓桂相伍，为通阳利水要药；白术健脾燥湿，苓术配伍，又是健脾利水的要药；炙草温益脾气，佐茯苓以消胀满，汪昂说"甘草得茯苓则不资满而反泄满"。此方鼓舞脾阳，化气利水，为治痰饮的要方。临床除用于支饮慢支、支气管哮喘属脾虚有痰饮者外，且对心脏病、慢性肾炎所致阳虚水肿，亦具有一定疗效。

赵良："茯苓淡渗逐饮出下窍，因利而去，故用以为君；桂枝通阳输水走皮毛，从汗而解，故以为臣；白术燥湿，佐茯苓消痰以除支满；甘草补中，佐桂枝建中以制水邪也。"（《删补名医方论》）

刘渡舟："茯苓在方中有四个方面的作用：一是甘淡利水以消阴；二是宁心安神而定悸；三是行肺之制节之令而通利三焦；四是补脾固堤，以防水泛，故谓方中主药，列于首位。桂枝在本方则有三方面的作用：一是通阳以消阴；二是下气以降冲；三是补心以制水，亦为方中主要药物，列于第二位。此方如有茯苓而无桂枝，则不能化气以行津液；如有桂枝而无茯苓，则不能利水以伐阴。所以苓桂相须相成，而缺一不可。至于白术则协茯苓补脾以利水，甘草助桂枝扶心阳以降冲。"（《伤寒论十四讲》）

【方剂歌括】苓桂术甘治饮邪，温阳利水健脾家。

29. 茯苓甘草汤（出于第 73 条经文）

【组成剂量】茯苓二两（6 克）　桂枝二两，去皮（6 克）　甘草一两，炙（3 克）　生姜三两，切（9 克）

【方解方论】本方为阳气内伏，厥而心下悸者设。方中苓桂相伍，通阳化气利水，重用生姜温胃阳，散水气，甘草调中，合而温胃化饮，治水停于胃，心悸不渴之证。

$$
通阳利水
\begin{cases}
苓桂枣草汤—苓桂(化饮)+枣草(益气)→偏治于心 \\
苓桂术草汤—苓桂(化饮)+术草(健脾)→偏治于脾 \\
苓桂姜草汤—苓桂(化饮)+姜草(温胃)→偏治于胃
\end{cases}
$$

滕硕："茯苓、甘草之甘，益津液而和卫，桂枝、生姜之辛，助阳气以解表。"（《普济方》）

左季云："茯苓渗水，甘草和中，桂枝入心以发汗，生姜温胃以散水气也。要言之，方中只茯苓一味为主里，其余三味皆为主表之药也。"（《伤寒论类方汇参》）

【方剂歌括】茯苓甘草用桂姜，温胃化饮悸得安。

30. 甘草干姜汤（出于第 29 条经文）

【组成剂量】甘草四两（12 克）　干姜二两（6 克）

【方解方论】此辛甘化阳之剂。炙甘草补中益气，干姜温中复阳，二者相配，辛甘化阳，温补中焦，守而不走。成无己说："辛甘发散为阳，故用甘草、干姜相合，以复阳气。"重用甘草，量倍于姜，意在扶阳益阴，不至于亢厉。

吴仪洛："甘草干姜汤即四逆汤去附子也，辛甘合用，专复胸中之阳气……外内合邪，难于发散，或寒药伤胃，合用理中，不便参术者，并宜服之，真胃虚夹寒之圣剂也。"（《寒温条辨》）

31. 芍药甘草汤（出于第 29 条经文）

【组成剂量】芍药　甘草各四两（各 12 克）

【方解方论】芍药酸苦，养阴和血，炙甘草和中缓急。芍草合用，酸甘化阴，阴血复筋得养，筋挛自解。《本经》曰芍药"邪气腹痛，除血痹"，《别录》曰甘草"通络脉，利血气"，所以芍草配合，能治各种腹痛和四肢挛急等症。

左季云："芍药酸寒，可以止烦，敛自汗而利小便。甘草甘平，可以解烦，和肝血而缓筋急。"（《伤寒论类方汇参》）

【方剂歌括】伤寒误治损阴阳，肢软筋挛躁而烦。

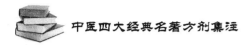

复阳草姜方先行，继投芍草复阴良。

32. 厚朴生姜半夏甘草人参汤（出于第66条经文）

【组成剂量】厚朴半斤，炙，去皮（12克）　生姜半斤，切（12克）　半夏半升，洗（12克）　甘草二两，炙（6克）　人参一两（4.5克）

【方解方论】此为消补兼施之方。君厚朴苦温，下气消胀，臣以生姜辛温宣通阳气，半夏化痰散结，本方上述三药合用是以消为主体；人参、甘草健脾补中为佐助。本方是寓消于补之法，既益胃气又能化痰消胀止呕。

尤在泾："以人参、甘草、生姜助阳气，厚朴、半夏行滞气，乃补泄兼施之法也。"（《伤寒贯珠集》）

刘渡舟："临床实践证明用此方时，人参、甘草等补气药的量不宜大，而厚朴、半夏、生姜等行气散结药的用量不宜小，即掌握三补七消的比例方能取得较好疗效。"（《伤寒论通俗讲话》）

【方剂歌括】朴姜半夏草参汤，七消三补治腹胀。

33. 小建中汤（出于第102、105条经文）

【组成剂量】桂枝三两，去皮（9克）　芍药六两（18克）　甘草二两，炙（6克）　生姜三两，切（9克）　大枣十二枚，擘（4枚）　胶饴一升（18克）

【方解方论】本方即桂枝汤倍芍药加饴糖而成。由解肌和表剂而变建中平补之方，不仅能治阴阳两虚的心悸而烦，而且能治木邪乘土的腹中急痛。重用饴糖为主，甘温健脾补虚；倍用芍药，酸甘益阴，与甘草缓急止痛；桂枝通阳，生姜温胃，大枣补中，助饴温中补虚。是方平补阴阳，温补中气，使阴阳相生，中气自立。又本方为甘温除热之剂，对久病虚热，兼肢倦唇白、心悸气短等气血失调证，可加减运用。临床还可用于胃、十二指肠溃疡，慢性肝炎，神经衰弱，再生障碍性贫血，功能性发热属阴阳气血失调的病证。

方有执："小建中者，桂枝汤倍芍药加胶饴也，桂枝汤扶阳而固卫，卫固则营和。倍芍药者，酸以收阴，阴收则阳归附也。加饴胶者，甘以润土，土润则万物生也。"（《伤寒论条辨》）

许宏："建中者，建其脾也。脾欲缓，急食甘以缓之，建中之味甘也。……故用胶饴为君，甘草、大枣为臣，以甘佐甘缓之也。白芍药之酸能收敛脾气，而益其中，故用以为佐。桂枝、生姜之辛，以散余邪而益气也。"（《金镜内台方议》）

【方剂歌括】小建中汤芍药多，桂姜甘草大枣和。

更加饴糖补中脏，虚劳悸痛服之瘥。（汪昂括）

34. 芍药甘草附子汤（出于第68条经文）

【组成剂量】芍药　甘草各三两，炙（各9克）　附子一枚，炮，去皮，破八片（6克）

【方解方论】方中附子辛热助阳，芍药酸苦敛阴，甘草佐附、芍补阴阳，益营卫。本方用于汗后阴阳俱虚证，有阴阳双补之功。与芍药甘草汤用于汗后营阴伤者不同。

程应旄："芍药得桂枝则发表，仅得附子则补表，甘草和中从阴分，敛戢其阳，阳回而虚者不虚也。"（《医宗金鉴》）

柯琴："脚挛急与芍药甘草汤，本治阴虚，此阴阳俱虚，故加附子，皆仲景治里不治表之义。"（《伤寒来苏集》）

【方剂歌括】芍甘附汤补阴阳，汗后恶寒治不难。

35. 炙甘草汤（出于第82条经文）

【组成剂量】甘草四两，炙（12克）　生姜三两，切（10克）　人参二两（6克）　生地一斤（干地黄30克）　桂枝三两，去皮（10克）　阿胶二两（6克）　麦门冬半升，去心（10克）　麻仁半升（20克）　大枣三十枚（10枚）

【方解方论】本方有益气滋阴、养血复脉的功效，因又名"复脉汤"。方中用炙甘草甘温益气补中，养心为主药；人参大补气血；大枣补脾养心。三药益气血生化之源。生地滋阴养血，阿胶补血润燥，麦冬养阴润肺，麻仁养液通便，四味滋阴润燥，共为辅药。佐桂枝、生姜温阳通脉，用清酒煎药意在通血脉，行经络，更助药力，增强养血复脉之功。

柯琴："仲景于脉弱者，用芍药以益阴；阳虚者，用桂枝以通阳，甚则加人参以生脉……此心虚脉结代，用生地为君，麦冬为臣，峻补真阴，开后学滋阴之路也。然地黄、麦冬味虽甘而气大寒，非发陈蕃秀之品，必得人参、桂枝以通脉，生姜、大枣以和营卫，阿胶补血，酸枣安神，甘草之缓不使速下，清酒之猛捷于上行，内外调和，悸可宁而脉可复矣。"（《删补名医方论》）

唐容川："姜枣参草，中焦取汁。桂枝入心化气，变化而赤。然桂枝辛烈能伤血，故重使生地、麦冬、芝麻，以清润之，使桂枝雄烈之气，变为柔和，生血而不伤血。又得阿胶潜伏血脉，使输于血海，下藏于肝。合观此

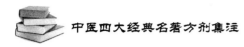

方，生血之源，导血之流，真补血之第一方。"(《血证论》)

刘渡舟："本方对功能性心律不齐、期前收缩有较好疗效。本方去人参、桂枝、生姜、大枣加白芍，名加减复脉汤，治阴血虚，脉结代。"(《伤寒论通俗讲话》)

【方剂歌括】炙甘草汤参桂姜，麦地阿胶麻仁襄。

心动悸兮脉结代，养血复脉效力强。

36. 桂枝附子汤 （出于第 179 条经文）

【组成剂量】桂枝四两（10 克）　附子三枚，炮，去皮，破（7 克）　生姜三两，切（9 克）　大枣十二枚，擘（4 个）　甘草二两，炙（6 克）

【方解方论】方用桂枝祛在表之风，温通经络；配附子辛热扶阳，温散寒湿；生姜辛温散寒于外；炙草、大枣甘温调气和内。合成温经散寒，祛风除湿之剂。

本方与桂枝去芍药加附子汤药味全同，所不同的只是桂枝、附子两药剂量增大而已。加大桂枝量是配合方中甘草与生姜，平冲逆，治心下悸，解表而散水气；附子量大是用其温经止痛，治风寒湿痹痛。

37. 桂枝附子汤去桂加白术汤 （出于第 179 条经文）

【组成剂量】附子三枚，炮，去皮，破（7 克）　白术四两（12 克）　生姜三两，切（9 克）　大枣十二枚，擘（4 个）　甘草二两，炙（6 克）

【方解方论】本方即白术附子汤(《金匮》名)，重用附子祛风除湿、温经止痛，用于湿重困脾、水津运化失常的尿利便秘证候，且术附配合，"并走皮内"而逐水气。

左季云："白术专主健脾，能使湿化而大便实，湿流而大便润。附子扶阳行痹气；甘草益气缓中虚；姜、枣和营卫，散湿邪，俾湿化而营气调和，则风自无客身之地，而烦痛自除矣。"(《伤寒论类方汇参》)

38. 甘草附子汤 （出于第 180 条经文）

【组成剂量】甘草二两，炙（6 克）　附子二枚，炮，去皮，破（6 克）　白术二两（6 克）　桂枝四两（10 克）

【方解方论】本方用附子温阳散寒，桂枝祛风通络，合用走表祛风；白术苦温燥湿，与附合用，温里化湿；炙草温扶中气。四药配伍，兼走表里以助阳化湿。

方有执："甘草益气和中，附子温阳散寒，术能胜湿燥脾，桂枝祛风固卫，此四物者，所以为风湿相搏之药也。"（《伤寒论条辨》）

此三方同用于阳虚风湿相搏证，但又各有侧重。桂枝附子汤意义在于桂、附同用，温经通阳，表散风湿，侧重于阳虚风湿在表之证；白术附子汤意义在于术、附合用，健脾化湿，而逐里湿，侧重于阳虚而水湿在里证；甘草附子汤意义在于桂、附、术并用温经扶阳，兼达表里，侧重于表里阳虚，风湿未解证。

```
                桂枝附子汤—桂附同用→治阳虚风湿在表证
阳虚风湿相搏证—白术附子汤—术附同用→治阳虚水湿在表证
                甘草附子汤—桂附术并用→治表里阳虚、风湿未解证
```

【方剂歌括】风湿相搏桂附汤，甘草大枣合生姜。

去桂加术名术附，调脾温化治里湿。

更有甘附汤术桂，温经扶阳表里襄。

39. 栀子豉汤（出于第78、79、80、231、374条经文）

【组成剂量】栀子十四个，擘（9克）　　香豉四合，绵裹（6克）

【方解方论】为清热除烦方剂，栀子苦寒清热，能导心胸烦热下行；豆豉质轻气浮，能散结化浊。两药一清一宣，泄降配伍，相须为用，达宣泄胸中郁热，而除虚烦懊憹。

左季云："栀子苦能泻热，寒能胜湿，主治心中上下一切证。豆制而为豉，轻浮上升，化浊为清。……此剂分两最小，凡治上焦之药皆然。"（《伤寒论类方汇参》）

程应旄："盖栀子气味轻越，合以香豉能化浊为清，但使涌去客邪，则气升液化，而郁闷得舒矣。"（《医宗金鉴》）

40. 栀子甘草豉汤（出于第78条经文）

【组成剂量】栀子豉汤原方加甘草二两，炙（6克）

【方解方论】本方在栀子豉汤清热除烦基础上加炙甘草和中益气，治热邪损伤中气的心烦兼见短气证。

成无己："少气者，热伤气也，加甘草以益。"（《注解伤寒论》）

41. 栀子生姜豉汤 （出于第 78 条经文）

【组成剂量】栀子豉汤原方加生姜五两，切（9 克）

【方解方论】本方在栀子豉汤清热化浊基础上加生姜降逆止呕，治热扰胃气上逆的心烦兼呕吐证。

吴谦："因汗吐下后，邪热乘虚客于胸中所致。既无可汗之表，又无可下之里，故用栀子豉汤，顺其势以涌其热，自可愈也。有前证，若更加少气者，是热伤其气也，加甘草以扶之，若呕者，是热返其饮也，加生姜以散之。"（《医宗金鉴》）

【方剂歌括】胸中烦热懊憹见，栀子豉汤除烦先。

益以甘草治少气，加姜止呕治胃变。

42. 栀子厚朴汤 （出于第 81 条经文）

【组成剂量】栀子十四个，擘（9 克）　厚朴四两，炙，去皮（9 克）　枳实四枚，浸，炙令黄（9 克）

【方解方论】本方是栀子豉汤去豆豉加枳实、厚朴组成，主治邪热内扰、气机壅滞的心烦腹满证。用栀子泄热除烦，厚朴行气除满，枳实破结下气，共奏解热除烦、行气消满之功效。

吴谦："热与气结，壅于胸腹之间，故宜栀子、枳、朴涌其热气，则胸腹和而烦自去，满自消矣。此亦吐中寓和之意也。"（《医宗金鉴》）

43. 栀子干姜汤 （出于第 82 条经文）

【组成剂量】栀子十四个，擘（9 克）　干姜二两（6 克）

【方解方论】本方是栀子豉汤去豉加干姜，用于上焦有热、中焦有寒的证候。用栀子苦寒清泄胸中烦热，干姜辛热温散中焦虚寒，寒温并用相反相成。

柯琴："栀子干姜汤去豉用姜是取其横散，栀子厚朴汤以枳朴易豉是取其下泄，皆不欲上越之义。"（《名医方论》）

44. 枳实栀子豉汤 （出于第 392 条经文）

【组成剂量】枳实三枚，炙（6 克）　栀子十四个，擘（9 克）　豆豉一升，绵裹（9 克）

【方解方论】本方为栀子豉汤加枳实，并加重豆豉剂量而成，用于劳复

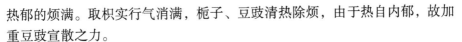

热郁的烦满。取枳实行气消满，栀子、豆豉清热除烦，由于热自内郁，故加重豆豉宣散之力。

本方与栀子厚朴汤，药差一味，主治各异。此重用栀豉清宣胸中郁热，用于病后复热、心烦，重于腹胀之证；彼重在枳朴行气宽中除满，用于气机壅滞，腹胀重于心烦之证。

【方剂歌括】栀子厚朴汤枳实，行气泄热治烦满。

用豉易朴解复热，又名枳实栀豉汤。

栀子干姜汤二味，寒热并用温清长。

45. 大陷胸汤（出于第 138、139、140、141 条经文）

【组成剂量】大黄先煮，去滓，六两，去皮（12 克）　芒硝一升（9 克）甘遂一钱匕（1~2 克研末冲服）

【方解方论】本方为泻热、逐水、散结峻剂。方用甘遂苦寒峻泻逐水，泻热散结；大黄泻热荡实。二者合为主药，以使胸中水热互结之邪作小便而解。取芒硝咸寒泻热，软坚破结，以解其积结满痛。

张秉成："以甘遂之利水直达所结之处，而破其澼囊，大黄荡涤邪热，芒硝咸润软坚，三者皆峻下之品，非表邪除尽，内有水热互结者，不可用之。"（《成方便读》）

浅田宗伯："此方为热实结胸之主药，其他胸痛剧者有特效。……又因留饮而肩背凝者，有速效。"（《勿误药室方函口诀》）

46. 大陷胸丸（出于第 135 条经文）

【组成剂量】大黄半斤（10 克）　葶苈子半升，熬（10 克）　芒硝半斤（10 克）　杏仁半斤，去皮尖，熬黑（10 克）　甘遂末一钱匕（1~1.5 克）

【方解方论】此方是大陷胸汤加杏仁、葶苈子，改为丸剂，仍属峻下，因制丸用蜜，有治上者，制以缓之意。取甘遂、大黄、芒硝泻热逐水，葶苈子、杏仁清泄肺经结热，下气行水，白蜜甘缓制上药峻烈迅暴之性。用于实热结胸肺气不利之证。

柯琴："大黄、芒硝善涤肠胃之热实，此病在胸中而用以为君者，热淫于内，当治以苦寒，且以润阳明之燥，是实则泻子之法，补膀胱之寒，亦制之以其所畏也，任甘遂之苦辛，所以直攻其水结，然水结因于气结，必佐杏仁之苦温以开其水中之气，气行而水自利矣，水结又因于气热，必佐葶苈子之大寒以清其气分之热，源清而流自洁矣。若胸中水结而未及中焦者，当小

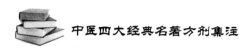

其制，而复以白蜜之甘以缓之，使留恋于胸中，过宿乃下，但解胸心之结滞而保肠胃之无伤，是又以攻剂为和剂也。是方为利水攻积之剂，故治疗水肿痢疾之初起者甚捷，然必视其人壮实，可以一战成功，如平昔素虚弱，与病久而不任攻伐者，当忌虚虚之戒矣。"（《名医方论》）

刘渡舟："从大陷胸汤丸的制剂及用法看，甘遂均用散剂，不用煎剂，说明古人已知其有效成分不溶于水，煎剂效力差。根据药理研究证明，甘遂泻下的有效成分为一种黄色树脂状物质，不溶于水。……用大陷胸汤加厚朴治疗重症肠梗阻、肠腔积液较多、有腹膜刺激征的病人，有一定疗效。"（《伤寒论通俗讲话》）

【方剂歌括】大陷胸汤遂硝黄，泻热逐水效专长。
　　　　　　若加杏葶蜜制丸，以攻为和力稍缓。

47. 小陷胸汤（出于第 142 条经文）

【组成剂量】黄连一两（6 克）　半夏半升，洗（9 克）　瓜蒌实大者一枚（20 克）

【方解方论】为清热化痰开结剂。方用瓜蒌实甘寒润滑，清热涤痰，开结下气为主；辅以黄连苦寒，清泄心下结热；佐以半夏辛开，降逆和胃化痰除痞，与黄连相配，辛开苦降，擅解内阻之痰热。全方共奏清热涤痰、开胸散结之功。

此方与大陷胸汤同用于结胸证，制方却有缓急大小之别。此用于痰热结于心下的小结胸证，故用瓜蒌实清热涤痰，用黄连清心下热结，半夏辛开化痰，不用硝黄甘遂峻泻逐饮。可见二方用药各具轻重峻缓之分。

左季云："痰热据清阳之位，当泻心而涤痰。用黄连除心下之痞实，半夏消心下之痞结，瓜蒌助黄连之苦，滋半夏之燥，寒温并用，湿热之邪自平。"（《伤寒论类方汇参》）

【方剂歌括】小陷胸汤蒌夏连，清热涤痰痞痛蠲。

48. 三物白散方（出于第 146 条原文）

【组成剂量】桔梗三分（10 克）　巴豆一个，去皮心，熬黑，研如脂（0.3 克）　贝母三分（10 克）

【方解方论】本方用于寒湿结胸。取辛热性烈之巴豆为主药，攻寒逐水，破结搜邪；配桔梗上行，开提肺气；贝母宣肺，化痰消结。三药配伍，能开涤胸中寒实凝聚之痰。因巴豆峻烈泻下，易伤胃气，故用白饮（米粥）

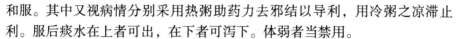

和服。其中又视病情分别采用热粥助药力去邪结以导利，用冷粥之凉滞止利。服后痰水在上者可出，在下者可泻下。体弱者当禁用。

吴谦："是方治寒实痰水结胸，极峻之药也。君以巴豆极辛极烈，攻寒逐水斩关夺门，所到之处无不破也。佐以贝母开胸之结，使以桔梗为之舟楫，载巴豆搜逐胸邪。膈上者必吐，膈下者必利，使其邪恶尽无余矣。"（《删补名医方论》）

【方剂歌括】寒实结胸白散方，巴豆桔梗贝母三。

辛热苦泻峻逐水，和饮米汤胃气强。

49. 半夏泻心汤（出于第154条经文）

【组成剂量】半夏半升，洗（12克）　黄芩　干姜　人参各三两（各9克）甘草二两，炙（6克）　黄连1两（3克）　大枣十二枚，擘（6枚）

【方解方论】此方药辛开苦降，寒热并用，属于和解剂，用于寒热错杂的心下痞，并兼吐利之证。方中半夏调胃降逆止呕，干姜温胃和中，二药辛开散结消痞。黄芩、黄连苦寒泄热。四药寒热同用，辛开苦降，阴阳并调。又配人参、甘草、大枣补益脾胃，补泻同施使健运复常，胃气得和，吐利自止。

柯琴："痞因寒热之气互结而成，用黄连干姜之大寒大热者，为之两解，且取其苦先入心，辛以散结耳。此痞本于呕，故君为半夏。生姜能散水气，干姜善散寒气，凡呕后痞硬，是上焦津液已干，寒气留滞可知，故去生姜而倍干姜，痛本于心火内郁，故仍用黄芩佐黄连以泻心也。干姜助半夏之辛，黄芩协黄连之苦，痞硬自散。用参、甘、大枣者，调既伤之脾胃，且以壮少阳之枢也。"（《伤寒来苏集》）

吴谦："结胸兼阳明里实者，大陷胸汤证也，兼阳明不成实者，小陷胸汤证也。痞硬兼少阳里实证者，大柴胡汤证也，兼少阳里不成实者，半夏泻心汤证也。"（《医宗金鉴》）

【方剂歌括】半夏泻心配连芩，干姜甘草枣人参。

苦辛兼补消虚痞，法在调阳与和阴。

50. 生姜泻心汤（出于第162条经文）

【组成剂量】生姜切，四两（12克）　甘草炙，三两（3克）　人参三两（9克）　干姜一两（3克）　黄芩三两（9克）　半夏洗，半升（12克）　黄连一两（6克）　大枣擘，十二枚（6枚）

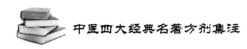

【方解方论】此方即半夏泻心汤减少干姜剂量，加生姜并重用之，取其辛温宣散水气以和胃降逆消痞，与半夏配伍，增强降逆化饮之功。半夏泻心汤与生姜泻心汤均用于脾胃不和，升降失常，气机痞塞之证。然本方偏于宣散水气，治挟有水饮之候；上方偏于寒湿并用，治挟有痰饮之邪，二者有别。

吴谦："名生姜泻心汤者，其义重在散水气之痞也。生姜、半夏散胁下之水气，人参、大枣补中州之土虚，干姜、甘草以温里寒，黄芩、黄连以泻痞热。备于虚水寒热之治，胃中不和下利之痞，未有不愈者也。"（《删补名医方论》）

51. 甘草泻心汤（出于第163条经文）

【组成剂量】半夏泻心汤原方加甘草炙一两（3克）

【方解方论】在半夏泻心汤中重用甘草，是取其和中调胃、益气补虚之意，用治下后而脾胃虚较重，痞利俱甚者。

原方无人参，《金匮》《千金》《外台》所载均有人参，林亿疑为原书脱落。

吴谦："方以甘草命名者，取和缓之意。用甘草、大枣之甘温，补中缓急，治痞之益甚。半夏之辛，破客逆之上从。芩、连泻阳陷之痞热，干姜散阴凝之痞塞，缓急破逆，泻痞寒热，备乎其治矣。"（《删补名医方论》）

【方剂歌括】生姜泻心散水气，下后胃虚甘草宜。
　　　　　　半夏泻心寓二方，痰水胃虚三辨施。

52. 大黄黄连泻心汤（出于第159、169条经文）

【组成剂量】大黄二两（9克）　　黄连一两（6克）

【方解方论】本方为泻热消痞之剂。方中大黄、黄连皆是苦寒之性，大黄泻热去结，黄连清心胃之火。证因无形邪热结于心下，气滞不行形成热痞，中无燥实邪气可泻，故只须用"麻沸汤"浸泡取汁（初沸之水泡药）。取其轻扬之气，意在取其清热，不用其泻下作用。

林亿和《千金翼方》都认为此方有黄芩，验之临床本方加黄芩，可增强清热消痞之功。

成无己："以麻沸汤渍服者，取其气薄而泄虚热也。"（《注解伤寒论》）

左季云："泻心汤治痞，是攻补兼施，寒热并驰之剂。此则尽去温补，独任苦寒下泻者，盖以黄连苦燥，能解离宫之火，大黄荡涤，能除胃中之实耳。"（《伤寒类方汇参》）

53. 附子泻心汤（出于第 163 条经文）

【组成剂量】大黄二两（9 克）　黄连一两（6 克）　黄芩一两（6 克）附子一两，炮，去皮，破，别煮取汁（4.5 克）

【方解方论】此方用于热痞而兼表阳虚的证候。方中大黄、黄连、黄芩皆苦寒性药，都用沸水泡汁，取药气轻清味薄，清泄上部的热气以消痞，另用附子煎汁，使辛热之性味厚气浓，起温经扶阳功效。二类不同药物采取不同用法，其用意在扶阳重泻热轻。

尤在泾："按：此证，邪热有余而正阳不足，设治邪而遗正，则恶寒益甚；若补阳而遗热，则痞满愈增。此方寒热补泻，并投互治，诚不得已之苦心，然使无法以制之，鲜不混而无功矣。方以麻沸汤浸寒药，别煮附子取汁，合和与服，则寒热异其气，生熟异其性，药虽同行，而功则各奏，乃先圣之妙用也。"（《伤寒贯珠集》）

李中梓："以三黄之苦寒，清中济阴，以附子之辛热，温经固阳。寒热互用，攻补并施而不悖，此仲景之妙用入神也。"（《医宗金鉴》）

【方剂歌括】大黄黄连泻心汤，浸汁泄热消痞长。
　　　　　　益以附子温经气，用于热痞兼阳伤。

54. 黄连汤（出于第 178 条经文）

【组成剂量】黄连三两（9 克）　甘草三两（6 克）　干姜三两（9 克）桂枝二两，去皮（6 克）　人参二两（6 克）　半夏半升，洗（12 克）　大枣十二枚，擘（4 个）

【方解方论】方用黄连清心中之热，干姜温脾胃之寒，两药配伍清上温下，辛开苦降，以复中焦升降职能。半夏降逆止呕；桂枝通阳散寒；人参、甘草、大枣益胃和中，调和上下寒热。故寒热交阻、升降失调的腹痛吐泻，皆可取此方运用。

按：此方组成即半夏泻心汤去黄芩易桂枝，一味之变，主治各异。此黄连加至三两，清热于上，用干姜温运于中，加桂枝宣通上下阳气，针对上热下寒的腹痛吐泻。而半夏泻心汤姜、夏、芩并用，开解寒热互结之邪，针对寒热结于心下的痞满呕逆。

吴谦："君黄连以清胃中之热，臣干姜以温胃中之寒，半夏降逆，佐黄连呕吐可止，人参补中，佐干姜腹痛可除，桂枝所以安外，大枣所以培中也。然此汤寒温不一，甘苦并投，故必以甘草协和诸药，此为阴阳相格，寒

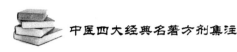

热并施之治法也。"(《医宗金鉴》)

表 1　六泻心类方区别

方名	组成	方义	病机	主证
半夏泻心汤	半夏、干姜、人参、炙草、大枣、黄芩、黄连	寒热并用和胃消痞	寒热互结	心下痞，干呕口苦，肠鸣下利
生姜泻心汤	半夏泻心汤减干姜用量加生姜	和胃散水消痞	水热互结	干呕食臭肠鸣下利
甘草泻心汤	半夏泻心汤加重甘草用量	调中补胃消痞	痞结未解误下伤胃	心烦不安其痞益甚
黄连汤	半夏泻心汤去黄芩加桂枝	清上温下和胃降逆	上热下寒	胸中烦热呕吐腹痛
大黄黄连泻心汤	大黄、黄连	泄热消痞	热结心下	心下痞塞胸烦口渴
附子泻心汤	大黄、黄连、黄芩、附子	温经扶阳泻热消痞	热邪有余卫阳不足	心下痞，复恶寒汗出

【方剂歌括】黄连汤中用干姜，半夏人参甘草藏。

　　　　　　更加桂枝兼大枣，寒热平调呕痛忘。（汪昂括）

55. 旋复代赭汤（出于第 166 条经文）

【组成剂量】旋复花三两（9 克）　　人参二两（6 克）　　生姜五两（9 克）代赭一两（15 克）　　甘草三两，炙（6 克）　　半夏半升，洗（9 克）　　大枣十二枚，擘（4 个）

【方解方论】本方为重镇降逆、和胃化痰之剂。方中旋复花降气止逆，祛痰散结；代赭石甘寒质重，镇逆止呕，开胸坠痰；二药配伍，降胃气，止呕呃，为方中主药。半夏降逆消痞，祛痰散结；生姜化饮止呕；二者为伍，既降逆止呕，又调气化痰，为辅药之用。用人参健脾益胃，以治胃气虚弱，用作佐药。更以大枣、甘草益气和中。诸药合用健运中焦，涤痰除饮，消痞止呕。

尤在泾："旋复花咸温，行水下气；代赭石味苦质重，能坠痰降气；半夏、生姜辛温；人参、大枣、甘草甘温；合而用之，所以和胃气而止虚逆也。"（《伤寒贯珠集》）

左季云："此汤用人参、甘草养正补虚，姜、枣以和脾养胃，所以安定中州者至矣；更以旋复花之力，旋转于上，使阴中阻隔之阳，升而上达；又用代赭石之重镇坠于下，使恋阳留滞之阴，降而不远，然后参、甘、大枣可施其补虚之功，而生姜、半夏可施其开痰之效。"(《伤寒论类方汇参》)

【方剂歌括】旋复代赭汤人参，半夏生姜草枣临。

降逆化痰和胃气，痞硬呕噫结能行。

56. 十枣汤（出于第157条经文）

【组成剂量】芫花熬　甘遂　大戟各等份，研细末或装胶囊　大枣十枚，煎汤，调服药末（1.5～3克）

【方解方论】本方为逐水峻剂。方中甘遂善引经隧之水湿，大戟善泻脏腑之水湿，芫花善消胸胁伏饮痰癖，合而用之相须相济，而达逐水饮、除积聚、消肿满。三药性烈有毒，用大枣之甘，益气护胃，既缓其峻又解毒性，寓扶正于攻下之中，以治太阳水饮停聚的悬饮、肿胀。

前人认为方名十枣汤是强调服甘遂、大戟、芫花必须配枣汤的辅佐意义和重要性，也提示不用甘草配服，以免中毒。

柯琴："甘遂、大戟、芫花三味，皆辛苦气寒而禀性最毒，并举而用之气味相济相须，故可夹攻水邪之窠穴，决其渎而下之，一举而患可平也。……然此药最毒，参术所不能君，甘草又与之相反，故选十枣之大而肥者以君之，一以顾其脾胃，一以缓其峻毒，得快利后糜粥自养，一以使谷气内充，一以使邪不复作。此仲景用毒攻病之法，尽美又尽善也。"(《删补名医方论》)

【方剂歌括】十枣汤送遂戟芫，相济相须水饮蠲。

57. 瓜蒂散（出于第171、354条经文）

【组成剂量】瓜蒂一分，熬黄　赤小豆一分（各1克，研细末，用淡豆豉9克煎汤送服）

【方解方论】此为涌吐痰食之剂。瓜蒂味苦性升，催吐痰涎宿食为主药；赤小豆味苦酸，利水消肿；两药配伍，酸苦涌泄，起催吐作用，治胸中痰涎壅盛的实邪。淡豆豉轻清宣泄，能宣解胸中痰气，且此豆谷之品，取谷气以保胃气，使涌吐胸中痰食而不伤正。

王焘："瓜蒂散即本方去豆豉，治急黄、心下坚硬。"(《外台秘要》)

吴鞠通："瓜蒂散即本方去淡豆豉加山栀，治太阴湿病痰壅痞，故呕。"(《温病条辨》)

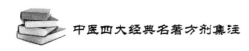

【方剂歌括】瓜蒂散用赤豆研，豉汁送服吐痰涎。

（二）阳明病方剂

58. 白虎汤（出于第 181、224、350 条经文）

【组成剂量】知母六两（9 克）　　　石膏一斤，碎（30 克）　　甘草二两，炙（3 克）　　粳米六合（9 克）

【方解方论】白虎汤是治疗阳明经热盛或外感热病气分热盛的主方。性能甘寒滋润，清热生津。重用石膏，辛甘大寒，既清透阳明气分之热，又生津止渴除烦，为君药；知母苦寒而润，功专清肺胃之热，且养阴保津，辅石膏加强清热除烦之效，是为臣药；甘草、粳米平补，滋养气液，并防苦寒伤中，而保胃护津，共为佐使，是一首解气分大热之辛寒重剂。

柯琴："盖阳明属胃，外主肌肉，虽有大热而未成实，终非苦寒之味所能治。石膏辛寒，辛能解肌热，寒能胜胃火，寒性沉降，辛能走外，两擅内外之能，所以为君。知母苦润，苦以泻火，润以滋燥，故以为臣。用甘草、粳米调和于中宫，且能土中泻火，作甘稼穑，寒剂得之缓其寒，苦药得之平其苦，使沉降之性，皆得留连于味。得二药为佐，庶大寒之品无伤损脾胃之虑也。煮汤入胃，输脾归肺，水精四布，大烦大渴可除矣。"（《删补名医方论》）

吴琨："石膏大寒，用之以清胃。知母味厚，用之以生津。大寒之性行，恐伤胃气，故用甘草、粳米以养胃。是方也，惟伤寒内有实热者可用之。若血虚身热，证象白虎，误服白虎，死无救，又东垣之所以垂戒矣。"（《医方考》）

仲景用石膏，取其质重气轻，随证配伍，所治各异。配辛温之麻、桂、姜解表清里，是为大青龙汤之制方法度；配甘寒之知、草、粳清热生津，即此白虎汤的制方法度，于此可见仲景用药制方规律。

【方剂歌括】白虎汤中石膏先，知母甘草粳米随。
　　　　　　阳明烦热伴大汗，清热透气津能回。

59. 白虎加人参汤（出于第 26、173、175 条经文）

【组成剂量】即白虎汤原方加人参三两（9 克）

【方解方论】此方治阳明热盛、气津两伤之证。大热不仅伤津，而且耗气，故证见烦渴、口干、舌燥，同时更有时时恶风、背微恶寒、脉大无力的表现，单用辛寒清气的白虎汤就难胜任，加一味人参益气生津使得气阴两固，热清津回。

赵良："盖为火烁肺金，肺主气者也。肺伤则卫气虚，卫虚则表不足，由是汗出身热恶寒。……石膏能清三焦大热，功多于清肺，退肺中之火，故用为君。知母亦就肺中泻心火，滋水之源；人参生津益所伤之气而为臣。粳米、甘草补土以资金为佐也。"（《删补名医方论》）

左季云："白虎汤神于解热，妙用无穷，故关于暑热深入伏热烦渴，古人必以白虎为主方，惟加减之法，经王孟英披揭之，更觉有准绳。（一）加人参补气生津。（二）加桂枝和营化疟。（三）加苍术清热治湿痿。（四）加竹叶变为病后补剂（即竹叶石膏汤）。（五）治暑热霍乱加法：1. 兼表邪者加香薷、苏叶。2. 转筋热极似寒者，此病非反佐莫能深入，少加细辛、威灵仙。3. 痰湿阻滞者，加厚朴、半夏。4. 血虚内热者加生地、地丁。5. 中虚气弱者，加白术、苡仁。6. 病衰气短精乏者，加大枣、枸杞。"（《伤寒论类方汇参》）

【方剂歌括】白虎汤方加人参，清热益气又生津。

60. 竹叶石膏汤（出于第396条经文）

【组成剂量】竹叶二把（9克）　石膏一斤（30克）　半夏半升，洗（9克）麦门冬一升，去心（18克）　人参二两（5克）　甘草二两，炙（3克）　粳米半升（9克）

【方解方论】本方是白虎汤去知母，加人参、麦冬、竹叶、半夏而成，用于病后余热未清、气津两伤证。方用竹叶、石膏清阳明余热，除心中虚烦为主药。赖以人参、麦冬益气生津，使气津得复，咽燥少气自解。半夏配清热生津剂中，去温燥之性而存和胃降逆之用，佐参、麦生津而不腻滞。甘草、粳米和胃益气以配之，共奏清热和胃、益气生津之功。仲景善于随证制方，将白虎的大寒之剂，易为竹叶石膏的清补之方。对于温病热伤气阴的发热、烦渴亦有疗效。

钱璜："竹叶性寒而止烦热，石膏入阳明而清胃热，半夏蠲饮而止呕吐，人参补病后之虚，同麦冬而添胃中津液，又恐寒冷损胃，故用甘草和之，而又以粳米助其胃气也。"（《伤寒论方解》）

【方剂歌括】竹叶石膏汤人参，草姜半夏与麦冬。

粳米煎服益气阴，暑烦热渴脉虚寻。

61. 调胃承气汤（出于第 108、212、250、251 条经文）

【组成剂量】大黄四两，去皮，清酒洗（12 克）　甘草二两，炙（6 克）
芒硝半升（12 克）

【方解方论】此为泻热和胃、软坚润燥之方，用于燥热瘀结、胃气不
和、肠燥尚浅的初入阳明腑实证。取大黄苦寒，荡涤实热；芒硝咸寒，软坚
润燥；炙甘草甘味缓急和中，使硝黄之峻下变为缓泻调胃，达到泻胃肠燥热
而不伤胃气目的。具有和胃与泻下的双向调节作用。

吴谦："曰调胃者，则有调和承顺胃气之义，非若大、小专攻下也。
……君大黄之苦寒，臣芒硝之咸寒，二味并举攻热泻火之力备矣。更佐甘草
之缓，调停于大黄、芒硝之间，又少少温服之，使其力不峻，则不能速下而
和也。"（《删补名医方论》）

左季云："此方专为燥屎而设，故芒硝分两多于大承气汤，因病不在气
分，故不用气药。"（《伤寒论类方汇参》）

【方剂歌括】调胃承气硝黄草，甘缓微和将胃保。

不用朴实伤上焦，中焦肠燥服之好。

62. 小承气汤（出于第 218、219、252、373 条经文）

【组成剂量】大黄四两，酒洗（12 克）　厚朴二两，炙，去皮（6 克）　枳
实三枚，大者，炙（12 克）

【方解方论】此方泻热通便，破滞除满，用于阳明热盛汗多、便硬谵语
证。大黄苦寒，以泻下阳明燥热之结；厚朴苦温行气除满；枳实微寒破坚消
痞。三药配伍，行气导滞，泻热除满。泻下力强于调胃承气汤，弱于大承气
汤，故称为小承气汤。

左季云："大黄通地道，枳实消痞实，厚朴除胀满。名之曰小，味少力
缓，制小其服耳。"（《伤寒论类方汇参》）

刘渡舟："它以治疗阳明病大便成硬造成的腹部胀满、谵语、心烦而脉
滑数等证为主。"（《伤寒论十四讲》）

【方剂歌括】小承气汤朴实黄，谵狂痞硬上焦强。

63. 大承气汤（出于第 213、214、217、220、225、240、243、244、
　　　254、255、256、257、320、321、322 条经文）

【组成剂量】大黄四两，酒洗（12 克，生用后下）　厚朴半斤，炙，去皮（15

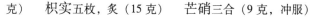

克） 枳实五枚，炙（15克） 芒硝三合（9克，冲服）

【方解方论】此为苦寒峻泻之重剂，用于阳明腑实痞、满、燥、实证。方中大黄苦寒，泻热破积行瘀，既能泻热通便、荡涤胃肠积滞，又能活血行瘀，有利于推陈致新，促使胃肠功能恢复，生用后下，取其气锐；芒硝咸寒，软坚润燥，泻热增液。二药相须增强泻下热结作用。积滞内阻，每致气滞不行，故以厚朴行气宽肠，除满化滞；枳实下气消痞，决泄破积，合以条畅气机，而达"急下存阴"之目的。

本方主药，历有争论。多数医家认为是大黄，然持枳朴用量独重，当为本方主药论者，亦复不少（如柯琴、左季云等）。编者认为从本方的药性配伍和三承气汤的分析不难看出应以大黄为主药。理由：①大黄苦寒泻下，针对了热盛便结的主因主证，枳朴苦温调气，协从治气滞胀满。②大、小、调胃三承气，枳、朴、硝、草有用与不用的，大黄则皆用。如调胃承气汤不用枳、朴，仍名承气汤，可见大黄主药之力。③仲景制厚朴三物与小承气汤药味同，且厚朴倍用于大黄，旨在行气导滞，已区别了大黄与厚朴制方之义，可见承气不因枳朴而得名。

张秉成："以大黄之走下焦血分，荡涤邪热者为君，又恐其直下之性，除其下而遗其上，故必以酒洗之。但大黄虽能攻积推陈，不能软坚润燥，所以胃中坚强之燥屎，仍不能除，故必以芒硝咸寒润下之品，软坚润燥，乃克有成。枳实、厚朴苦降，破上中二焦之气，以承顺之，为硝黄之先导，而后痞满燥结全消耳，此之谓大承气汤也。"（《成方便读》）

左季云："本证有急下、当下、缓下三种：①缓下证之现状：舌淡黄苔，微渴，大便闭，小便黄赤，潮热齿燥。②当下证之现状：舌黄，谵语，多言，善忘，协热利，头胀痛，烦躁。③急下证之现状：舌干，舌卷短，舌生芒刺，舌黑，齿燥，鼻如烟煤，胸腹满痛，狂，昏沉，发热多汗，身冷，呃逆。"（《伤寒论类方汇参》）

三承气汤均为苦寒攻下之剂，皆用大黄，然组方不同，各有所别。大承气汤硝黄后下，泻热荡实，枳朴重用，行气破滞，能使痞、满、燥、实俱去，故枳朴量重于小承气汤，芒硝量轻于调胃承气汤。小承气汤不用芒硝，因燥实不甚，且三味同煎，枳朴量减，故攻下力较轻，作用于痞、满、实之阳明热结轻证，而燥证未具。调胃承气汤主治燥实为主，故芒硝倍重于大黄，以软坚润燥，因痞满不显，故以甘草易枳朴，作用于润燥和胃。仲景制方于症情缓急卜取决用药的轻重和增损。

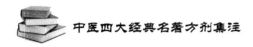

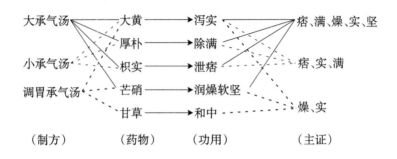

| （制方） | （药物） | （功用） | （主证） |

图1 三承气汤区别示意图

【方剂歌括】大承气汤主硝黄，枳朴行气泻力强。

阳明坚实痞满燥，急下腑实又存阴。

64. 麻子仁丸（出于第249条经文）

【组成剂量】麻子仁二升（12克）　芍药半斤（9克）　枳实半斤，炙（9克）　大黄一斤，去皮（9克）　厚朴一尺，炙，去皮（6克）　杏仁一升，去皮尖，熬制作脂（9克）

【方解方论】此方润下缓通，主治胃热脾阴不足的脾约证。方用小承气汤加麻仁、杏仁、芍药、白蜜组成。麻仁滋燥润肠通便为主，辅杏仁降肺气，润肠道，芍药养阴和血；佐以枳实破结，厚朴行满，大黄泻下；使以蜂蜜甘缓润燥滑肠，合制为丸以润肠缓下通便。临床常可作汤剂使用。此方融泻药与润药于一炉，虽用了小承气汤的苦寒泻热通便药，但大黄、厚朴均减量，且有多脂麻、杏、芍、蜜甘润缓利，达泻而不峻、润而不腻、使其泻药之体作润药之用，开辟了后世润下法门径。《世医得效方》的"五仁丸"即由此方衍化而来，多取富含油脂的果仁，润下之力更大。

吴琨："枳实、大黄、厚朴，承气物也；麻仁、杏仁，润肠物也；芍药之酸，敛津液也。然必胃强者能用之，若非胃强则承气之物在所禁矣。"（《医方考》）

吴仪洛："方中用麻杏二仁以润肠燥，芍药以养阴血，枳实、大黄以泄实热，厚朴以破滞气也。然必因客邪加热者，用之最为合辙。"（《成方切用》）

【方剂歌括】麻子仁丸治便难，枳朴大黄杏芍参。

土燥津枯兼热结，润肠通便脾弱解。

65. 蜜煎导方（出于第 235 条经文）

【组成剂量】食蜜七合（小火煎熬浓缩如膏状，制成头尖枣核状纳入肛门）

【方解方论】蜂蜜甘平而润，宜于肠中津液枯者用以导燥屎外出。

左季云："蜂蜜为百花之英，甘润助太阴之用，所以导大肠之气下行也。"（《伤寒论类方汇参》）

66. 猪胆汁方（出于第 235 条经文）

【组成剂量】大猪胆汁一枚（取汁，加少量醋，灌肛门内，保留 15 分钟后排便）

【方解方论】猪胆汁苦寒清热，润滑滋燥通便，引导大肠燥屎下行之。

汪昂："胆汁寒胜热，滑润燥，苦能降，酸善入，故能引入大肠而通之。"（《本草备要》）

67. 土瓜根方（出于第 235 条经文）

【方解方论】此方已佚。查《中药大辞典》，土瓜根为旋花科植物土瓜的块根，性味甘平，功能清肝利胆，润肺止咳。

葛洪："治大便不通，土瓜根捣汁，筒吹入肛门中，取通。"（《肘后备急方》）

吴谦："土瓜根宣气通燥，或猪胆汁清热润燥，皆可为引导法，择而用之可也。"（《医宗金鉴》）

按：蜜煎导相当现今之甘油锭，为大便燥结于直肠不得出者最适合，蜂蜜熬控成一头尖锐的锭子，纳入肛门，对燥屎可起滑润作用。猪胆汁方和土瓜根方类似今之灌肠导便，亦起润通作用。三方酌情任选。

【方剂歌括】蜜煎导方通便秘，润燥滑肠法简便。
　　　　　　更有胆汁土瓜根，皆能外导行屎燥。

68. 茵陈蒿汤（出于第 238、261 条经文）

【组成剂量】茵陈六两（30 克）　　栀子十四枚，擘（15 克）　　大黄二两，去皮（10 克）

【方解方论】此为清热利湿退黄之剂，用于阳明病湿热郁蒸发黄的阳黄证。方中茵陈苦，微寒，入脾、胃、肝、胆经，功能清热化湿，疏利肝胆，为治湿热黄疸的主药；栀子苦寒，清泻肝胆，清利三焦，使湿热从小便而去，为辅助药；大黄苦寒，清泄湿热壅毒，推陈致新，其荡涤胃肠，使湿热从大便而去，是为佐药。三药合用，使湿热从二便分消，而黄疸自退。本方用大黄，以清泄湿热壅毒为目的，与承气汤用大黄涤荡通便的用法不同，故量有大小，药有主次之别。

左季云："腹满之治在大黄，内热之治在栀子，茵陈能治此证者，以其新叶因陈干而生，清芬可以解郁热，苦寒可以泄停湿也。"（《伤寒论类方汇参》）

柯琴："此以推陈致新之茵陈，佐以屈曲下行之栀子，不用枳朴以承气，与芒硝之峻利，则大黄但可以润胃燥，而大便之不遽行可知。故必一宿而腹始减，黄由小便去而不由大肠去，仲景之法神奇，匪夷所思耳。"（《名医方论》）

【方剂歌括】茵陈蒿汤大黄栀，瘀热阳黄此法施。
　　　　　　清热利湿不在下，自与承气别有异。

69. 栀子柏皮汤（出于第 262 条经文）

【组成剂量】肥栀子十五个，擘（12 克）　　甘草一两，炙（5 克）　　黄柏二两（9 克）

【方解方论】此方用于阳黄热重于湿的证候。取栀子苦寒、清泄三焦而通调水道，使湿热从小便而出；黄柏苦寒，清泄肝胆湿热之邪，专用柏皮者取其气轻质薄、泄湿达表以退黄；甘草甘平，和中健脾，并制栀、柏苦寒伤胃。三药配合，以清泄里热为主，兼以祛湿。从临床角度分析，加茵陈蒿则疗效更佳。

此方与茵陈蒿汤同治阳黄，然此以栀子苦寒，清热为主，故宜于热重于湿的黄疸；彼以茵陈蒿清利湿热为主，故宜于湿热并重的黄疸。左季云称它们一治燥热，一治湿热，以示区别。又本方与栀子豉汤同以栀子为主药，可同用于清泄里热烦躁，柯琴认为未发黄宜栀子豉汤，已发黄宜栀子柏皮汤，区别了它们的应用。

左季云："栀子治内烦，柏皮泄外热，甘草和中，则热解气调，而黄自退矣。"（《伤寒论类方汇参》）

黄坤载："黄柏清脏腑之湿热，柏皮清经络之湿热，故发热身黄用柏皮。"（《长沙药解》）

【方剂歌括】栀子柏皮汤甘草，用治阳黄热重湿。

70. 麻黄连轺赤小豆汤（出于第263条经文）

【组成剂量】麻黄二两，去节（6克）　连轺二两，连翘根是（9克）　杏仁四十个，去皮尖（6克）　赤小豆一升（15克）　大枣十二枚，擘（4个）　生梓白皮一升，切（9克）　生姜二两，切（6克）　甘草二两，炙（6克）

【方解方论】此方主治阳黄兼表的证候。方中用麻黄、杏仁、生姜辛散宣肺，发泄郁热；连轺、赤小豆、梓白皮清热利湿以引里湿外达。二组配合，表里宣通，湿热得外达之机。用甘草、大枣以调中和胃。可见此方以外解散在表之邪为主配以清利内郁之湿热。

吴谦："湿热发黄无表里证，热盛者清之，小便不利者利之，里实者下之，表实者汗之，皆无非为病求去路也。用麻黄汤以开其表，使黄从外而散。去桂枝者，避其湿热也，佐姜、枣者和其营卫也，加连轺、梓皮以泻其热，赤小豆以利其湿，共成表实发黄之效也。连轺，即连翘根，无梓皮以茵陈代之。"（《删补名医方论》）

徐洄溪："茵陈蒿汤，欲黄从下解，本汤欲黄从汗解，乃有表无表之分也。"（《伤寒论类方》）

按：本方与茵陈蒿汤、栀子柏皮汤证治有表里之异、上下之分。三方同用治阳黄证，其药物配伍各有侧重：茵陈蒿汤重于泻热，栀子柏皮汤重于清热，麻黄连轺赤小豆汤重在散热。

【方剂歌括】麻黄连轺赤豆汤，杏草姜枣梓皮绕。
　　　　　　辛散利湿清郁热，表里宣通黄疸消。

71. 猪苓汤（出于第226、227、319条经文）

【组成剂量】猪苓去皮　茯苓　泽泻　阿胶　滑石碎各一两（各9克）

【方解方论】此为利水清热养阴之剂。方中猪苓甘淡利小便，茯苓利水渗湿，二苓配伍，淡渗利水之用增强，共为主药。泽泻甘淡，利水而不伤阴，滑石甘寒，滑利水道，于四味渗利药中，佐以一味滋润之阿胶，既防渗利伤阴，又能滋肾利水。五药配合，使水去热清，阴复烦除。然立方之旨以渗利为主，清热养阴为辅。凡水热互结、阴津受损或水热相搏、水气不化之证，皆能用之。

本方与五苓散同属制水之剂，皆用二苓、泽泻，同治小便不利，但配伍特点与主治、病机不同。本方用苓、泽配滑石、阿胶，而为清热润阴利水之方，治疗阴虚水热互结证。五苓散以苓、泽配白术、桂枝通阳利水，主治气

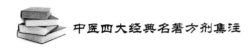

化不行的水热互结证。

汪昂："五苓泻湿胜，故用桂、术，猪苓泻热胜，故用滑石。"（《医方集解》）

赵羽皇："仲景制猪苓汤一方以行阳明少阴治水热，然其旨全在益阴，不专利水。……方中阿胶养阴生新去瘀，于肾中利水，即于肾中养阴；滑石甘滑而寒，于胃中去热，亦于胃家养阴；佐以二苓之淡渗者行之，既疏浊热而不留其瘀壅，亦润真阴而不苦其枯燥，源清而流不清者乎。顾太阳利水用五苓者，以太阳职司寒水，故急加桂以温之，是暖肾以行水也；阳明、少阴之用猪苓，以二经两关津液，特用阿胶、滑石以润之，是滋养无形而行有形也。利水虽同，寒温迥别，惟明者知之。"（《名医方论》）

吴琨："猪苓质枯，轻淡之象也，能渗上焦之湿；茯苓味甘，中宫之性也，能渗中焦之湿；泽泻味咸，润下之性也，能渗下焦之湿；滑石性寒，清肃之令也，能渗湿中之热。四物皆渗利，则又有下多亡阴之惧，故用阿胶佐之，以存津液于决渎尔。"（《医方考》）

【方剂歌括】猪苓汤内用茯苓，泽泻滑石阿胶同。

　　　　　　水热互结尿不利，滋阴利水此方行。

72. 吴茱萸汤（出于第 245、309、377 条经文）

【组成剂量】吴茱萸一升，汤洗七遍（9 克）　人参三两（9 克）　生姜六两，切（18 克）　大枣十二枚，擘（4 枚）

【方解方论】本方具温肝暖胃、降逆止呕功效。主以辛热的吴茱萸，暖肝温胃，下气降逆；辅以生姜辛散温胃，散寒行气；佐以人参补气健脾，扶正安神；大枣甘缓补中为使，且制萸、姜之辛燥。是方温补并行，不论阳明胃寒之呕吐，或少阴吐利之肢厥烦躁，还是厥阴头痛之吐涎沫，只要属脾胃虚寒者，均可用之。

许宏："干呕，吐涎沫，头痛，厥阴之寒气上攻也；吐利，手足厥冷者，寒气内甚也；烦躁欲死者，阳气内争也；食谷欲呕者，胃寒不受食也。此以三者之症，共用此方者，以吴茱萸能下三阴之逆气为君，生姜能散气为臣，人参、大枣之甘缓，能和调诸气者也，故用之为佐使，以安其中也。"（《金镜内台方议》）

柯琴："吴茱萸辛苦大热，禀东方之气色，入通于肝，肝温则木得遂其生矣。苦以温肾，则水不寒，辛以散邪，则土不扰，佐人参固元气而安神明，助姜枣调营卫以补四末。此拨乱反正之剂，与麻黄附子之拔帜先登，附子真武之固守社稷者，鼎足而立也。若命门火衰，不能腐熟水谷，故食谷欲呕。若干呕、吐涎沫而头痛，是脾胃虚寒，阴寒上乘阳位也，用此方鼓动先天之少火，而后天之土自生，培植下焦之真阳，而上焦之寒自散，开少阴之关，而三阴得位者，此方是钦。"（《伤寒附翼》）

按：本方与四逆汤都可用于肢厥烦躁，但二者配伍不同，则病机病证各异。本方吴萸与姜、参配伍，主治阴盛阳虚，肢厥不过腕，烦躁不太甚；四逆汤附子与草姜配伍，主治阳绝阴极，肢厥过肘，烦躁欲死。

【方剂歌括】吴茱萸汤参枣姜，肝胃虚寒气逆伤。

　　　　　　　阳明寒呕少阴利，厥阴头痛亦堪尝。

（三）少阳病方剂

73. **小柴胡汤**（出于第 98、99、101、103、104、144、232、233、234、267、378、394 条经文）

【组成剂量】柴胡半斤（12 克）　黄芩　人参　生姜切，各三两（各 9 克）甘草三两，炙（6 克）　半夏半升，洗（9 克）　大枣十二枚，擘（4 枚）

【方解方论】此为和解少阳之主方。方中柴胡气轻，苦味最薄，能透达少阳半表之邪，疏解气机壅滞；黄芩苦寒，气味较重，清泄胸腹蕴热。共解少阳半表半里之邪热为主药。半夏、生姜和胃降逆止呕，二药辛温，能散能降，外疏风寒，内消痰饮，为辅药。佐以人参、大枣甘温益气，扶正祛邪。甘草为使，调和诸药，扶正补虚。总核此方，寒热并用，攻补兼施，宣通内外，调达上下，和畅气机。柯琴喻为："少阳机枢之剂，和解表里之总方。"

按：柴胡剂量应大于人参、甘草，常用二比一之量，才能达到和解少阳邪热之功，若参、草大于或等于柴胡用量，则不能发挥治疗作用。

原文方后的加减，示临床的变法，如痰热蕴胸的心烦不呕，去参、夏之补燥，加瓜蒌清热化痰开结；伤津口渴去半夏辛燥，加人参、蒌根，滋养气液；木气乘脾的腹痛，去黄芩之苦寒，加芍药养血和肝缓痛；水停气滞的心下悸、小便不利，去黄芩，加茯苓利水调脾；邪气凝聚之胁下痞鞕，去大枣之甘缓，加牡蛎软坚消痞……这些变法，临床应用，应该掌握。

程郊倩："柴胡以疏木，使半表之邪得从外宣；黄芩清火，使半里之邪得从内彻；半夏能开结痰，豁浊气以还清；人参能补久虚，滋肺金以融木；甘草和之，而更加姜枣助少阳升发之气，使邪无内向也。"（《名医方论》）

吴谦："在半表者，是客邪为病也；在半里者，是主气变病也。在两界

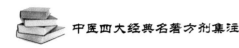

之间，各无进退而相持，故立和解一法，既以柴胡解少阳在经之表寒，黄芩解少阳在腑之里热，犹恐在里之太阴正气一虚，在经之少阳，邪气乘之，故以姜、枣、人参和之而预壮里气，使里不受邪而和，还表以作解也。"(《医宗金鉴》)

【方剂歌括】小柴胡汤和解供，黄芩半夏生姜从。

更用人参草大枣，少阳百病此为宗。

74. 大柴胡汤（出于第 106、136、170 条经文）

【组成剂量】柴胡半斤（9 克）　黄芩三两（6 克）　芍药三两（6 克）半夏半升，洗（9 克）　枳实四枚，炙（6 克）　大黄二两（6 克）　大枣十二枚（4 枚）　生姜五两，切（12 克）

【方解方论】本方为小柴胡汤合小承气汤加减而成。取小柴胡汤，和解少阳，因里实已成，故去人参，甘草补中以免留邪。因实邪壅滞，心下急痛，故用大黄、枳实，即承气之半，意在清除热结，不在急下。加白芍酸寒，缓解腹痛。合成外解少阳、内泻热结之剂。

在此方中柴胡与大黄、枳实相伍，则其向里、向下之力相得益彰，远非小柴胡汤中柴胡之义。可见此方当是清下之中又具和解之义。

在《伤寒论》中，大柴胡汤是没有大黄的，其方后服法中说："上七味，以水一斗二升，煮取六升，去滓，再煎，温服一升，日三服。一方，加大黄二两。若不加，恐不为大柴胡汤。"而在《金匮要略》中，大柴胡汤是有大黄的。后世很多医家都认为大柴胡汤中应该有大黄，如晋王叔和、宋许叔微都主张有大黄。编者也倾向有大黄。

吴琨："表证未除，故用柴胡、黄芩以解表也，里证燥实，故用大黄、枳实以攻里，芍药能和少阳，半夏能治呕逆，大枣、生姜又所以调中而和营卫。"(《医方考》)

汪昂："此是少阳阳明药也，表证未除，故用柴胡以解表；里证燥实，故用大黄、枳实以攻里；芍药安脾敛阴，能泻肝火，使木不克土；黄芩退热解渴，半夏和胃止呕，姜辛散而枣甘缓，以调营卫而行津液，此表里交治，下剂之缓者也。"(《医方集解》)

【方剂歌括】大柴胡汤用大黄，枳实芩夏芍枣姜。

少阳阳明同合病，解表攻里内外襄。

75. 柴胡加芒硝汤 （出于第 107 条经文）

【组成剂量】柴胡二两十六铢（9克） 黄芩一两（6克） 人参一两（6克） 甘草一两，炙（3克） 生姜一两，切（6克） 半夏二十铢，本云五枚，洗（6克） 大枣十二枚，擘（3枚） 芒硝二两（9克，冲服）

【方解方论】此方即小柴胡汤加芒硝。方用小柴胡汤和解少阳之邪，加芒硝咸寒，泄热去实，软坚以润阳明胃燥。本方剂量较小，又有人参甘草之甘缓扶正，其泻下之力远较大柴胡汤为轻，属和解兼清里之轻剂。

吴谦："但胸胁之邪未已，故先宜小柴胡汤以解少阳之外，复以小柴胡汤加芒硝，以下少阳之里。不用大黄而加芒硝者，因里不急且经迅下，惟欲其软坚润燥耳！是又下中兼和之意也。"（《医宗金鉴》）

【方剂歌括】小柴胡加芒硝汤，和解泻里轻剂尝。

76. 柴胡桂枝汤 （出于第 151 条经文）

【组成剂量】桂枝一两半，去皮（4.5克） 芍药一两半（4.5克） 黄芩一两半（4.5克） 人参一两半（4.5克） 甘草一两，炙（3克） 半夏二合半，洗（4.5克） 大枣六枚，擘（2枚） 生姜一两半，切（4.5克） 柴胡四两（6克）

【方解方论】本方是取小柴胡汤、桂枝汤各半量，合剂而成。方用小柴胡汤疏解少阳之邪以调表里，桂枝汤调和营卫以解太阳表邪。各取柴桂各半制成复方，合成和解少阳，兼以表散的双解功效。

柯琴："故取桂枝之半以散太阳未尽之邪，取柴胡之半以解少阳微结之证。口不渴身有微热者，治当去人参，以六七日邪虽未解而正已虚，故仍用之。外证虽在，而病机已见于里，故方以柴胡冠桂枝之上，为双解两阳之轻剂也。"（《删补名医方论》）

左季云："以桂枝解太阳未尽之邪，柴胡解心下微结微呕，合两方为一，则两阳表里之邪，无不尽解矣。"（《伤寒论类方汇参》）

【方剂歌括】柴胡桂枝汤各半，和解表散功较缓。

77. 柴胡桂枝干姜汤 （出于第 152 条经文）

【组成剂量】柴胡半斤（12克） 桂枝三两，去皮（9克） 干姜二两（6克） 栝蒌根四两（9克） 黄芩三两（9克） 牡蛎二两，熬（9克） 甘草二两，炙（3克）

【方解方论】此为小柴胡汤加减的化裁方。方中柴胡、黄芩清解少阳表

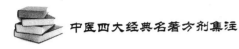

里之邪热，桂枝、干姜温化内停之水饮，牡蛎咸寒软坚开结，蒌根生津止咳，甘草和中，调寒温之性，避用半夏之辛燥，参、枣之壅补，立方着眼于和解少阳之热，温化水饮之邪。故此方不拘于治少阳兼水饮之证，对寒多热少的疟疾，兼痰饮的外感皆可运用。

吴谦："少阳表里未解，故以柴胡桂枝合剂而主之，即小柴胡汤之变法也。去人参者，因其正气不虚；减半夏者，以其不呕，恐助燥也；加栝蒌根，以其能止渴兼生津液也；倍柴胡加桂枝，以主少阳之表；加牡蛎，以软少阳之结；干姜佐桂枝，以散往来之寒；黄芩佐柴胡，以除往来之热，且可制干姜不益心烦也。诸药寒温不一，必须甘草以和之。初服微烦，药力不及；复服汗出即愈者，可知此证非汗出不解也。"（《医宗金鉴》）

【方剂歌括】柴胡桂枝干姜汤，蒌根芩牡草成方。

往来寒热胸胁结，和解少阳化饮邪。

78. 柴胡加龙骨牡蛎汤（出于第 110 条经文）

【组成剂量】柴胡四两（9 克）　黄芩　生姜切　铅丹　人参　桂枝去皮，各一两半（各 6 克）　龙骨　茯苓各一两半（各 9 克）　大黄二两（6 克）　半夏二合，洗（6 克）　牡蛎一两半，熬（6 克）　大枣六枚，擘（4 枚）

【方解方论】本方由小柴胡汤加味而成，是和解清热、重镇安神之剂。方以小柴胡汤去甘草之缓滞为主要成分，疏解少阳表里错杂之邪。加桂枝，引邪外解；茯苓宁神，通利小便；大黄泻热去实而治谵语。加龙骨、牡蛎、铅丹重镇肝胆而止惊烦。三组药物配伍，共奏泄热开郁、镇惊安神之效。

吴谦："柴、桂解未尽之表邪，大黄攻已陷之里热，人参、姜、枣补虚而和胃，茯苓、半夏利水而降逆，龙骨、牡蛎、铅丹之涩重，镇惊收心而安神明，斯为以错杂之药，而治错杂之病也。"（《医宗金鉴》）

【方剂歌括】小柴胡加龙牡汤，去甘加桂苓黄丹。

伤寒下后惊烦满，开郁泄热安神良。

79. 黄芩汤（出于第 177 条经文）

【组成剂量】黄芩三两（9 克）　芍药二两（6 克）　甘草二两，炙（6 克）大枣十二枚，擘（4 枚）

【方解方论】本方为清热止利剂。用黄芩苦寒清里，解少阳之邪，清大肠之热为主药；芍药酸苦，敛阴和营，缓肝止痛以为辅；甘草、大枣和中缓急为佐使。四药共奏清热、止利之功。

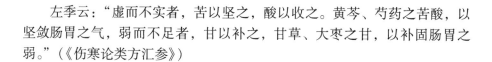

左季云："虚而不实者，苦以坚之，酸以收之。黄芩、芍药之苦酸，以坚敛肠胃之气，弱而不足者，甘以补之，甘草、大枣之甘，以补固肠胃之弱。"（《伤寒论类方汇参》）

80. 黄芩加半夏生姜汤（出于第177条经文）

【组成剂量】黄芩三两（9克）　芍药二两（6克）　甘草二两，炙（6克）大枣十二枚，擘（4枚）　半夏半升，洗（9克）　生姜一两半（一方三两），切（9克）

【方解方论】此方即在黄芩汤清热坚阴止利基础上，加半夏、生姜和胃散饮，降逆止呕，治少阳阳明之热痢又兼胃气上逆的证候。后人称此方为治痢祖方，在此基础上派生发展了许多治痢方剂。

柯琴："太阳、少阳合病，是热邪已入少阳之里。胆火下攻于脾，故自下利，上逆于胃，故兼呕也。与黄芩汤，酸苦相济，调中以存阴也。热不在半表，故不用柴胡，今热已入半里，故黄芩主之。虽非胃实，亦非胃虚，故不须人参以补中。兼呕者，故仍加半夏、生姜以降逆也。"（《删补名医方论》）

【方剂歌括】黄芩汤内甘芍并，二阳合利枣加烹。
　　　　　　再用半夏生姜汤，前证兼呕此方平。

（四）太阴病方剂

81. 理中丸（出于第277、385、395条经文）

【组成剂量】人参　干姜　甘草炙　白术各三两（各90克，炼蜜为丸或各9克，水煎服）

【方解方论】理中丸一方二法，《金匮要略》载：名"人参汤"。临床上可根据病情，决定运用汤丸。方中人参甘温入脾，补中益气为主药；干姜辛热，温中散寒为臣药；白术苦甘温，健脾燥湿为佐；炙草补中扶正，调和诸药为使。方效为：温中散寒，补气健脾。服后饮热粥是借谷气推助药力。

此方为治太阴脾气虚寒的主方，原方后注有加减法：如吐多，去术加生姜三两（9克），心下悸加茯苓二两（9克），腹满者去术加附子一枚（6克），临床当掌握使用。

在《伤寒论》方中桂枝汤、理中汤、三物白散服后皆须饮粥，三者共同目的是建中气，助药力。而三者立方之意不同，其运用作用又有区别。桂枝汤方意在调和营卫，解肌发汗，借米粥谷气滋养汗源，使汗出漐漐而解。理中汤温中，用热粥助药力以温中焦。三物白散峻烈有毒，佐米粥和胃气，既减少副作用，又温养中焦。因巴豆内含油脂，得热粥则溶解快而下利，遇冷粥则寒性凝滞而利止。故又有用冷、热粥之分。（《浙江中医药》杂志，1983 年第 4 期第 161 页）

程郊倩："参、术、炙草所以固中州，干姜辛以守中，必假之以焰釜薪而腾阳气，是以谷气入于阴，长气于阳，上输华盖，下摄州都，五脏六腑，皆以受气矣，此理中之旨也。若水寒互胜，即当脾肾双温，附子之加，而命名益，土母温矣。"（《名医方论》）

许宏："经曰：脾欲缓，急食甘以缓之，故用人参为君，补中正气。以甘草为臣，辅之也。以白术为佐，正气固中。以干姜为使，温脾散寒。经曰：寒淫所胜，平以辛热，是也。"（《金镜内台方议》）

【方剂歌括】理中汤丸温中阳，人参白术草干姜。

脾胃虚寒太阴方，后世加减变化长。

82. 桂枝人参汤（出于第 168 条经文）

【组成剂量】桂枝四两，别切（12 克）　甘草四两，炙（9 克）　白术三两（9 克）　人参三两（9 克）　干姜三两（9 克）

【方解方论】方由理中汤加桂枝而成。治疗太阳病误下致太阴虚寒挟表邪而下利的证候。方用理中汤温中散寒止利，加桂枝以解太阳表邪，属于表里双解之剂。

柯琴："故用理中之辛甘温补，止利消痞硬，又加桂枝以解表。先煮四味后内桂枝，和中之力饶，而解肌之气锐，是于两解中寓权宜法也。"（《删补名医方论》）

喻昌："以表未除，故用桂枝以解之。以里适虚，故用理中以和之。此方即理中加桂枝而易其名，乃治虚痞下利之法也。"（《医宗金鉴》）

程知："表证误下，下利不止，喘而汗出者，治以葛根芩连。心中痞硬者，治以桂枝、参、术。一救其表邪入里之实热，一救其表邪入里之虚寒，皆表里两解法也。"（《医宗金鉴》）

本方与葛根芩连汤同为表里双解剂，主治协热利。但此方温中解表，治表里皆寒；葛根芩连汤清里透表，治表里皆热。

【方剂歌括】理中汤中加桂枝，太阴下利此方施。

83. 桂枝加芍药汤 （出于第 279 条经文）

【组成剂量】桂枝三两，去皮（9 克）　芍药六两（18 克）　甘草二两，炙（6 克）　大枣十二枚，擘（4 枚）　生姜三两，切（9 克）

【方解方论】此方在桂枝汤原方基础上加芍药一倍，已另成一方。方中芍药为主药，酸苦入阴，调脾和血，缓急止痛，以解太阴腹满时痛，辅用桂枝汤调营卫、和阴阳以解未尽之表邪。

左季云："表邪误下，陷入太阴，故腹满时痛，而表仍不解，须倍芍药收太阴之阴，故桂枝解下陷之表，甘草缓中以止腹痛，生姜散邪以止腹满。"（《伤寒论类方汇参》）

王晋云："将芍药一味倍加三两，佐以甘草，酸甘化阴，恰合太阴之主药。且加芍药又能监桂枝深入阴分，升举其阳，辟太阳陷入太阴之邪。"（《古方选注》）

84. 桂枝加大黄汤 （出于第 279 条经文）

【组成剂量】桂枝三两，去皮（9 克）　芍药六两（18 克）　甘草二两，炙（6 克）　大枣十二枚，擘（4 枚）　生姜三两，切（9 克）　大黄二两（6 克）

【方解方论】本方用桂枝加芍药汤调和太阴脾气，入阴除满，再加大黄泻下胃腑实滞，解除阳明大实痛。方用于太阴下利腹满又兼阳明实痛，中病即止，不可过剂，免伤脾气。

徐洄溪："此因误下而见太阴之证。大实痛，则反成太阴之实邪，仍用大黄引之，即从太阴出，不因误下而禁下，见证施治，无不尽然。"（《伤寒论类方》）

左季云："阳邪误下，陷入阳明是两阳合并，故腹大实痛。用大黄攻阳明之实热，以除腹痛，桂枝举下陷之阳邪，以解肌表，白芍敛阴和里，甘草缓中调胃，姜之辛散，枣之甘润，务使营卫振发，则阳邪不自内陷，而腹大实痛自除。"（《伤寒论类方汇参》）

【方剂歌括】桂枝汤中加芍药，太阴腹痛缓解和。

　　　　　　若兼阳明大实痛，前方更加大黄强。

（五）少阴病方剂

85. 四逆汤（出于第 228、323、324、352、353、387、388 条经文）

【组成剂量】甘草二两，炙（12 克）　　干姜一两半（9 克）　　附子一枚，生用，去皮，破八片（9 克）

【方解方论】为回阳救逆代表方剂，以四肢厥逆、神倦欲寐、舌淡苔白、脉沉细迟为应用指征。方中附子大辛大热、回阳救逆为主，干姜辛热、温中散寒为辅。二药一走一守，干姜助附子壮肾阳，附子配干姜温燠脾阳，气味雄厚，相辅相成，使温阳之力宏厚。佐以炙草调中补虚，既制约附、姜辛热重劫阴液，又甘缓附、姜温补脾肾阳气。制方是温补并用，壮阳护阴，药简力宏，而达回阳救逆之效。

按：本方君药论析上历有分歧，如以成无己为代表，认为甘草为君；以许宏为代表，认为以附子为君。我们倾向于后者，因方效回阳救逆，当以附子为首选，不过为了强调炙草在方的配伍中具有特殊重要性也有它的道理。

有些注家认为生附子有毒，宜熟用。经现代药理研究证实，附子与干姜、甘草同煎，既可减少毒性，并可增强附子强心效能。（岳美中论医集.广东医药资料，1974 年第 1 期）

张秉成："以生附之大辛大热，解散表里之寒邪，不留纤芥。仍以干姜之守，而协济之。用甘草者，一则恐姜附之僭，一则寓补正安中之意耳。煎成冷服者，寒盛于中，逼阳于上，热饮则格拒不纳，所谓热因寒用，治寒以热，凉而行之。"（《成方便读》）

成无己："四逆者，四肢厥逆而不温也……甘草味甘平，内经曰：寒淫于内，治以甘热。却阴扶阳，必以甘为主，是以甘草为君。干姜味辛热，内经曰：寒淫所胜，平以辛热。逐寒正气必先辛热，是以干姜为臣。附子味辛大热，内经曰：辛以润之。开发腠理，致津液通气也，暖肌温经必凭大热，是以附子为使。"（《伤寒明理论》）

许宏："……必以附子为君，以温经济阳，以干姜为臣，辅甘草为佐使，以调和二药而散其寒也。内经曰：寒淫于内，治以甘热。又曰：寒淫所胜，平以辛热。乃附子之热，干姜之辛，甘草之甘是也。"（《金镜内台方议》）

【方剂歌括】四逆汤中附草姜，回阳救逆此为长。

86. 四逆加人参汤（出于第 384 条经文）

【组成剂量】甘草二两，炙（12 克）　干姜一两半（9 克）　附子一枚，生用，破八片（9 克）　人参一两（6 克）

【方解方论】四逆汤壮阳虚而破阴寒，加人参大补元气，生津复脉固脱，变为回阳复阴之法。对虚寒下利、阳亡液脱之证，尤为适宜。

魏荔彤："于温中之中，佐以补虚生津之品，凡病后之血津枯者，皆可用也，不止霍乱，不止伤寒吐下后也。"（《伤寒论本义》）

左季云："阳亡则卫外不固，犹赖胃阳犹存，故利虽止而恶寒未罢也，当于四逆汤中倍用人参，则阳回而恶寒自罢。人参、附子补火回阳，干姜、炙草暖胃温中，同为扶元补火之剂，乃亡阳阴竭之主方也，故倍人参通脉以治之。"（《伤寒论类方汇参》）

【方剂歌括】四逆汤中加人参，阳亡液脱可救成。

87. 干姜附子汤（出于第 61 条经文）

【组成剂量】干姜一两（6 克）　附子一枚，生用，去皮，切八片（9 克）

【方解方论】方即四逆汤去甘草，用治亡阳虚寒的烦躁证。干姜、附子二药，温运脾肾，回阳救逆。不用炙草之甘缓，有利于姜附迅速发挥破阴回阳的作用。而且要求煎汤一次顿服，则药力集中，单刀直入，收效更快。此与四逆汤回阳救逆、药力缓急有别。

左季云："干姜、生附急于回阳，则烦躁宁而脉自复，微热无不解者矣。内经曰：寒淫所胜，平以辛热。虚寒大甚，是以辛热剂胜之也。故与干姜附子汤，退阴复阳。"（《伤寒论类方汇参》）

吴谦："用干姜、附子壮阳以配阴。姜、附者，阳中之阳也，生用则力更锐，不加甘草，则势更猛，比之四逆为更峻，救其相离故当急也。"（《医宗金鉴》）

【方剂歌括】阳虚烦躁姜附汤，破阴回阳二味强。

88. 茯苓四逆汤（出于第 69 条经文）

【组成剂量】茯苓四两（24 克）　人参一两（6 克）　附子一枚，生用，去皮，破八片（9 克）　甘草二两，炙（12 克）　干姜一两半（9 克）

【方解方论】方用四逆汤原方回阳，加人参、茯苓扶阴，用于阴阳俱虚、阴盛格阳出现的烦躁证。方中用大量茯苓扶中调气，宁心安神，少佐人

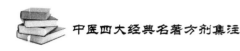

参，补元气，养营阴，配辛热之姜、附以回阳救阴，益阴助阳，炙草调中气而和诸药。制方之义在救阳中寓益阴，补阴穿插回阳，诸凡阴阳两脱的肢厥、下利，均可运用。

吴谦："茯苓感太和之气化，伐水邪而不伤阳，故以为君；人参生气于乌有之乡，通血脉于欲绝之际，故以为佐；人参得姜、附补气兼以益火；姜、附得茯苓，补阳兼以泻阴；调以甘草，比之四逆为稍缓和，其相格故宜缓也。一去甘草，一加参苓，而缓急自别，仲景用方之妙如此。"(《医宗金鉴》)

左季云："茯苓理先天无形之气，安虚阳内扰之烦，人参配茯苓，补下焦之气，干姜配附子，回阳虚欲脱之躁，调以甘草，比之四逆稍缓，和其相格，故宜缓也。一去甘草，一加参苓，而缓急自别，仲景用方之妙如此。要言之，用姜、附回阳，参、苓滋阴，烦躁止而外病自解。"(《伤寒论类方汇参》)

【方剂歌括】四逆汤中加苓参，回阳救阴两法充。

虽治烦躁阴阳虚，肢厥下利堪能冲。

89. 通脉四逆汤（出于第317、369条经文）

【组成剂量】甘草二两，炙（12克）　附子大者一枚，生用，去皮，破八片（15克）　干姜三两，强人可四两（18克）

【方解方论】通脉四逆汤的药物组成与四逆汤同，只是加大了干姜与附子的剂量，其意在重用辛热，速破寒凝，解除阳明格拒之危，因而其回阳救逆的作用强于四逆汤。运用时并突出方的加减变化，其中葱白破寒纳阳用于戴阳证，加生姜温中化饮止呕，加人参补气复脉等变化，扩大了此方的临床运用范围。

吴谦："倍干姜加甘草佐附子易名通脉四逆者，以其能大壮元阳，主持中外，共招外热反之于内。盖此时生气已离，亡在俄顷，若以柔缓之甘草为君，岂能疾呼外之阳邪？故易以干姜。然必加甘草与干姜等分，恐涣漫之余，姜附之猛，不能安养元气，所谓有制之师也。若面赤者，加葱以通格上之阳；腹痛者，加芍药以和在里之阴；呕逆者，加生姜以止呕；咽痛者，加桔梗以利咽；利止脉不出气少者，俱倍人参，以生元气而复脉也。"(《删补名医方论》)

【方剂歌括】通脉四逆破阴寒，重用姜附草不除。

或益姜葱参芍桔，回阳复脉力更著。

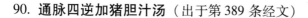

90. 通脉四逆加猪胆汁汤（出于第 389 条经文）

【组成剂量】甘草二两，炙（12 克）　附子大者一枚，生用，去皮，破八片（15 克）　干姜二两，强人可用四两（18 克）　猪胆汁半合（5～10 毫升）

【方解方论】方加一味猪胆汁苦寒之品，于通脉四逆汤扶阳剂中，使沃阴增液之品起和阳益阴功效。刘渡舟称猪胆汁在此方中的妙用，"远非草木之药所能及。"对于通脉四逆汤难以胜任的阴盛格阳、阳亡阴竭的肢厥汗出证，此方确可收回阳救阴之功。

左季云："四逆汤加猪胆汁，胆苦入心而通脉，胆寒补肝而和阴，引置汤药，不得拒格，若纯与阳药，恐阳为拒格也。内经曰：微者逆之，甚者从之。此之谓也。"（《伤寒论类方汇参》）

吴仪洛："汗出而厥，脉微欲绝，而四肢拘急不解，又兼无血以柔其筋，脉微欲绝，固为阳之欲亡，亦兼阴气亏损，故用通脉，四逆回阳，而加猪胆汁以益阴，庶几将欲绝之阴不致为阳药所劫夺也。注家认为，阳极虚，阴极盛，故用反佐之法以通其格拒，误矣。"（《伤寒论辑义》）

【方剂歌括】通脉四逆猪胆汁，扶阳益阴救肢逆。

91. 白通汤（出于第 314 条经文）

【组成剂量】葱白四茎（四根）　干姜一两（6 克）　附子一枚，生，去皮，破八片（9 克）

【方解方论】本方用葱白辛热性滑，宣通上下，助姜附通阳气破阴寒，以解阴阳格拒之势。以葱白疏通被郁之阳气，而形象命名"白通汤"。此方即四逆汤去甘草之缓，易葱白之宣通，其通阳散寒之力大于四逆汤。这是两方区别之处。

钱璜："甘草所以缓阴气之急，和姜附，而调护中州；葱则辛滑行气，可用通行阳气，而解散寒邪。二者相较，一缓一速，故其治也颇有缓急之殊。"（《伤寒溯源集》）

汪琥："此方与四逆汤相类，独去甘草，盖驱寒欲其速，辛烈之性取其骤发，直达下焦，故不欲甘以缓之也，而犹重在葱白。少阴为阴，天之寒气亦为阴，两阴相合而偏于下利，则与阳气隔绝不通，姜附之力，虽能益阳，不能使真阳之气必入于阴中，惟葱白味辛，能通阳气，令阴得阳而利，庶可愈矣。"（《医宗金鉴》）

左季云："干姜、附子振动元阳，佐葱白以通阳气，俾水津四布而厥利

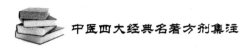

自除矣。此扶阳散寒之剂，为阳虚不能施化之专方。"（《伤寒论类方汇参》）

92. 白通加猪胆汁汤（出于第 315 条经文）

【组成剂量】葱白四茎（四根）　　干姜一两（6 克）　　附子一枚，生，去皮，破八片（9 克）　　猪胆汁一合（10 ~ 15 毫升）　　人尿五合（童便 20 ~ 30 毫升）

【方解方论】此方属扶阳育阴、咸寒反佐之法。白通汤破阴回阳，宣通上下，加童便咸寒育阴滋液，猪胆汁苦寒坚阴而清虚热，此取有情之性味，既滋养将涸之阴液，且假其寒性反佐，对阳亡阴盛、格拒热药者，使同气相求，引阳药直入阴中，解除阴阳格拒，而达回阳救脱之功。

此方与通脉四逆加猪胆汁汤皆"甚者从之"治则的具体运用，反佐疗法的代表方剂。

左季云："是方也，即四逆汤减甘草加葱白也。而名之曰白通者，以葱白能通阳气也。减甘草者，因其缓也；加猪胆人尿者，引阳药达于至阴而通之，内经所云反佐以取之是也。热物冷服，下咽之后，冷体既消热性便发，情且不违，而致大益，则二气之拒隔可调，上下之阴阳可通矣。"（《伤寒论类方汇参》）

【方剂歌括】白通汤中附姜葱，回阳宣达力速行。

咸寒反佐加尿胆，可治戴阳格拒证。

93. 真武汤（出于第 84、316 条经文）

【组成剂量】茯苓　芍药　生姜各三两，切（各 9 克）　　白术二两（6 克）附子一枚，炮，去皮，破八片（9 克）

【方解方论】方为温阳行水剂。主药以附子辛热温壮肾阳，使水有所主，气化得行；生姜辛温，宣肺温胃，助附子散肌表之湿，主水中寓散水之意；白术苦甘温，燥湿健脾，温运脾阳，使水有所制；茯苓淡平，伍姜、术健脾渗，制水中有利水之用。姜、术、苓三药培土制水，助附子温阳，犹为釜底添薪建中阳，利水湿，行气机，康复水液代谢正常功能。用一味酸敛之芍药为佐使，一方面敛阴护阴，另一方面又防术、附刚燥伤阴，使阳复水制而阴液不伤，体现了阴阳互根、水火相济之义。

有人疑虑芍药敛阴是否有留滞水邪之弊。其实：阴液与水邪，一属生理物质，一属病理产物，二者截然有别，去邪与护阴并行不悖。白芍"利小便"（《本经》），能加强利尿，又防燥热渗利伤阴，且具缓急止痛作用。

方后加减法，示人灵活变通。柯琴称"仲景论证治，每能触类旁通，并不画地为界"。对肾性水肿、心性水肿、慢性肠炎、内耳性眩晕、前列腺肥大等属脾肾阳虚证者，均可用本方治疗。

赵羽皇："用三白者，以其燥能制水，淡能伐肾邪而利水，酸能泄肝木以疏水故也。附子辛温大热，必用为佐者，何居？盖水之所制者脾也，水之所行者肾也。肾为胃关，聚水而从其类，倘肾中无阳，则脾之枢机虽运，而肾之关门不开，水虽欲行，孰为之主？故脾家得附子则火能生土，而水有所归矣；肾中得附子，则坎阳鼓动，而水有所摄矣。更得芍药之酸，以收肝而敛阴气，阴平阳秘矣。若生姜者，并用以散四肢水气而和胃也。益五苓散行有余之水，真武行不足之水，两者天渊。总之脾肾双虚，阴水无制而泛滥妄行者，非大补坎中之阳，大建中宫之气，即日用车前、木通以利之，岂能效也。"（《名医方论》）

南京中医学院伤寒论教研室："附子与芍药同用，则刚柔相济，既可温经，又能开血痹止痛，所以既能治阳虚水寒相搏的四肢沉重疼痛，又能治腹痛。"（《伤寒论释译》）

附子在四逆汤类中生用，配伍干姜，在真武汤中熟用，配伍生姜。正如程知所说："盖附子生用则温经散寒，炮熟则温经去饮。白通诸汤，以通阳为重；真武汤，以益阳为先，故用药有轻重之殊。干姜能助生附以温经，生姜能资熟附以散邪也。"

【方剂歌括】真武汤壮肾中阳，茯苓术芍附生姜。

少阴腹痛有水气，虚寒悸眩保安康。

94. 附子汤（出于第304、305条经文）

【组成剂量】附子二枚，炮，去皮，破八片（18克）　白术四两（12克）茯苓　芍药各三两（各9克）　人参二两（6克）

【方解方论】本方为温经扶阳、除湿止痛之剂。方中重用炮附温肾以扶元阳，配人参大补元气而祛寒邪；茯苓、白术健脾益气，温化寒湿；芍药既和营血而通血痹，又益阴而制上药温燥。共达脾肾两补、扶阳去湿之效。

本方与真武汤，两方药物组成上均有附、术、苓、芍，由于配伍剂量不同，作用又各有侧重。本方即真武汤去生姜倍术、附加人参，意在温补，宜于阳虚寒湿为盛的肢体疼痛；真武汤取术、附配生姜，意在温散，宜于阳虚水气内停的肢体肿重。

左季云："附子壮火以御寒，人参培元气以固本，白术培太阴之土，白芍敛厥阴之木，茯苓清治节，以利少阴之水，水利则土厚，木荣火自生寒自

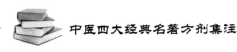

解，骨节诸痛无不除矣。"（《伤寒论类方汇参》）

柯琴：附子汤"与真武汤似同而实异，倍术、附去姜而用参，全是温补以壮元阳；真武汤用生姜而无人参，尚是温散以逐水气，补散之分歧，只在一味之转旋也"（《名医方论》）。

【方剂歌括】附子汤重补元阳，苓术芍药配参尝。

少阴寒湿肢节痛，扶阳祛湿固本强。

95. 赤石脂禹余粮汤（出于第 164 条经文）

【组成剂量】赤石脂一斤，碎（30 克）　　太一禹余粮一斤，碎（30 克）

【方解方论】此为固涩止利之剂。赤石脂甘温，固摄阳气而收滑脱，厚肠胃以止泻利；禹余粮甘平，补脾涩肠，敛固胃气。《本草求真》认为："禹余粮功与赤石脂相同，而禹余粮之质，重于石脂，石脂之温，过于余粮。"二者配伍，能涩肠胃，固下焦，而治疗久利滑脱。

左季云："石脂助命火以生土，余粮实胃土而涩肠，二味皆土之精气所结，能实胃而固肠，用治下焦之标，实培中宫之本。"（《伤寒论类方汇参》）

【方剂歌括】下元失固利不停，石脂余粮温涩行。

96. 桃花汤（出于第 306、307 条经文）

【组成剂量】赤石脂一斤，一半全用，一半筛末（30 克）　　干姜一两（6 克）粳米一升（30 克）

【方解方论】本方具温涩固下之效，主治少阴虚寒、下利脓血之症。方中主药赤石脂性温重涩，入下固脱，厚肠止泻，辅药干姜温中散寒补虚，佐药粳米养胃益气。三药达温下补中、涩肠固脱功能。方中赤石脂用法注明，半用粉末冲服，是使缓留肠中，延长收敛，加强吸着固肠之力。本方对久泄滑脱不禁者，均可取用，并不限于便脓血的证候。

吴谦："此方君以体膏性涩之石脂，养肠以固脱；佐以味甘多液之粳米，益气以滋中。则虽下利日久，中虚液枯，未有不愈者也。其妙尤在用干姜少许，其意不在温而在散火郁，借此以开脓血无由而化也。"（《医宗金鉴》）

张锡纯："石脂原为土质，其性微温，故善温养脾胃，为其具有土质，颇有黏涩之力，故又善治肠澼下脓血。……用干姜者，因此证其气血因寒而瘀，是以化为脓血，干姜之热既善祛寒，干姜之辛又善开瘀也。用粳米者，以其能和脾胃，兼能利小便，亦可为治下利不止者之辅佐药也。"（《医学衷

中参西录》）

【方剂歌括】桃花汤中赤石脂，干姜粳米三配之。

用治虚寒滑脱利，湿热滞下切勿施。

97. 黄连阿胶汤（出于第 303 条经文）

【组成剂量】黄连四两（9克）　黄芩二两（6克）　芍药二两（6克）鸡子黄二枚（2枚冲服）　阿胶三两，一云三挺（9克烊化兑服）

【方解方论】此育阴清热为少阴热化主方。方中用黄连、黄芩，折心火，除烦热，芍药敛阴和血，佐阿胶补肾阴，鸡子黄养心血。使心肾交合，水升火降，水火既济，则心烦不得卧，咽干口燥诸证自除。

柯琴："此少阴病之泻心汤也。凡泻心必借连、芩，而导引有阴阳之别。病在三阳，胃中不和，而心中痞硬者，虚则加参，甘补之，实则加大黄下之。病在少阴，而心烦不得卧者，既不得用参，甘以助阳，亦不得用大黄以伤胃矣。用芩、连以直折心火，用阿胶以补肾阴，鸡子黄佐芩、连于泻心中补心血，芍药佐阿胶于补阴中敛阴气，斯则心肾交合，水升火降。是以扶阴泻阳之方，变而为滋阴和阳之剂也。"（《删补名医方论》）

左季云："证本阴虚，故阿胶、芍药、鸡子黄无非救阴之品，泻火则惟特芩、连，而芩止二两，连乃四两，此黄连之任独冠一方，为补剂中泻药矣。"（《伤寒论类方汇参》）

【方剂歌括】少阴黄连阿胶汤，黄芩芍药鸡子黄。

育阴清热交心肾，治愈心烦不得卧。

98. 猪肤汤（出于第 310 条经文）

【组成剂量】猪肤一斤（30克）　白蜜一斤（30克）　白粉五合（30克）

【方解方论】猪肤即猪皮，甘而微寒性润，能滋阴肺肾，润燥解热；白蜜甘寒生津，清虚热，止咽痛；白粉即米粉，甘淡和胃，炒焦能醒脾，补养不利之虚。三味配合，润养而除虚热，调胃寒和中止利，最宜于利后阴虚咽痛的证候。

吴谦："猪肤者，乃革外之肤皮也，其体轻，其味咸，轻则能散，咸则入肾，故治少阴咽痛，是于解热中寓散之意也。"（《医宗金鉴》）

成无己："猪，水畜也。其气先入肾，解少阴寒热。加蜜以润燥除烦，白粉以益气断利也。"（《医宗金鉴》）

【方剂歌括】猪肤汤中入粉蜜，阴虚咽痛用之灵。

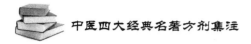

99. 甘草汤（出于第 311 条经文）

【组成剂量】甘草二两（12 克）

【方解方论】方仅生甘草一味，取其甘凉之性，清热解毒，缓急止痛。原书用于少阴病邪热上壅引起咽喉肿痛，尚未溃疡的证候。

左季云："生草泻火，具能缓热清膈，使热消膈清，则中气调而外气自解，咽痛无不愈矣。"（《伤寒论类方汇参》）

100. 桔梗汤（出于第 311 条经文）

【组成剂量】桔梗一两（6 克）　　甘草二两（12 克）

【方解方论】即甘草汤加桔梗，辛开苦泄，开痹散结，清肺豁痰，利咽止痛。用于服甘草汤咽喉肿痛不解，而邪热不重的证候。

喻昌："用甘草者，和缓其势力也。用桔梗者，开提其邪也。此在二三日，他证未具，故可用之，若五六日，少阴之下利、呕逆诸证皆起，此法未可用矣。"（《医宗金鉴》）

吴谦："少阴二三日，咽痛无他证者，乃少阴经客热之微邪，可与甘草缓泻其少阴之热也。若不愈者，与桔梗汤，即甘草汤加桔梗以开郁热。不用苦寒者，恐其热郁于阴经也。"（《医宗金鉴》）

【方剂歌括】少阴咽痛邪热轻，甘草汤以缓急痛。

　　　　　　　或加桔梗开痰结，二方辨用先后行。

101. 苦酒汤（出于第 312 条经文）

【组成剂量】半夏洗，破如枣核，十四枚（9 克）　　鸡子一枚，去黄，内上苦酒，着鸡子壳中（一枚，用鸡蛋清）

【方解方论】此属涤痰消肿、敛疮止痛之剂。方取半夏辛开、涤痰散结；佐以鸡蛋清，甘寒润燥，清热止痛；苦酒苦酸敛疮，散毒消肿。用于痰浊与邪热郁闭咽喉，致咽痛生疮、声音嘶哑、痰涎缠绕咽喉之证，具清热消肿、祛痰散结、敛疮止痛之功。其服法少少含咽之，是取其药效持续作用于咽部。

左季云："半夏豁痰，苦酒敛疮，鸡子白清肺发音声，三味相合，半夏减辛烈之猛，苦酒缓收敛之骤，润以滋其咽喉，不会泥痰饮于胸膈，则咽痛平而能语出声矣。"（《伤寒论类方汇参》）

李杲："大抵少阴多咽伤、咽痛之证，古方用醋煮鸡子，主咽喉失音，

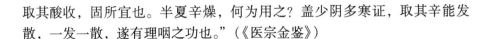

取其酸收，固所宜也。半夏辛燥，何为用之？盖少阴多寒证，取其辛能发散，一发一散，遂有理咽之功也。"（《医宗金鉴》）

102. 半夏散及汤（出于第313条经文）

【组成剂量】半夏洗　桂枝去皮　甘草炙（各等份）

【方解方论】此属散寒涤痰、开结止痛之剂。方用半夏辛开涤痰散结，桂枝辛温通阳散寒，甘草甘缓止痛和中。制剂既可作散剂内服，不能服散剂者，又可改汤剂内服，故方名"半夏散及汤"。

此与苦酒汤均以半夏为主药，由于配伍不同，功效各异，主治也有别。前方半夏配蛋清辛润，治痰热咽痛，此方半夏配桂枝辛散，治客寒咽痛，有一清一温之别。

左季云："少阴伤寒，闭塞清道，故清阳不行，咽痛欲呕，非辛甘温散之品，不能破围。故须桂枝疗寒，半夏除呕，缓以甘草，和以白饮，或为散，或为饮，随病之宜可也。"（《伤寒论类方汇参》）

方有执："此以风邪热甚，痰上壅而痹痛者言也。故主以桂枝祛风也，佐之以半夏消痰也，和之以甘草除热也，三物者，是又为咽痛之一治法也。"（《医宗金鉴》）

【方剂歌括】少阴痰热咽溃痛，苦酒汤入夏蛋清。
　　　　　　若是客寒咽中痛，半夏散汤草桂用。

103. 麻黄附子细辛汤（出于第301条经文）

【组成剂量】麻黄二两，去节（6克）　细辛二两（6克）　附子一枚，炮，去皮，破八片（9克）

【方解方论】此为补散兼施、温经散寒之剂。方中麻黄发越表阳，开泄皮毛，散邪于表。附子振奋里阳，鼓邪外出，且有护阳、防过汗亡阳之失。细辛为肾经表药，既鼓动肾阳，助附子温经散寒；又辛温香窜，协麻黄能解表散寒。三药配合，温中寓散，散中兼补，于扶阳中促进解表，在解表中不损阳气。

此方虽为少阴兼表证而设，却是助阳解表之祖方。后世的人参败毒散、参苏饮、再造散一类补阳解表方剂，皆以此衍化派生而来。

钱璜："麻黄发太阳之汗，以解其在表之寒邪。以附子温少阴之里，以补其命门之真阳，又以细辛之气温味辛专走少阴者，以助其辛温发散。三者合用，温散兼施，虽发微汗，无损于阳矣。故为温经散寒之神剂也。"（《伤

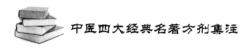

寒溯源集》）

王晋三："少阴得太阳之热而病者，用麻黄发太阳之表汗，细辛散少阴之浮热，相须为用，欲其引麻黄入于少阴，以出太阳陷入之邪，尤借熟附合表里以温经，外护太阳之刚气，内固少阴之肾根，则津液内守，而微阳不致外亡。此从里达表，由阴出阳之剂也。"（《绛雪园古方选注》）

104. 麻黄附子甘草汤（出于第302条经文）

【组成剂量】麻黄二两，去节（6克）　甘草二两，炙（6克）　附子一枚，炮，去皮，破八片（9克）

【方解方论】此即麻黄附子细辛汤去细辛加炙甘草而成。去细辛辛散走窜之性，减少发散之力，加炙甘草之甘缓有助于扶正补虚，此即欲其温经解表，而不欲其辛散太过。两方均有助阳解表作用，同用于阳虚感寒之证。但此二者配伍不同，有轻重缓急之别。

柯琴："夫发热无汗，太阳之表不得不开，沉为在里，少阴之枢又不得不固，设用麻黄开腠理，细辛散浮热，而无附子以固元阳，则少阴之津液越出，太阳之微阳外亡，去生便远。惟附子与麻黄并用，则寒邪散而阳不亡，精自藏而阴不伤。此里病及表，脉沉而当发汗者，与病在表，脉浮而发汗者径庭也。若表微热则受寒亦轻，故以甘草易细辛而微发其汗，甘以缓之，与辛以散之者，又少间矣。"（《名医方论》）

【方剂歌括】少阴兼表寒热寻，温经散寒有重轻。

　　　　　　势急麻附细辛汤，证缓麻附甘草行。

105. 四逆散（出于第318条经文）

【组成剂量】甘草炙　枳实破，水渍，炙干　柴胡　芍药各十分（各10克）

【方解方论】为疏肝理脾、解郁透热的和解之剂，主阳气被郁的热厥。方中主以柴胡，既疏肝解郁，条畅气机，透热解肌，疏达阳气，使郁热外达，而肢厥得回。辅以芍药，敛阴和营，使热泄不伤阴，又柔肝调脾，于土中泻木，兼治腹痛泄利，与柴胡一散一收。佐枳实行气散结，与柴胡一升一降，加强疏肝、达邪、散热之力；枳芍协同，行气活血，调郁滞，缓腹痛。使甘草调和诸药，草芍协同，缓急止痛。可见此方既透解郁热以治热厥，又能和中缓解以治腹痛泄利。

四逆散与四逆汤同冠"四逆"，制方却有寒热补泻之别。四逆散柴芍同用，泄热疏肝，治热郁气滞之热厥，其疏泄配伍，为达邪之轻剂；四逆汤姜

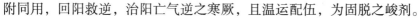

附同用，回阳救逆，治阳亡气逆之寒厥，且温运配伍，为固脱之峻剂。

费晋卿："四逆散，乃表里并治之剂，热结于内，阳气不能外达，故里热而外寒，又不可攻下以碍厥，故用枳实以散郁热，仍用柴胡以达阳邪，阳邪外泄则手足自温矣。"（《医方论》）

柯琴："下利清谷为寒，当用姜、附壮元阳之本；泄泻下重为热，故用白芍、枳实酸苦涌泄之品以清之。不用芩、连者，以病于阴而热在下焦也。更用柴胡之苦平者，以升散之，令阴火得以四达。佐甘草之甘凉，以缓其下重。合而为散，散其实热也。用白饮和服，中气和而四肢之阴阳自接，三焦之热自平矣。"（《伤寒来苏集》）

【方剂歌括】四逆散里用柴胡，芍药枳实甘草须。

此是阳邪成厥逆，敛阴泄热平剂服。（汪昂括）

（六）厥阴病方剂

106. 乌梅丸（出于第338条经文）

【组成剂量】乌梅三百枚（480克）　细辛六两（180克）　干姜十两（300克）　黄连十六两（500克）　附子六两，炮，去皮（180克）　当归四两（120克）　黄柏六两（180克）　桂枝六两，去皮（180克）　人参六两（180克）蜀椒四两，出汗（120克）　如作汤剂，剂量按原方比例酌减

【方解方论】此为寒温并用、安蛔止痛之剂。方中乌梅酸凉敛阴和胃，用醋浸增强酸性，达安蛔止痛之用；细辛、川椒辛热味辣，通阳温脏，且杀蛔虫；二者一酸一辛，一敛一通，制蛔止痛，为治蛔厥主药。黄连、黄柏苦寒清热，苦能下蛔，寒解胃热；附子、干姜、桂枝辛温散寒，扶阳温脏。二者配伍，用于寒温错杂证，使阴阳协调，寒热自解。人参补气健脾，当归补血养肝，寓补于散，祛邪调本结合。制方之义是酸苦寒热并用，固涩温散并举，既可用于厥阴的蛔厥证，又可治寒热错杂的久痢。其制剂用米和蜜为辅料做丸，亦取其甘养胃气，甜安蛔急之义。

柯琴："君乌梅之大酸，是伏其所主也；配黄连泻心而除痛，佐黄柏滋肾以除渴，先其所因也。肾者肝之母，椒、附以温肾，则火有所归，肝得其养，是固其本。肝欲散，细辛、干姜辛以散之。肝藏血，桂枝、当归引血归经也。寒热杂用，则气味不合，佐以人参调其中气。以苦酒渍乌梅，同气相求，蒸之米下，资其谷气。加蜜为丸，少与而渐加之，缓则治其本也。……蛔得酸则静，得辛则伏，得苦则下，信为化虫佳剂。久利则虚，调其寒热，

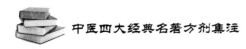

酸以收之，下利自止。"（《名医方论》）

左季云："吐蛔肤冷为蛔厥，故主以乌梅丸，以此药性味酸苦，辛温寒热并用，能解阴阳错杂、寒热混淆之邪也。脏厥者宜吴茱萸汤，兼少阴者，宜四逆通脉、附子等汤，临证宜酸而用之可也。"（《伤寒论类方汇参》）

【方剂歌括】乌梅丸法苦辛酸，人参附子辛桂姜。

黄连黄柏及归椒，温脏安蛔厥利蠲。

107. 当归四逆汤（出于第351条经文）

【组成剂量】当归三两（9克） 桂枝三两，去皮（9克） 芍药三两（9克） 细辛三两（6克） 甘草二两，炙（6克） 通草二两（6克） 大枣二十五枚，擘，一法十二枚（5克）

【方解方论】方由桂枝汤去生姜，倍大枣加当归、细辛、通草组成。用甘温养血之当归为主药，温补肝血。辅芍药和营益阴，桂枝宣通阳气，温经祛寒。其中芍药配当归，酸甘化阴，补益阴血；桂枝配当归，辛甘化阳，温通经脉；芍药配桂枝，调和营卫，疏达厥阴。佐以细辛入少阴，启发肾气，温通经脉，外散寒邪；配木通苦寒降火，以防桂、辛燥烈升发太过，耗伤阴血之弊，且通利经脉，疏达气血。甘草、大枣补益脾胃，甘缓和中为使。汇集甘温、辛散、酸敛、苦寒等不同药性于一方，使全方具有补血而不滞、温阳而不亢的温补通脉功效。

尤怡："方用当归、芍药之润以滋之，甘草、大枣之甘以养之，桂枝、细辛之温以行之，而尤借通草之入经通脉以续其绝而止其厥。"（《伤寒贯珠集》）

吴谦："此方取桂枝汤，君以当归者，厥阴主肝为血室也。佐细辛味极辛，能达三阴，外温经而内温脏。通草性极通，能利关节，内通窍而外通营。倍加大枣，即建中加饴用甘之法。减去生姜，恐辛过甚而迅散也。肝之志苦急，肝之神欲散，甘辛并举，则志遂而神悦，未有厥阴神志遂悦，而脉细不出，手足不温者也。不须参、苓之补，不用姜、附之峻，此厥阴厥逆与太阴、少阴不同治也。"（《删补名医方论》）

周扬俊："四逆汤全在回阳起见，四逆散全在和解表里起见，当归四逆汤全在养血通脉起见。"（《温热暑疫全书》）

按：此方与四逆汤虽都治阴厥寒厥，但四逆汤所治阳虚阴寒为盛，肢冷相当严重，过肘过膝；此方所治肢冷较轻，多伴血虚脉细舌淡等证；而四逆散所治阳厥、热厥，虽有肢端冷，却更见身热、烦渴、脉弦的内热证候。

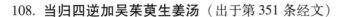

108. 当归四逆加吴茱萸生姜汤（出于第 351 条经文）

【组成剂量】当归四逆汤原方加吴茱萸二升（6 克）　生姜半斤，切（6 克）

【方解方论】此方即在当归四逆汤温经散寒、养血通脉基础上加吴茱萸直入肝经，以温散厥阴之寒，生姜辛温散寒，和胃止呕，并加清酒煎药，借以加强温通之力，助诸药活血以散久寒。用于血虚寒凝又兼内有久寒的肢厥证候。

吴谦："若其人内有久寒，非辛温之品所能兼治，则加吴萸、生姜之辛热，更加酒煎，佐细辛直通厥阴之脏，迅散内外之寒，是又救厥阴内外两伤于寒之法也。"（《删补名医方论》）

【方剂歌括】　当归四逆桂枝芍，细辛草枣木通著。
　　　　　　　血虚寒凝成肢厥，养血温经寒邪逐。
　　　　　　　若有久寒加姜萸，发表温中通经脉。

109. 麻黄升麻汤（出于第 356 条经文）

【组成剂量】麻黄二两半，去节（9 克）　升麻一两一分（4 克）　当归一两一分（6 克）　知母十八铢（9 克）　黄芩十八铢（9 克）　葳蕤十八铢，一作菖蒲（9 克）　芍药六铢（6 克）　天门冬六铢，去心（6 克）　桂枝六铢，去皮（6 克）　甘草六铢，炙（6 克）　石膏六铢，碎，绵裹（9 克）　白术六铢（6 克）　干姜六铢（6 克）　茯苓六铢（6 克）

【方解方论】本方为寒热交错、清上温下、益阴发阳之剂。方中麻黄发散肺经郁热，升麻升清解毒，用以宣发陷下阳郁之邪，为方中主药。辅以黄芩、石膏、知母清肺胃之邪热，桂枝、干姜、白术通阳散寒，温中健脾，寒温配伍，一清上壅之郁热，一温下后之虚寒，性味相反，却相得益彰。用天冬、玉竹（葳蕤）滋阴降火，当归、芍药养血和阴，甘草、茯苓健脾扶气，以交通阴阳、和中调气为佐使。本方融汇补泻寒热之品十四味，杂而不乱，使其相反不相悖，相须而相助，且用量大小有权衡，制方法度严谨，用药巧思独到，堪称后世寒热错杂方之祖。

吴谦："下寒上热若无表证，当以黄连汤为法，今有表证，故复立此方，以示随证消息之治也。升麻、葳蕤、黄芩、石膏、知母、天冬乃升举走上清热之品，用以避下寒，且以滋上也；麻黄、桂枝、干姜、当归、白芍、白术、茯苓、甘草乃辛甘走外温散之品，用以远上热，且以和内也。分温三

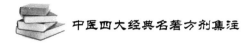

服令尽，汗出愈，其意在缓而正不伤，彻邪而尽除也。"(《医宗金鉴》)

【方剂歌括】麻黄升麻汤桂姜，芩膏知术苓草襄。

冬葳当芍调阴阳，清上温下正自安。

110. 干姜黄芩黄连人参汤（出于第 358 条经文）

【组成剂量】干姜　黄芩　黄连　人参各三两（各 9 克）

【方解方论】本方为寒热并用、辛开苦降之剂。方用黄芩、黄连苦寒清热，降胃泄上；干姜辛温散寒，调脾温中。二者配伍，苦降辛开，清上温下。热清则胃气降，寒去则脾气升，解除了寒热格拒之势。并用人参，益气调中，健脾补虚，促进脾胃功能的恢复，使吐利自止。

本方与麻黄升麻汤、黄连汤皆为寒热并用，清上温下方剂。黄连汤用黄连配干姜、半夏，清心温胃降逆，主治胸中烦热，腹痛呕吐；麻黄升麻汤用麻黄、升麻配芩、膏、桂、姜清泄肺胃，通阳散寒，主治表热里寒肢厥泄利；本方用芩、连配干姜，苦辛通降，清上温下，主治上热下寒的吐利证。

徐洄溪："寒格自用干姜，吐下自用芩、连，因误下而伤其正气，则用人参。分途而治，无所不包，又各不相碍，古方之所以入化也。"(《伤寒论类方》)

左季云："误治变证，故用泻心之半，胃口寒格，宜用参、姜，脉中蓄热，宜用芩、连，呕家不喜甘，故不用甘，不食则不吐，是心下无水气，故不用生姜、半夏。要言之，寒热相阻则为格证，寒热相结则为痞证。"(《伤寒论类方汇参》)

【方剂歌括】干姜芩连人参汤，寒热格拒吐泻方。

111. 白头翁汤（出于第 370、372 条经文）

【组成剂量】白头翁二两（15 克）　黄柏三两（12 克）　黄连三两（6 克）秦皮三两（12 克）

【方解方论】本方清热解毒、凉血止痢。其中白头翁苦寒清热、凉血解毒、疏肝达邪，为治热毒血痢要药，故仲景冠以名方。辅以苦寒燥湿之黄连泻火于中，黄柏泻火于下，共助主药清热燥湿，坚肠治痢。佐以秦皮苦涩而坚，既清肝胆、肠道湿热，又凉血坚阴，共达清热燥湿、疏肝凉血之功。主治湿热下重的脓血痢。临床除运用于急性细菌性痢疾外，还可加鸦胆子用于阿米巴痢。

汪昂："此是阳明少阳厥阴药也。白头翁苦寒，能入阳明血分，而凉血止痢；秦皮苦寒性涩，能凉肝益肾，而固下焦；黄连凉心清肝，黄柏泻火补水，并能燥湿止痢而厚肠，取寒能胜热，苦能坚肾，涩能断下也。"（《医方集解》）

方有执："白头翁逐血以疗澼，秦皮洗肝而散热，黄连调胃而厚肠，黄柏者，除热而止泻也。"（《伤寒论条辨》）

吴谦："君以白头翁寒而苦辛，臣以秦皮寒而苦涩。寒能胜热，苦能燥湿，辛以散火之郁，涩以收下重之利也。佐黄连清上焦之火，则渴可止。佐黄柏泻下焦之热，则利自除也。"（《删补名医方论》）

左季云："白头翁清理血分湿热，秦皮佐以平肝升阳，协之连、柏清火除湿而止利，此热利下重之灵剂也。"（《伤寒论类方汇参》）

【方剂歌括】白头翁汤热痢方，连柏秦皮四药良。

味苦性寒能凉血，坚阴治痢在清肠。（第4版教材括）

（七）瘥后劳复阴阳易病方剂

112. 牡蛎泽泻散（出于第394条经文）

【组成剂量】牡蛎熬　泽泻　蜀漆暖水洗去腥　葶苈子熬　商陆根熬　海藻洗去咸　栝蒌根各等份

【方解方论】本方为逐水清热之剂，用于病后余邪未尽、湿热壅滞、气化不利、腰以下有水气的证候。方中以牡蛎咸凉软坚清热，入肾行水；泽泻淡渗利水，清泻膀胱之热。二药相配合，一咸一淡，利水而不耗阴，共为方中主药。用商陆苦寒，行水利尿；葶苈辛窜，宣肺泄水；蜀漆苦辛，去痰逐水。三药合用，加强主药利水行滞之力。再取海藻咸凉润下，导水下行而不耗津；栝蒌根甘平，生津止渴。二药配合主药逐饮软坚同时，保阴生津以兼顾病后正虚。此方终究逐水力强，体虚或虚肿病人当慎。

吴谦："以牡蛎破水之坚，泽泻利水之蓄，海藻散水之泛，栝楼根消水之肿，又以蜀漆、苦葶苈、商陆根辛苦有毒之品，直捣其巢，峻逐水气，使从大、小二便而出。然此方施于形气实者，其肿可随愈也，若病后土虚，不能制水，肾虚不能行水，则又当别论，慎不可服。"（《医宗金鉴》）

左季云："要言之，本散用商陆根、葶苈者，从肺及肾开其来源之壅，故能治腰以下水气不利。"（《伤寒论类方汇参》）

【方剂歌括】牡蛎泽泻散蜀漆，商葶蒌藻等份捣。

病后邪留腰下水，虚肿体弱慎勿疗。

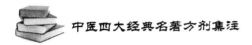

113. 烧裈散（出于第 396 条经文）

【组成剂量】妇人中裈近隐处，取烧作灰

【方解方论】裈同裤，裤裆近阴处，为阴阳之气所聚，古人取其同气相求之意，烧灰后一为物理性的高温消毒，一助其温热通散之性，以发散蕴伏邪气。用于伤寒瘥后，因房劳复发热者。

当然病后由房劳所伤而复发者，临床当详察证情，辨其虚实寒热之性或温补或养阴或肃清余邪。如若虚脱而出现厥逆者，必须大剂参附回阳救逆。若兼犯风寒之邪，又当于补虚同时，配同汗、吐、下法。不可拘泥于其方，当从其法而有所启悟，这是学习伤寒论方的一大要点。烧裈散近多作糟粕弃而不用。何复东在 1983 年第 1 期《陕西中医学院学报》报道用烧裈散验案三例，效果显著。可见有待临床进一步验证和探索。

吴谦："男女裤裆，浊败之物也。烧灰用者，取其通散，亦同气相求之义耳。服后汗出，或小便利则愈。阴头微肿者，是所易之毒从阴窍而出，故肿也。"（《医宗金鉴》）

左季云："裤裆者，男女浊败之物，亦阴阳之卫也。卫乎外自能清乎内，感于无形者，治之以有形也，形气相得，小便即利，即引其邪火从阴外出也。……更宜用六味地黄丸合生脉散，煎汤调下，奏效尤捷。"（《伤寒论类方汇参》）

【方剂歌括】烧裈散治阴阳易，形气相得邪火泄。

　　　　　　学方师法勿拘泥，寒热虚实当辨宜。

已阙禹余粮丸，《兰台轨范》载禹余粮丸，录之附后。

【组成剂量】蛇含石大者三两，用新铁铫盛入炭火中，烧石与铫子一般红，用钳取蛇黄倾入醋中候冷，研末听用　禹余粮三两　真针砂五两，用水淘净，炒干入余粮一处，用米醋两升，就铫内煮醋干为度，后用铫并药入炭火中烧红，钳出倾药净砖地上，候冷研细，以三物为主，其次量人虚实入下项　羌活　木香　茯苓　川芎　牛膝　桂心　白豆蔻　大茴香　蓬术　附子　干姜　青皮　三棱　白蒺藜　当归各半两，酒浸一宿　右为末，入前药拌匀，以汤浸蒸饼，捩去水，和药再杵，为丸梧子大，食前温酒白汤送下三十至五十丸，忌盐。兼以温和调补气血药助之

【主治】治十种水气、脚膝肿、上气喘满、小便不利，但是水气，悉治之。许学士及丹溪皆云，此治膨胀之要药。即针砂丸，又名蛇含石丸。

《伤寒论》方剂配伍技巧及用药规律小结

张仲景写在《伤寒论》中的113方，是反复通过众多的伤寒病例的临床处方用药分析，总结了无数的成功经验与失败教训，在《黄帝内经》医学思想的指导下，由实践升华为理论，从偶然走向必然，逐渐融会贯通，熔炼成能经得起反复与重复的"经方"，一直有效地指导后世临床。今天我们重新对其进行研究与探索，无论从方剂学的理论研究亦或指导临床实践，都具有一定的现实意义。编者拟从14个方面整理小结如下。

1. 《伤寒论》方药概略统计

参考前贤分类经验，《伤寒论》113个方剂可归纳为十二大类。计桂枝汤类（19方）、麻黄汤类（6方）、葛根汤类（3方）、柴胡汤类（6方）、栀子汤类（7方）、承气汤类（12方）、泻心汤类（10方）、白虎汤类（3方）、五苓散类（4方）、四逆汤类（11方）、理中汤类（9方）、杂方类（22方）。

如麻黄汤类包括麻黄汤，麻杏石甘汤，大、小青龙汤，麻黄附子细辛汤，麻黄附子甘草汤等6方；理中汤类包括理中丸（汤）、真武汤、附子汤、桂枝附子汤、桂枝附子去桂加白术汤、甘草附子汤、茯苓桂枝白术汤、芍药甘草附子汤、桂枝人参汤等9方。这样的分类对掌握方剂配伍变化及便于临床随证施用，均起到提纲挈领的作用。

又如柴胡汤类方6方，以小柴胡汤和解少阳为主方，兼太阳表证不解有柴胡桂枝汤，兼阳明里实有大柴胡汤，兼下利者（里实不甚）有柴胡加芒硝汤，兼水饮内动有柴胡桂枝干姜汤，兼心神不宁有柴胡加龙骨牡蛎汤，此类方以和为主，又具有和而汗，和而下，和而温，和而镇固之法，这是以法分类，方中见法之意。

《伤寒论》共计用药92种，一药应用于两方以上者计49味。最常用药有：甘草、生姜（干姜）、大枣、桂枝、大黄等，其中使用姜枣配伍或单独使用共57方，使用甘草71方，使用桂枝41方，使用大黄14方。

载有各种不同剂型有：汤剂、丸剂、散剂、酒剂、栓剂、灌肠剂等6种。

煎药方法有：先煎、后下、混合煎汁、分煎合服、去渣再煎、泡汁等6种。其中有36方提出了某药先煎的要求。

溶媒使用方面有：清水、清浆水、潦水、甘澜水、麻沸汤、酒、清酒、

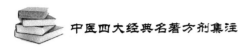

苦酒、白粉等 8 种。

炮制方法有：炙、炮、熬、煮、酒洗去腥、去汗、去咸、去节、去皮尖、擘碎、切、研、水渍、洗、破等近 20 种。

2. 方剂命名取义

《伤寒论》方剂命名有一定意义，可概括为 10 种方法。其中：①以方的主药命名有 35 方，如桂枝汤、麻黄汤等；②以方的组成药物命名有 21 方，如栀子豉汤、茯苓桂枝白术甘草汤等；③以某主方加减变化命名有 20 方，如桂枝加厚朴杏仁汤、桂枝加桂汤等；④以方的功能命名有 11 方，如大、小承气汤等；⑤以主药和功用两结合命名有 11 方，如当归四逆汤、茯苓四逆汤等；⑥按类比象命名有 5 方，如白虎汤，大、小青龙汤等；⑦以合方与用量比例命名有 3 方，如桂枝二麻黄一汤、桂枝麻黄各半汤等；⑧以单一药命名有 2 方，如猪胆汁导、蜜煎导等；⑨以组方药物总数和主药命名有 2 方，如五苓散、三物白散等；⑩以制剂后的颜色特征命名有桃花散 1 方。

3. 方中寓法，八法俱备

《伤寒论》方剂是受《黄帝内经》"发之""越之""竭之""寒之""热之""益之"和"开鬼门""洁净腑"等治法的指导，并经过大量临床实践的经验总结，融贯了治法在临床变化中的具体应用。如麻黄汤、桂枝汤的汗法，瓜蒂散的吐法，大、小承气汤的下法，小柴胡汤的和法，理中汤、附子汤的温法，白虎汤的清法，炙甘草汤的补法，半夏泻心汤、旋复代赭汤的消法，已潜在地、有法度地运用了后人所整理出来的汗、吐、下、和、温、清、消、补八法。这种方中寓法，方从法立，为后世治疗学和方剂学的建立，完善八法和具体制方，奠定了坚实的基础。

《伤寒论》方剂对八法的运用，并不截然划分、拘于一法，而是因病立法，依法制方，药随证变。制方又极注意各法的穿插灵活使用，如汗法方剂中麻黄汤的开腠发汗法，桂枝汤的调和营卫法，大青龙汤的发汗清里法，小青龙汤的发汗化饮法，柴胡桂枝汤的发表和解法，桂枝加大黄汤的解表通里法，桂枝人参汤的解表温中法，桂枝新加汤的扶正解表法，麻黄附子甘草汤、桂枝加附子汤的助阳解表法，体现了八法的结合运用。从汗法方剂来看，常用麻黄、桂枝、生姜、大枣、甘草、杏仁、芍药、附子、石膏、白术等药，而主要用麻黄、桂枝，并视其病情或同用或单施，有桂枝无麻黄的方大部分用于有汗的表虚证，其发汗力较弱；有麻黄的方（或麻、桂同用）多用于无汗的表实证。其中有芍药的方必定有桂枝，未见有芍药而无桂枝者，且桂枝芍药同用等量，一收一散，相反相成。用生姜都和大枣同用，取其辛甘化阳，而且在发汗方中几乎每方都用甘草，除其调和之性外，李东垣认为炙甘草气温能散表寒，堪引注意。

《伤寒论》用补法并非专为补虚而定，常寓补于治病之中，可概为三：①救治危亡，如四逆加人参汤；②治疗偏颇，如炙甘草汤；③温养止痛，如小建中汤等。具体又有"峻补"的四逆加人参汤，通脉四逆加人参汤，茯苓四逆汤；"滋补"的炙甘草汤；"平补"的小建中汤；"清补"的黄连阿胶汤；"温补"的附子汤、理中丸。并且注重方中护胃气措施，如竹叶石膏汤中用粳米，桂枝汤、理中丸药后服热粥，皆寓此义。还有一些方剂，一法中又兼他法，如和而兼汗的柴胡桂枝汤；和而兼下的大柴胡汤、柴胡加芒硝汤；和而兼温的柴胡桂枝干姜汤；和而兼补的桂枝人参汤；和调寒热的半夏泻心汤、生姜泻心汤、甘草泻心汤、黄连汤、乌梅丸；和调阴阳的麻黄升麻汤；和调肝脾的四逆散等。

认真分析仲景方剂，往往一方本身又具备数法合参，如大承气汤具泻下存阴，大柴胡汤具和解泻热，桃仁承气具泻热通瘀，白虎汤或白虎加人参汤具清热救阴，麻子仁丸具润下养阴，大陷胸汤具逐水通下，茵陈蒿汤具化湿清下，黄连阿胶汤具滋阴清热，芍药甘草汤具和肝养阴，炙甘草汤具补阴通阳等等。综上所述，充分体现了《伤寒论》方剂立法遣方的原则性和灵活性，同时说明了法与方支配运用的必要性。

4. 君臣佐使组成，创立制方内涵

《伤寒论》方剂创制主次得当，配伍严密，内涵丰富，体现了《素问·至真要大论》"主病之谓君，佐君之谓臣，应臣之谓使"的方剂组成原则。如桂枝汤用桂枝散寒解表为君，芍药配伍桂枝调和营卫为臣，生姜、大枣一散一收，配合桂、芍为佐，甘草调和诸药为使。白虎汤用石膏辛寒清热为君，知母苦寒坚阴，助石膏清热生津为臣，粳米甘缓，和胃护气为佐，甘草调和诸药为使。又根据"君一臣二制之小也，君一臣二佐五，制之中也，君一臣三佐九，制之大也"，而分别制成大、中、小方剂。如小承气汤用大黄苦寒通下为君，枳实、厚朴行气导滞，助大黄攻下为臣，而是小方。炙甘草汤用炙甘草补中益气为君，人参补气，生地养血，助炙甘草益气血生化之源为臣，配阿胶、麦冬、麻仁、大枣滋阴养血和中为佐，桂枝、生姜宣阳化阴为使，此属中度制方。乌梅丸用乌梅酸涩、安蛔止痛为君；细辛、干姜辛温散寒，芩、连苦寒清热，清温并用为臣，佐以附子、当归、人参、蜀椒、桂枝温中通阳，扶正祛邪，为制方之大者，而用于寒热错杂之蛔厥、吐利等证。

另外《伤寒论》根据辨证立法的需要，并不硬套"君臣佐使"形式，而合理地调配药物，体现了组方的严密性。甘草汤只用君药单方，大承气汤只有君臣佐药。某些只有两三味药的方剂，看似只有君臣配伍，实际却寓有君臣佐使的道理。如桔梗汤的桔梗，清利咽喉为君，又能载药上行为使；甘草甘润生津为臣，又能清热解毒为佐。

此外，还使用一种"反佐药"，即在热药中少加寒药，或在寒药中少加热药，以利发挥治疗效用。多在大寒大热证用正治法发生格拒（对抗）现象时考虑使用。如少阴病格阳于上，发生烦躁、干呕、下利、厥逆时，用白通加猪胆汁人尿汤或通脉四逆汤加猪胆汁，取苦寒反佐作用。并要注意煎服得法，必待热药煎好而后和入胆汁、人尿，则能各行其性，使阴阳交通而无格拒之患。

书中以方内君药命名的多达 37 方，如桂枝汤、葛根汤、炙甘草汤、附子汤，这对掌握方剂的临床运用、主治范围加深了印象。由于某些方剂以君药命名，或以功能、形象特点命名，既具高度的代表性，又有一定的针对性，如麻黄汤（太阳表实证）、桂枝汤（太阳表虚证）、小柴胡汤（少阳半表半里证）、白虎汤（阳明经证）、承气汤（阳明腑证）、乌梅丸（蛔厥证）。这对我们今天研究辨病或辨证而用专方专药具有一定的启发和指导意义。

5. 性味异同配伍，刚柔动静运用

《伤寒论》不少方剂巧妙地运用了药物性味"七情和合"的性能增强了疗效，提高了制方之长，具体可概括 7 个方面：①同类相从（性味相同），相须为用，配伍起协同作用。如附子配干姜温中回阳（四逆汤），麻黄配桂枝发汗解表（麻黄汤），大黄配芒硝去实软坚（承气汤），猪苓配泽泻行水利尿（五苓散），水蛭配虻虫破血逐瘀（抵当汤）。②异类相使（性味不同），各取所长，增强疗效。如白芍配甘草敛阴解痉（芍药甘草汤），附子配党参益气回阳（附子汤），大黄配川朴、枳实涤肠泄满（小承气汤），白术配茯苓健脾利湿（桂枝去桂加茯苓白术汤）。③性味相反，相反相成。如辛温合酸甘以解肌（桂枝汤），如辛温合甘寒以宣肺（麻杏石甘汤），辛温合甘凉以养心阴、补心阳（炙甘草汤），辛温合苦寒以泄痞满（泻心汤类），辛温合淡渗以通阳利尿（五苓散），甘温合苦寒以清热护阴（黄连阿胶汤），辛热甘温与苦寒酸温合用以安蛔除厥（乌梅丸）。④性能不同，相得益彰。如散与清并用以解少阳邪热（小柴胡汤），入营与入卫并用以调和营卫（桂枝汤），入气与入血并用以温阳活血（当归四逆汤），升与降并用以清热泄烦（栀豉汤），补与泄并用以除痞止呕（半夏泻心汤）。⑤一药多能，各具配伍法度。如麻黄配桂枝发汗（麻黄汤），配杏仁平喘（麻杏石甘汤），配石膏清解里热（大青龙汤），配连翘、赤小豆清泄湿热（麻黄连翘赤小豆汤），配附子温经解表（麻黄附子细辛汤）；桂枝配白芍调和营卫（桂枝汤），配甘草扶阳补中（桂枝甘草汤），配附子散寒祛湿（桂枝附子汤），配白术通阳化湿（甘草附子汤），配柴胡和解散表（柴胡桂枝汤）；芍药配柴胡疏肝解郁（四逆散），配黄芩清热止利（黄芩汤），配甘草解痉缓急（芍药甘草汤），配附子温阳护阴（芍药甘草附子汤），配大黄和阴缓下（麻子仁丸）；甘草配干姜温中和阳（甘草干姜汤），配半夏和胃消痞（甘草泻心汤），配人参益气复脉（炙甘草汤），配附子温阳散寒（四逆汤）。⑥润燥分明，恰中病情。仲景常用辛辣苦燥或苦寒降泄，性急行速的刚燥药以救急或荡实，如承气汤中用硝、黄、枳、朴泻腑去实；四逆汤用姜、附回阳救逆；又常用甘缓辛润、酸咸而性平行缓的柔润药以滋阴或镇静，如炙甘草汤用草、麦、地、胶滋阴复脉；柴胡加龙骨牡蛎汤用枣、龙、牡镇静安神。⑦刚柔相济，动静结合。对病证复杂、阴阳交错，则常施以药性刚柔相济的治法，如芍药甘草附子汤治汗后营卫两虚证，芍药补阴，附子回阳，甘草和之而使阴阳互济；黄连阿胶汤治少阴化热伤阴、阴虚阳亢证，取黄芩、黄连苦燥清泄，芍药、阿胶、鸡子黄敛阴潜阳，而使水升火降，心肾交合。其中还有以刚为主，辅之以柔的真武汤，取附、姜、术、苓温阳利水，少佐芍药酸寒敛阴和阳；白虎汤取石膏泄热解肌，佐知母柔润缓和之；以柔为主辅之以刚的炙甘草汤，取地、麦、麻、胶、参滋阴养血，佐桂、姜宣达阳气。

仲景制方还注意药性的动静结合。如柴胡加龙骨牡蛎汤，取柴胡、桂枝达邪于外，黄芩、大黄苦寒降泄，动以透泄郁热，配龙骨、牡蛎、铅丹敛肝镇惊，静以镇肝安神；又如桂枝甘草龙骨牡蛎汤，用龙、牡重镇潜敛浮阳，下交于肾，佐桂枝升发阴气上交于心，此静以潜阳，动以和阴之意；当归四逆汤中，归、芍、枣养血和营补中，配桂枝、细辛、通草温经通脉，动静相合，使血运脉通，寒散厥除，可谓相得益彰之法。

6. 药味加减应用，方剂随证合并

仲景制方，既有原则性，却又不拘泥，而是随证应变，法中寓法，方中有方，诸如药味加减，剂量加减，方剂合并，但其变化之灵活，并不随心所欲，仔细揣度，仍不失有法可循。①药味加减：在主证、主药不变的情况下，随着病情的变化，加入与病情相适应的药物，减去与病情不适宜的药物，使每味药都能发挥作用。如真武汤主治下焦阳虚、水湿不化的身重浮肿，头眩心悸，咳者加五味子、细辛、干姜；小便不利去芍药加干姜；呕者去附子加重生姜用量。又如通脉四逆汤主治阴盛于内、格阳于外的真寒假热证。面色赤者加葱白；腹中痛者加芍药；呕者加生姜；咽痛者加桔梗；利止脉不出者加人参。另如栀子豉汤治虚烦，心中懊憹，少气者加甘草（栀子甘草豉汤）；呕者加生姜（栀子生姜豉汤）；心烦腹满者，去香豉加厚朴、枳实（栀子厚朴汤）；大下后，身热微烦者，去香豉加厚朴干姜（栀子干姜汤）。当然，以上所指药味加减，是以主药不变、主证不变为前提，如主证已变，不仅药味加减，而且方剂组织（君臣佐使）也发生变化，就不属此范畴了。如麻黄汤去桂枝加石膏，而石膏成了主药，麻黄退居辅位，由麻黄汤变为麻杏石甘汤，主证也由太阳表实变为痰热壅肺。②药量加减：在药味不变的前提下，由药量的增减，常使方剂的组织发生变化，其主治与功效也就随之而异。如桂枝汤倍用芍药，名桂枝加芍药汤，其功效由原来的辛温解肌转为甘辛合化，和中缓急，主证由太阳表虚转为太阴腹痛。桂枝汤加重桂枝用量，又变成和阳平冲降逆而治奔豚的方剂。又如半夏泻心汤重用甘草名甘草泻心汤，主治痞证胃虚心烦；加重生姜名生姜泻心汤主治痞证有水气，干呕腹鸣。四逆汤倍干姜、加大附子量，名通脉四逆汤，主治阴盛格阳证。③方剂合并：病情夹杂，但病势不重，采用偶方，变大剂为小剂，适用表里同病或表证仍在，而体质转虚的情况。大多在病的虚实表里孰轻孰重的时候，可两方各半或一轻一重，合并使用。如病已入少阳而太阳证未罢，发热微恶寒，心下支结，微呕同见，多取小柴胡汤、桂枝汤半量，合成柴胡桂枝汤以解肌发表，和解少阳。又如太阳病多日不解，邪郁肌表，正气稍虚，证见发热恶寒、热多寒少如疟状，一日二三度发，由于得病多日，表已较虚，不能再用麻黄汤大发汗，但又考虑邪势尚盛，单靠桂枝汤嫌病重药轻，故取麻、桂二方的三分之一量合成桂枝麻黄各半汤。若见证同上，又因腠理较疏（由于汗出后），只宜取微汗而解，所以用桂枝二麻黄一汤，其中芍药、甘草、生姜较桂枝麻黄各半汤量重，而麻黄杏仁用量较轻，故其发汗力量比桂枝麻黄各半汤更小了。

7. 应用"对药"，法度严谨

《伤寒论》方剂除在遣方用药上组织严密，立法多变外，又堪称得上是应用"对药"的典范。主要规律有二：

第一，表现在六经的辨证论治中的"对药"，如同六经各有主证、主脉、主方一样，各经亦有主要"对药"。①太阳病对药：麻黄—桂枝（麻黄汤），辛温发汗、温通卫阳，用于太阳表寒实证。桂枝—芍药（桂枝汤），一散一收、开中寓敛，用于太阳表寒虚证。麻黄—石膏（大青龙汤、麻杏石甘汤、桂枝二越婢一汤），分别用于太阳病寒邪郁阳化热入里，由表寒实证发展到里热实证的过程中。桂枝—甘草（桂枝甘草汤），辛甘合用、益阳补虚，用于心阳受损者。桂枝—人参（桂枝人参汤），外益卫阳、内温中气，用于虚多邪少，阳气不足者。桂枝—附子（桂枝加附子汤、桂枝附子汤），固表止汗、温经扶阳，分别用于表寒里寒的汗出亡阳和亡阳不固，风湿留着肌肉证。②阳明病对药：石膏—知母（白虎汤），辛寒清热、寒润滋阴，用于阳明经热证。大黄—芒硝（大承气汤），泻下实热、润燥软坚，用于阳明腑实证。大黄—枳实（小承气汤），攻下实热、理气宣通，用于邪阻气滞的燥实证。③少阳病对药：柴胡—黄芩（小柴胡汤），疏解少阳、清泄里热，用于少阳的寒热往来证。柴胡—大黄（大柴胡汤），外解少阳、内泻热结，用于少阳兼阳明证。柴胡—人参（小柴胡汤），扶正祛邪，针对少阳寒热虚实夹杂证。黄芩—芍药（黄芩汤），清热坚阴、缓急止利，用于太阳少阳合病下利者。④太阴病对药：人参—白术（理中汤），偏于温中阳，针对太阴病中寒湿较甚者。⑤少阴病对药：附子—干姜（四逆汤、白通汤），协同逐阴回阳，且能走能守，用于少阴阳衰阴盛的厥逆证。黄连—阿胶（黄连阿胶汤），滋阴降火、水火互济，用于少阴热化的阴虚火旺证。猪苓—阿胶（猪苓汤），清热滋阴、利水而不伤阴，用于少阴阴虚、水热互结证。麻黄—附子（麻黄附子细辛汤、麻黄附子甘草汤），扶阳解表，治少阴阳虚兼表证。茯苓—附子（真武汤），温阳利水，于制水中利水，治少阴阳虚水停证。⑥厥阴病对药：黄连—附子（乌梅丸），寒热互济、协调阴阳，治厥阴寒热错杂的蛔厥。近代儿科名贤上海徐小圃，据此发挥，温下清上，治疗小儿夏季热。吴萸—当归（当归四逆加吴萸生姜汤），温肝补血、降逆散寒，用于血虚寒厥证。吴萸—生姜（吴茱萸汤），温胃散寒、降逆止呕，对于厥阴肝寒的胃痛呕逆尤效。柴胡—枳实（四逆散），疏肝达阳行气，用于肝郁气滞的厥证。

第二，表现在寒温配伍中的"对药"。113方中寒温配伍的有57方，90味药中寒温配伍的有47味，且典型的寒温配伍"对药"可概括4个方面：①发表攻里，攘外安内：桂枝—芍药（桂枝汤、小建中汤），外调荣卫，内和气血，既可用于风寒表虚，又能治中阳不足，气血两虚。桂枝—大黄（桂枝加大黄汤、桃仁承气汤），既可解表通里治表寒里实，又能祛瘀泄热，治蓄血证。麻黄—石膏（麻杏石甘汤、大青龙汤），清热宣肺，可用于风热壅肺的咳喘或表寒里热证。麻黄—连翘（麻黄连翘赤小豆汤）解表利湿，治湿热兼表的发黄证。桂枝—泽泻（五苓散），化气利水，兼解表邪，用于水蓄膀胱证。②辛开苦降、升清降逆：干姜—黄连或半夏—黄芩（生姜泻心汤、半夏泻心汤、甘草泻心汤、黄连汤），泄中有开，通而能降，用于脾胃寒热错杂证。厚朴—栀子（栀子厚朴汤），清热除满，治热扰胸腹证。大黄—厚朴（小承气汤），通下除满治腑燥实证。附子—三黄（附子泻心汤），固表清里治热痞兼阳虚证。③温阳和阴，补气固脱：桂枝—牡蛎（桂枝甘草龙骨牡蛎汤、桂枝去芍加蜀漆龙牡救逆汤），通阳和阴，治心阳虚惊悸证。附子—芍药（真武汤、附子汤、芍药甘草附子汤），复阳固阴，用于阳虚阴盛证。附子—猪胆汁（白通加猪胆汁汤、通脉四逆加猪胆汁汤），辛热回阳、寒凉反佐、防治格拒，用于阴盛格阳证。④寒温相济、各有侧重：仲景寒温配伍，重视辨证给药，有以寒药为主，有以热药为重，也有寒温相等，有的性用兼取或性用相须。如大黄—厚朴，以寒药为主，治热病；附子—芍药，以热药为重，治寒证；附子—三黄，是性用兼取；桂枝—牡蛎是性用相须。同时也极重视药量变化，如大、小承气汤均用厚朴—大黄，前者厚朴半斤、大黄四两，旨在荡涤实热、急下存阴；后者却大黄四两、厚朴二两，意在消痞除满，微和胃气。桂枝加大黄汤与桃核承气汤均桂枝—大黄，前者用于表寒里实，以温药为主（桂枝三两，大黄二两）；后者用于瘀热蓄血，以寒药为重（大黄四两，桂枝二两）。对煎服方法也很讲究，如附子—芍药，附子多用生，以温阳祛寒；附子—胆汁，煎好附子后冲入胆汁，寒热各行其性无格拒之患；附子—三黄，附子另煮汁，三黄用麻沸汤渍汁，意在泻痞轻、扶阳重。

8. 重视调理气机，恢复升降出入

在机体新陈代谢的气化过程中，常以升降出入、阴阳平衡为生命的活动形式，张仲景能在汉代自觉与不自觉地注意到人体内环境的衡定，在制方用药上已注重气机运化之常，尤注视太阴、阳明、少阳、厥阴及其相应的脾、胃、肝、胆等脏腑组织的密切配合。具体有：①恢复脾胃，升清降浊：承气汤泻下燥屎，承顺胃气下行，治脏气不通、浊热上犯心神的谵语昏乱，上逆于肺的短气、喘不能卧，上扰清空的头眩、咽痛、鼻衄，下耗肾阴的目中不了了、睛不和等证。理中汤（丸）温胃健脾，以复中气升降之常，治纳运失常的腹满时痛，食少吐利；湿胜阳微的头眩腹满，小便不利；土壅木郁的阴黄以及脾损及肾的滑泄不止等证。半夏泻心汤类方辛开苦降、调整气机、和解寒热，治寒热错杂于中的痞满呕逆、肠鸣下利等证。此外，小青龙汤的解表化饮，大陷胸汤的泻热逐水，小陷胸汤的清热涤痰，旋复代赭汤的和胃化饮，苓桂术甘汤的健脾利水，皆属调畅中焦气机之剂。②疏利少阳，出入表里：小柴胡疏利肝胆，清泄热邪以和调少阳；柴胡桂枝汤疏利兼表散；大柴胡汤、柴胡加芒硝汤疏利兼泻热；柴胡加龙牡汤疏利兼重镇，皆条达气机、恢复少阳枢纽之剂。③调理厥阴，交接阴阳：乌梅丸、干姜黄芩黄连人参汤温清并用，治寒热错杂；吴茱萸汤暖肝降浊，治肝寒犯胃；白头翁汤清肝止利，治肝热下迫；四逆散疏肝解郁，治肝郁气滞，皆条达厥阴，恢复阴阳之气正常循行之剂。当归四逆汤温经养血治血虚寒厥，四逆汤、通脉四逆汤、白通汤回阳救逆治阴盛阳衰的厥逆，皆扶阳和阴，挽危救逆之剂。可见仲景在调治气化中，既重视脾胃的清浊升降之枢，又结合与肝胆疏泄；少阳为表里出入之枢，既与厥阴相呼应，又与脾胃相关联；厥阴为阴阳交接之枢，一方面与少阳相转化，另一方面又通过脾胃而发挥作用。

9. 处处注意保胃气，存津液

清陈修园从《伤寒论》中总结出"保胃气，存津液"的重要治则。

细析其方，保胃气，具体表现在：①发汗注意保胃气：如桂枝汤中，姜枣益气调中，啜粥以谷气补充汗源；大青龙汤用麻黄比麻黄汤用量加倍，故甘草用量加大，并配姜枣益气和中，资助汗源，防汗多伤阳，皆重视了保胃气，多用于表虚汗出、胃气虚弱者或用于表里俱实，需要强发汗之时。②清热注意保胃气：白虎汤一面用大量石膏、知母清阳明壅盛之热，另一方面配以甘草粳米益气调中，使大寒之剂不致损伤胃气；黄芩汤用黄芩清热，配芍药酸敛和阳，草枣和中以止利保胃。③攻下注意保胃气：调胃承气汤中用大黄、芒硝攻下里实，同时又配甘草和中，使硝、黄攻泻而不伤胃气。柴胡加芒硝汤用芒硝泻热润下，配人参、甘草、大枣保胃扶正。④逐水注意保胃气：十枣汤用大戟、芫花、甘遂峻药逐水，同时配大枣10枚益胃健脾，缓和毒剧性，并在服法中规定泻下后再进服稀粥以顾护胃气。三物白散用巴豆攻虚逐水，配以白饮（米汤）和服以防伤胃气。仲景在保养胃气制方中常用生姜、大枣取其辛甘化阳，调中和胃。其中用大枣39方。也常用甘草甘缓和中，有71方之多。并喜用粳米入方以谷气保胃，如白虎汤、竹叶石膏汤等5方。或在药后啜粥以护胃气，如桂枝汤、理中丸、三物白散皆有此医嘱。还有用人参直接补益胃气，达20方。

存津液具体表现在：①防止过汗：如对桂枝汤发汗要求，"温复合一时许，遍身絷絷微似有汗者益佳，不可令如水流漓，病必不除。若一服汗出病瘥，停后服，不必尽剂。"对麻黄汤发汗要求"复取微似汗"。对大青龙汤发汗要求"温服一升，取微似汗。汗出多者，温粉扑之。一服汗者，停后服。汗多亡阳遂虚"。并设制了桂枝加附子汤、桂枝甘草汤、芍药甘草附子汤、甘草干姜汤、芍药甘草汤、四逆汤等方剂，救治因过汗、误汗伤津耗气的措施。②防止过下：如对小承气汤服法要求"初服当更衣，不尔者尽饮之，若更衣者勿服之"。在大承气汤方后注"得下，余勿服"。又如第218条指出"阳明病，其人多汗，以津液外出，胃中燥，大便必鞕，鞕则谵语，小承气汤主之。若一服谵语止者，更莫复服"。可见仲景用下，不仅严格规定了适应证，而且告诫不可过下，以防伤津耗液，造成亡阳亡阴之变。③急下存阴：仲景在规定禁下缓下以被动保津的同时，又善于掌握病情，积极于急下存阴，主动保津。例如阳明三条急下证，少阴三条急下证，皆为内有燥实而耗劫津液。若津液愈伤，则燥结愈重，中土败损，将有阴竭阳亡之虞，须急用大承气汤釜底抽薪，急下存阴。④清热生津：如白虎汤，用石膏辛甘寒凉，清热泻火，配知母微苦甘寒，增强清热泻火、生津保液，更以甘草、粳米益气调中，保护生化之源，防止体液丢失。白虎加人参汤更是益气生津、退热保液之剂。还有竹叶石膏汤用石膏一斤的同时，又配麦冬一升、人参二两、甘草二两、粳米半斤，也是在清热和胃的同时注重了益气生津。

10. 甘草、桂枝、大黄等单味药使用特点及规律

仲景立法制方妙意无穷，对单味药遣用，更有特色，各具规律，不失为探讨仲景制订《伤寒论》方剂规律的一个侧面。

仲景对甘草应用是多方面的，除用为主药外，还充分发挥其配合调药之用，极其变化之能事，成为他所有方剂中使用率最高的一种。113方中，用甘草的达70方。分析其对证取舍、配伍用量，都有一定规律可循。后世医者在组方中，只把甘草作为可有可无的配角佐使应用，已失去仲景原意。张仲景用甘草，具体表现如下：①作为缓急止痛的要药：芍药甘草汤用甘草配芍药和阴缓急；甘草附子汤用甘草配桂附通阳止痛；小建中汤重用甘草配伍各药补中止痛，治虚劳里急、腹中痛；四逆散协同柴胡、芍药、枳实通阳和胃、缓急止痛。②清热解毒，必多使用：黄芩汤、葛根芩连汤，用甘草配芩连清热解毒以止利；甘草汤、桔梗汤作为清热解毒、利咽止痛的主药；白虎汤4味药中用甘草清热和中，独峙一方；麻杏石甘汤、麻黄连翘赤小豆汤或清热或利湿，皆不离甘草。③回阳温中，重用甘草：四逆汤、通脉四逆汤、茯苓四逆汤、当归四逆汤等均用大量炙甘草，尤以四逆汤中炙甘草用量在姜、附之上，以扶复元阳，逐阴回厥；理中丸（汤）、甘草干姜汤借重用甘草，辛甘化阳、温中建阳；茯苓甘草汤、苓桂术甘汤皆用甘草配苓、桂通阳化饮。④复脉定悸，倚重甘草：炙甘草汤以炙甘草四两为君通阳复脉；桂枝

甘草龙骨牡蛎汤、桂枝去芍药加蜀漆牡蛎龙骨救逆汤均用甘草入心赞助他药，镇惊定悸。⑤作为双向调节的中枢药物：在寒温并用或补泄兼施方中，善用甘草作为双向调节或多向调节，如各泻心汤、黄连汤，既有芩、连之苦寒，又有姜、桂、半夏之辛温，均重用甘草，借以缓冲相反性味，调协诸药；麻黄升麻汤既用麻、膏发越内热，又用桂、芍调和营卫，一方面用升麻、黄芩清解上热，另一方面用芩、术、干姜温中化湿，又夹以当归、玉竹养血滋阴，用药复杂，途径多歧，借甘草为中枢调燮，面面俱到。⑥作为调和赞襄诸药的佐使：调胃承气汤、桃核承气汤均不须峻攻，故用甘草缓和其性；麻黄汤，大、小青龙汤，防发越太过，用甘草制其猛，四逆汤、理中丸中姜、附回阳温中过速，须甘草和养其用。同时赞襄桂枝汤调和营卫，麻黄汤之发表，小柴胡汤和解表里，白虎汤清热，芩桂术甘汤化饮，桂枝附子汤祛风湿等，皆借甘草之力。⑦舍用甘草范围：仲景并非诸方皆用甘草，仍有舍用之处，如用于猛攻急下的大、小承气汤，攻逐蓄血停瘀的抵当汤、丸，攻水逐饮的十枣汤，分利蓄水的五苓散，清利湿热的茵陈蒿汤，宽胸开结的大、小陷胸汤，泄壅引吐的瓜蒂散等均不用甘草，恐其味甘性缓，牵制攻逐之力，窒塞气机，影响药效。

　　甘草生用甘凉，炙用微温，故仲景对温养补益的炙甘草汤、四逆汤、理中丸均炙用，对清热解毒的甘草汤、桔梗汤俱生用。

　　《伤寒论》113 方中用桂枝者 41 方，仅次于甘草，具体表现在：①发表散风，解肌退热：如桂枝汤、麻黄汤、大青龙汤；②温肺化饮，下气平喘：如小青龙汤、桂枝加厚朴杏仁汤；③温补心阳，降逆止冲：如桂枝甘草汤、桂枝加桂汤、芩桂枣甘汤；④温中散寒，调气止痛：如小建中汤、黄连汤、乌梅丸等；⑤温阳化气，除饮利尿：如五苓散、芩桂术甘汤等；⑥祛寒除痹、通阳舒筋：如桂枝附子汤、甘草附子汤、当归四逆汤；⑦活血化瘀，通行经脉：如桃核承气汤；⑧入心温阳，调和气血：如炙甘草汤等；⑨运用桂枝的禁忌：因桂枝辛温助阳，《伤寒论》指出"桂枝下咽，阳盛则毙"，故凡酒客病，咽喉干燥、淋家、疮家、衄家、亡血家等阳气素盛，里有实热，阴虚火旺，血热出血的证候，皆在所忌。

　　大黄在《伤寒论》中入方 14 首，并不限于攻下，既可行滞达邪，亦可推陈致新。具体运用有：①与清热法合用：如大黄黄连泻心汤中大黄与黄连泄热除痞，附子泻心汤用大黄消热消痞，配附子扶阳固表，以治疗无形邪热结于心下之热痞；②与活血药同用：如桃核承气汤，大黄与桃仁配合活血化瘀，通下瘀热，以治疗血蓄下焦之证；③与理气法合用：诸承气汤内以大黄之苦寒峻下，与行气破结之枳实、厚朴相伍，能行气导滞，破结，以治热与燥屎相结的腑实证；④与逐水法合用：如大陷胸汤、大陷胸丸，以大黄与芒硝相伍，泻下热结，与甘遂相伍攻逐痰水，用以治疗结胸证；⑤与润燥药合用：如麻子仁丸，大黄与麻仁杏仁配伍，润燥滋燥以润下缓痛，用以治疗胃强脾弱的脾约证。

11. 一方治数病，一病用数方

《伤寒论》113 方，并不只是一方治一病，或者一病只用一方，而是着重于病机，从证候出发，一方可以治疗多种病证，而一种病证又可用多个方剂，这为后世"异病同治，同病异治"的辨证论治体系奠定了基础。

一方治数病：从制方意义出发，符合方义的病证病机，皆可治疗。如小柴胡汤虽主要为少阳病而设，主治往来寒热，胸胁苦满，嘿嘿不欲饮食，心烦喜呕。然此方寒热并用，攻补兼施，具疏利三焦、条达上下、宣通内外、和畅气机的作用，故书中运用了 17 次，诸如三阳证见的身热、恶风、胁下满、手足温而渴（第 101 条），阳明病的潮热（第 232 条），阳明病胸腹鞭满（第 233 条），厥阴病的呕而发热（第 378 条）等等，皆可用小柴胡汤。如真武汤既用于太阳过汗的阳虚水泛证治（第 84 条），又可用治少阳阳虚水停证治（第 316 条），乃因用其温阳化气利水则一。吴茱萸汤既治阳明病的胃寒呕逆（第 245 条），并治厥阴病的浊阴上逆的头痛吐涎沫（第 377 条），和少阴吐利、手足逆冷（第 309 条），皆取其温胃散寒，降逆止呕。

一病用数方：如治喘证先后运用了 6 方：①麻黄汤的解表宣肺法；②麻杏石甘汤的清宣肺热法；③小青龙汤的化饮降逆；④桂枝加厚朴杏仁汤的解肌降气定喘法；⑤大承气汤的通降腑气法；⑥葛根芩连汤的清利透表法。治痞有：①大黄黄连泻心汤泄热消痞；②附子泻心汤清热扶阳消痞；③半夏泻心汤和中降逆消痞；④生姜泻心汤和胃散水消痞；⑤甘草泻心汤补中降逆消痞；⑥旋复代赭汤降逆化痰消痞。治腹痛论中前后涉及 12 方：①三承气汤的攻下止痛法；②三物白散的温下涤痰法；③桃仁承气汤的祛瘀止痛法；④大柴胡汤的清胆泄热法；⑤乌梅丸的安蛔止痛法；⑥小建中汤甘温建中法；⑦四逆汤温肾祛寒法；⑧理中汤温中散寒法；⑨当归四逆加吴茱萸生姜汤暖肝散寒法；⑩黄连汤清上温下法；⑪四逆散疏肝解郁法；⑫小陷胸汤清热化痰法。

12. 先表后里，先里后表，表里同治的运用

《伤寒论》中遇到不少合病、并病，仲景制方用药，权衡病情的先后缓急，表里轻重，分别施以先表后里，先里后表，表里同治的对证处理。

先表后里：邪从外而入，仍从外而解。如麻黄汤治表热迫肺的喘满，葛根汤治太阳阳明合病的下利，葛根加半夏汤治下利兼呕吐，桂枝去芍药汤治太阳下后胸满，桂枝加葛根汤治太阳表虚的项背强。

先里后表：用于里证突出，证情急迫，解表既不能祛邪外出，又无助于里实缓解，制方先治其里后再解表，所谓急者先治。如黄芩汤用于太阳少阳合病下利，里热影响肌表，当先清和；大承气汤治少阳阳明合病下利，里实重于少阳，先予下法；白虎汤治三阳合病，腹满谵语，里热为甚，急先清泄；抵当汤治太阳蓄血，瘀热为急，当先逐瘀。还有如第93条提出的四逆汤治伤寒下后的下利身疼的急当救里。

表里同治：凡解表有碍于攻里，攻里有碍于解表，各论其表里证有何侧重，仲景制方用药皆取法表里同治。如柴胡桂枝汤治太阳少阳兼见，取两方之半以解两经之邪；柴胡加芒硝汤治少阳兼里实，取小柴胡汤解半表半里之邪，加芒硝汤治少阳兼里实，取小柴胡汤解半表半里之邪，加芒硝润肠泻热；桂枝加大黄汤治二阳并病，以桂枝汤解表为主，加大黄攻下里实；桂枝人参汤治太阳表证未除，太阴虚寒下利，用参、术、姜温中健脾止利为主，佐桂枝解表为辅。

13. 因病、因人、因时加减用药

仲景制方遣药除具有严格的理法和规矩外，并常从临床实际出发，具有因病、因人、因时制宜加减用药的规律。①因病制宜，加减用药：当症状有所不同，而主证无大改变的情况下，在主病之方中加减少数药味，或调整某些药的用量，以使药病相得，即第317条指出的"病皆与方相应者，乃服之"。具体表现在小青龙汤、小柴胡汤、桂枝附子去桂加白术汤、真武汤、通脉四逆汤、四逆散、理中汤、枳实栀子豉汤等8方的方后语中。如小柴胡汤烦而不呕者去半夏、人参加瓜蒌实；渴者去半夏加人参、瓜蒌根；腹痛者去黄芩加芍药；胁下痞鞕去大枣加牡蛎；心下悸，小便不利去黄芩，加茯苓；不渴、外有微热，去人参加桂枝；咳者去人参、生姜、大枣加五味子、干姜。真武汤咳者加五味、细辛、干姜；小便利去茯苓；下利去芍药加干姜；呕者去附子加生姜。枳实栀子豉汤有宿食者加大黄。②因人制宜，加减用药：仲景极重视病人正气情况，用药因人而施治，具体表现在四逆汤、三物白散、十枣汤、白虎汤、桂枝附子去桂加术汤、瓜蒂散等6方。如白虎汤指出诸亡血虚家不可与；四逆汤对强人可与大附子一枚，干姜加至三两；十枣汤对强人服一钱匕，羸人服半钱；三物白散强人服半钱匕，羸人则减之。③因时制宜，加减用药：仲景遵从了《黄帝内经》"用寒远寒，用凉远凉，用温远温，用热远热"的因时制宜用药法度。如第 198 条白虎汤下云："此方立夏后立秋前乃可服，立秋后不可服，正月、二月、三月尚凛冷，亦不可服之。"秋冬寒凉之时，白虎汤寒凉之性，当"用寒远寒"示人宜慎重，如不提用药需知时令所慎，却是有背仲景原意。然临床非绝对遵从，有是证，当用是药，仍须应变掌握。看来高等医学院校的《伤寒论》教材对此作糟粕删去，未免武断。

14. 服药方法和饮食宜忌

《伤寒论》除在立法制方遣药上示人规矩外，在服药方法上又有相当讲究，对服药时间、次数、服用量、服药后的要求以及再服的条件等进行了认真选择，方法丰富多彩，不仅反映了汉代以前的用药经验，也充分说明了讲究服药方法是使药物在体内适时而发挥最佳效果的重要手段。清徐灵胎很有感触地说过"方虽中病，而服之不得其法，非特无功，反而有害"。张仲景在汉代能自觉地使制方与服药方法结合起来，大大发挥了药物效价，是难能可贵的。现代时间治疗学的研究也证明一昼夜的不同时间，药物在人体作用的大小很不一样，可见仲景制订的服药方法，为后世临床探索理想的服药时间，奠定了基础。

初步归纳《伤寒论》的服法有：①顿服：有 8 个方。如大陷胸丸"一宿乃下，如不下更服，取下为效"。十枣汤"平旦服"。瓜蒂散、三物白散、调胃承气汤、干姜附子汤、桂枝干姜汤、抵当丸"顿服"，大多必要时服用。此法取效快，多为紧急用药或峻猛剂而设。②两次服：有 30 方。其中有一日服二次的桂枝二麻黄一汤、甘草汤。分二次服，无固定时限的麻杏石甘汤、葛根芩连汤、附子泻心汤、四逆汤、白通汤、芍药甘草汤等 17 方。一日服二次，先服三分之一的茯苓四逆汤，先服二分之一煎汁，需要时再服的大陷胸汤，大、小承气汤、白头翁汤等 9 方，反映了汉代一般服药方法。③分三次服：有 65 方。其中一日服三次的四逆汤，白虎汤，大、小柴胡汤，吴茱萸汤，附子汤，乌梅丸等 35 方；分三次服，不定时间的桂枝汤，麻黄汤，葛根汤，大、小青龙汤等 30 方，多属常规服药方法。④分五次服：如当归四逆加吴萸生姜汤。⑤分六次服：如猪肤汤。⑥少少含咽法：如苦酒汤、半夏散及汤，使药力在局部发挥较大作用。类似现在的含漱用药法。⑦昼夜服药法：如黄芩汤、黄连汤、理中丸等 6 方，目的是使药物作用在体内持续不断。⑧逐渐加量法：有十枣汤、瓜蒂散、桃花散等 6 方，用药慎重，对峻剂防其过量，对缓剂稳妥加量。⑨分四次服：如柴胡加龙牡汤。⑩一服邪除，余药停用：有桂枝汤，瓜蒂散，大、小承气汤等 6 方，防止过量伤正。

仲景讲究服药方法的同时，又强调了饮食宜忌，诸如服药后的吃粥或多饮暖水，以及禁忌某些食物，虽属药后的护理，却对发挥药力不无帮助。如药后吃粥的有四方：桂枝汤啜热粥以助药力、充汗源；理中汤饮热粥以助药力、护胃气；三物白散吃热粥以助药力，吃冷粥抑制药力，颇有双向性作用；十枣汤后的"糜粥自养"以助扶正复体，而麻黄汤、桂枝加葛根汤服后不须啜粥，大青龙汤服后汗多用温粉扑之，其意皆防汗出太过。用米汤和服有半夏散及汤、三物白散、五苓散，就是防其药性刺激于胃。服五苓散后多饮暖水，寓有助其利水之机。在使用方剂后并强调了一些注意事项，如药后温被取微汗的有桂枝汤、麻黄汤、葛根汤等方。又在桂枝汤方后指出"禁生冷、黏滑、肉面、五辛、酒酪、臭恶等物"，乌梅丸方后注"禁生冷、滑物、臭食"等，则是药后的饮食禁忌。

三、《金匮要略》方剂

（一）痉湿暍病脉证并治篇方剂

1. 栝蒌桂枝汤（出于原文第11条）

【组成剂量】栝蒌根二两（12克）　桂枝三两，去皮（9克）　芍药三两（9克）　甘草二两，炙（6克）　大枣十二枚，擘（4个）　生姜三两，切（9克）

【方解方论】此方用于风邪伤于外、津液内伤、营卫流行不畅而致的柔痉。即桂枝汤加瓜蒌根，并以瓜蒌根为主药，故名栝蒌桂枝汤。取瓜蒌根苦平微寒，清热滋阴，生津养液，配合桂枝汤解肌祛邪，调和营卫，起清热养液、舒缓筋脉作用。方中瓜蒌根与桂枝一寒一温，滋液解肌，养筋祛邪，对发热汗出不恶寒而筋脉拘挛的柔痉，有祛邪不伤阴、养液不恋邪的妙用。由于风邪化燥伤津，筋脉失养的病机突出，栝蒌根剂量应适当加大，古本用量为三两（9克），现临床用法多重于桂枝量。

徐忠可："其源由筋脉失养而湿复挟风以燥之，故以桂枝汤为风伤卫主治，加栝蒌根以清气分之热而大润其太阳经既耗之液，则经气流通，风邪自解，湿气自行，筋不燥而痉愈矣。"（《金匮要略论注》）

中医研究院："用栝蒌根生津液，滋润筋脉，取桂枝汤解肌表，驱逐风邪。"（《金匮要略语译》）

【方剂歌括】柔痉热汗不恶寒，栝蒌桂枝汤用良。

　　　　　　一味瓜蒌生津液，桂枝汤合解痉挛。

2. 麻黄加术汤（出于原文第20条）

【组成剂量】麻黄三两，去节（9克）　桂枝二两，去皮（6克）　甘草二两，炙（6克）　杏仁七十个，去皮尖（9克）　白术四两（12克）

【方解方论】此为治寒湿在表的方剂。寒湿之邪侵袭肤表，致表实无汗身疼。麻黄汤原为发汗散寒方剂，但汗出过多，寒去湿难除，故加白术健脾除湿、寒湿同治。白术与麻黄配伍，能减缓峻汗，对寒湿在表、只取微汗的常规治法提出示范。

尤怡："身烦疼者，湿兼寒而在表也，用麻黄汤以散寒，用白术以除湿。喻氏曰：麻黄得术则虽发汗，不至多汗；而术得麻黄，并可以行表里之湿。"（《金匮要略心典》）

赵以德："湿与寒合，故令人身疼。大法：表实成热，则可发汗。无热是阳气尚微，汗之恐虚其表。今是证虽不云发热，而烦已生，烦由热也，所以服药不敢大发其汗，且湿亦非暴汗可散。故用麻黄汤治寒，加术以去湿，使其微汗尔。然湿邪在表者，惟可汗之，不可火攻，火攻则增其热，必有发痉之变，所以戒人慎之。"（《金匮玉函经二注》）

丹波元坚："今取其方考之，是风湿之属表实者，发热恶寒无汗，其脉浮紧，可推而知矣，故以麻黄汤发散郁邪，加术以驱表湿，此方之术，宜用苍术，非逐里湿也。"（《金匮玉函要略述义》）

【方剂歌括】寒湿在表身疼烦，宜服麻黄加术汤。

　　　　　　并行表里在微汗，术麻配伍擅其长。

3. 麻黄杏仁薏苡甘草汤（出于原文第21条）

【组成剂量】麻黄半两，去节，汤炮（3克）　　甘草一两，炙（6克）　　薏苡仁半两（9克）　　杏仁十个，去皮尖，炒（6克）

【方解方论】此为治风湿在表的方剂。方中麻黄发汗散风，薏仁辛平利湿，杏仁利气宣肺，甘草调中益气。且甘草量倍于麻黄，属微汗平和之剂。

本方为麻黄汤变法，以薏仁易桂枝，变辛温发散为辛平解表法，适合风湿化燥化热倾向的病机。

风湿在表，仲景强调微微汗出为度，使风与湿俱去。此方与麻黄加术汤皆为风湿表实的正治法，两方同中有异，前者属辛温重剂，且白术量多于麻黄，使其汗出而不过；此方属辛凉轻剂，主方用量较轻，取其麻杏宣肺气以祛风，薏甘调脾胃以化湿，和平小剂，双解表里，风湿同去。

尤怡："此亦散寒除湿之法。日晡所剧，不必泥宣肺与阳明，但以湿无来去，而风有休作，故曰此名风湿；然虽言风而寒亦在其中，观下文云：汗出当风，又曰：久伤取冷，意可知矣。盖痉病非风不成，湿痹无寒不作，故以麻黄散寒，薏仁除湿，杏仁利气，助通泄之用，甘草补中，予胜湿之权也。"（《金匮要略心典》）

徐忠可："然皮毛受邪，风何以夹湿，所以知因汗出当风或久伤取冷所致，故以麻杏利肺气，微发汗以清皮毛之邪，但肺病必传肝，皮毛必及肌肉，故以薏苡、炙草壮筋悦脾，而去风胜湿，比前方去桂术加薏苡，而炙草

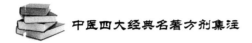

独多，余剂既轻，治在上故小其制也。"（《金匮要略论注》）

【方剂歌括】麻黄杏仁薏甘汤，辛凉轻剂微汗当。

日晡发热一身疼，表里双解风湿尝。

4. 防己黄芪汤（出于原文第22条）

【组成剂量】防己一两（9克）　甘草半两，炒（4克）　白术七钱半（6克）　黄芪一两一分，去芦（10克）　生姜四片（2片）　大枣一枚

【方解方论】此为治风湿在表又兼表虚的方剂。风湿兼表虚已非一般汗剂可宜，故避麻黄之发汗，而取此方益气行湿。方用防己祛解风湿，黄芪益气固表，白术、甘草温中气、复卫阳，合用以益气祛湿。更配姜、枣调和营卫，体现了标本兼顾、扶正祛邪的配伍形式。

此方通过助阳益气，达微汗行湿之目的。方后云"服后当虫行皮中"即提示卫阳振动，风湿欲行，至"温令微汗，瘥"。即不发汗而达汗出风湿去之效。仲景还指出证情兼症，斟酌加味：如兼喘加麻黄，胃不和加芍药，气上冲加桂枝，下有陈寒加细辛等。示人灵活应变。

章虚谷："肌肉脾胃所主，故以芪、术、甘草补卫阳而助脾胃，止用防己除肌肤之湿，又以姜、枣调营卫，则邪去而正复也。此以气虚，邪不能出，故方后有随证加药之法。"（《医门棒喝·伤寒论本旨》）

中医研究院："防己、白术健脾祛湿，黄芪、甘草益气祛风，正气充足，外风自去，为不用治风药而风自治的方法。"（《金匮要略语译》）

【方剂歌括】身重脉浮汗恶风，风湿在表气虚停。

防己黄芪汤益气，术草姜枣湿气行。

5. 一物瓜蒂汤（出于原文第27条）

【组成剂量】瓜蒂二十个（7个），煎汁去滓，顿服

【方解方论】瓜蒂性味苦寒，长于涌吐，借吐法以得汗，寓有自然祛邪之意。又因其能下水，并有泄热的作用，对四肢水湿之气颇有治效。水湿排除，暑邪自解，故治中暍兼湿之证。

此方与《伤寒论》"瓜蒂散"有别，彼用瓜蒂与赤小豆研末，豆豉汤送服，而治太阳病胸中痰涎壅塞证。为涌吐痰食之剂。

尤怡："瓜蒂苦寒，能吐能下，去身面四肢水气，水去而暑无所依，将不治自解矣。此治暑兼湿去之法也。"（《金匮要略心典》）

【方剂歌括】一物瓜蒂煎汤服，能吐能下暑湿邪。

6. 葛根汤（见《伤寒论》方剂第 11 方）

7. 大承气汤（见《伤寒论》方剂第 63 方）

8. 桂枝附子汤（见《伤寒论》方剂第 36 方）

9. 白术附子汤（见《伤寒论》方剂第 37 方）

10. 甘草附子汤（见《伤寒论》方剂第 38 方）

11. 白虎加人参汤（见《伤寒论》方剂第 59 方）

（二）百合狐惑阴阳毒病脉证并治篇方剂

12. 百合知母汤（出于原文第 2 条）

【组成剂量】百合七枚，擘（9克）　知母三两，切（9克）

【方解方论】本方用于百合病误汗伤津的肺阴不足、虚热加重的心烦口渴证。方中百合甘平清心润肺，安神益志；知母甘寒，养阴生津，止渴除烦；用泉水煎药，取其调中、下热、利尿，使热从下行。共奏清热养阴、润燥补虚之功。

徐忠可："其在汗后，汗过伤阳，阳虚热郁，不可攻补，故以百合同知母之保肺清胃而滋润者以养其阴，加之泉水以清其热，而阳邪自化也。"（《金匮要略论注》）

尤怡："百合味甘平微苦，色白入肺，治邪气，补虚清热，故诸方悉以之为主，而随证加药治之。用知母者，以发汗伤津液故也。"（《金匮要略心典》）

【方剂歌括】百合病经误发汗，心烦口渴肺阴伤。
　　　　　　百合知母汤清热，生津润肺神志安。

13. 滑石代赭汤（出于原文第 3 条）

【组成剂量】百合七枚擘（9克）　滑石三两，碎，绵裹（9克）　代赭石一枚，如弹丸大，碎，绵裹（6克）

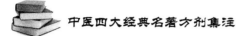

【方解方论】此方用于百合病误下、两伤阴液和胃气的尿少、哕逆证。方用百合养阴润肺，加滑石清热利尿，代赭石降逆和胃，为标本同治法。

徐忠可："其在下后者，下多伤阴，阴虚火逆，故以百合同滑石以走窍、代赭石之镇逆者以通阳气，加泉水以泻阴火，而阴气自调也。"（《金匮要略论注》）

尤怡："百合病不可下而下之，必伤其里，乃复以滑石、代赭者，盖欲因下药之势，而抑之使下，导之使出，亦在下者引而竭之之意也。"（《金匮要略心典》）

【方剂歌括】百合病经误下伤，百合滑石代赭汤。
　　　　　　阴虚发热气哕逆，润肺和胃尿清长。

14. 百合鸡子黄汤（出于原文第4条）

【组成剂量】百合七枚，擘（9克）　鸡子黄一枚

【方解方论】此方用于百合病误吐而伤肺胃之阴的虚烦、胃不和证。方中以百合清养肺阴，鸡子黄滋养胃阴，安五脏治津虚，二者配合性味和平，补正清热。

徐忠可："吐伤之气，而阴精不上奉，故百合病在吐后者，须以鸡子黄之养阴者用泉水以滋元阴，协百合以行肺气，则血气调而阴阳平。"（《金匮要略论注》）

【方剂歌括】百合病经误吐后，虚热烦躁胃不和。
　　　　　　百合鸡子黄汤下，肺胃阴液复正候。

15. 百合地黄汤（出于原文第5条）

【组成剂量】百合七枚，擘（9克）　生地黄汁一升（100克）

【方解方论】此方是仲景治百合病的正治方药。取百合清心润肺，益气安神；生地黄汁益心营，清血热；用泉水煎百合能下热气，利小便。使养阴与清热相伍，共成润养心肺、清热凉血之剂。正合百合病心肺阴虚，兼有内热的病机。因地黄性寒滑利，多服反致泻利，故仲景于方后强调"中病勿更服"。并指出了此方服后，"大便当如漆"的现象，是地黄汁服后大便要发黑所致，乃正常变化，不必惊慌。

尤怡："此则百合病之正治之法也。盖肺主行身之阳，肾主行身之阴。百合色白入肺，而清气中之热；地黄色黑入肾，而除血中之热。气血既治，百脉俱清，虽有邪气，亦必自下。服后大便如漆，则热除之验也。《外台》

云：大便当出黑沫。"（《金匮要略心典》）

吴谦："以百合地黄汤通其百脉，凉其四肢，中病勿更服，恐过服生地黄，大便常如漆也。"（《医宗金鉴》）

【方剂歌括】心肺阴虚百合病，内热烦躁眠不宁。

百合地黄汤清养，心肺两调神志安。

16. 百合洗方（出于原文第6条）

【组成剂量】以百合一升，以水一斗，渍之一宿，以洗身

【方解方论】此属外治法之一。对百合病日久不愈，阴虚口渴，除内服百合地黄汤外，宜用百合渍水外洗皮肤，取其清凉解毒之性，以通降肺气，使尚聚在肺的邪热，得以清泄，并通过洗身而通内，以滋阴润燥。方后又强调了饮食宜忌，宜用小麦粉制成的煮饼，借以益气生津，除热止渴，忌食盐豉一类咸物，免增渴耗津。

尤怡："病久不解而成渴，邪热留聚在肺也。单用百合渍水外洗者，以皮毛为肺之合，其气相通故也。洗已，食煮饼。按：《外台》云：洗身讫，食白汤饼，今馎饦（古代食品名）也。本草：粳米、小麦，并除热止渴。勿以咸豉者，耗水而增渴也。"（《金匮要略心典》）

徐忠可："以百合洗其皮毛，使皮毛阳分得其平，而通气于阴，即是肺朝百脉，输精皮毛，使毛脉合精，行气于腑之理。食煮饼假麦气，以养心液也。勿食盐豉，恐伤阴血也。"（《金匮要略论注》）

17. 栝蒌牡蛎散（出于原文第7条）

【组成剂量】栝蒌根　牡蛎熬，等份，共研细末，饮服3克，日三服

【方解方论】此方用于热盛津伤，经百合洗后渴仍不解者。取栝蒌根苦寒，清解肺胃之热，生津止渴；牡蛎咸寒引热下行，免上烁津液。二者合用，使热除津生，口渴自解。

徐忠可："渴不差，是虽百合汤洗而无益矣。明是内之阴气未复，由于阳亢也，故以栝蒌根清胸中之热，牡蛎清下焦之热，与上平阳以救阴同法，但此从其内治耳，故不用百合而作散。"（《金匮要略论注》）

18. 百合滑石汤（出于原文第8条）

【组成剂量】百合一两，炙　滑石二两，共研细末，饮服3克，日三服

【方解方论】此方治百合病经久不愈，热郁气分，变为发热的证候。用

百合滋养肺阴，佐滑石甘寒，清里热而利小便，使热从下解。故服后，"当微利者，止服，热则除"。

栝蒌牡蛎散用咸寒之牡蛎，引热下行；此方用甘寒之滑石，利小便，清气热。二方治热的轻重，表现不一，但清利小便，而达除热之功则是一致的。

徐忠可："以滑石清腹中之热，以和其内，而平其外，兼百合清肺气以调之；不用泉水，热已在外，不欲过寒伤阴，故曰当微利，谓略疏其气，而阴平热则除也。"（《金匮要略论注》）

尤怡："病变发热者，邪聚于里而见于外也。滑石甘寒，能除六腑之热，得微利，则里热除而表热自退。"（《金匮要略心典》）

【方剂歌括】肺热阴虚渴因成，百合煎汁洗肤身。

洗而仍渴属浮阳，栝蒌牡蛎等量饮。

若变发热当下解，百合滑石散服宁。

19. 苦参汤方（出于原文第 11 条）

【组成剂量】苦参一升（1 斤），以水一斗，煎取七升，去滓，熏洗，日三次

【方解方论】此方为外治法之一。治狐惑病，前阴及咽喉溃疡，用苦参煎汤熏洗前阴患处，燥湿杀虫以解其湿热虫毒。

20. 雄黄熏方（出于原文第 12 条）

【组成剂量】雄黄末，筒瓦二枚含之烧，向肛熏之

【方解方论】用雄黄置瓦上烧而熏患处，治肛门溃疡，取其杀虫祛毒的作用。此二方皆为外治方，前方偏于化湿，此方重于燥湿，然都具杀虫解毒之效。

尤怡："狐惑虫病，即巢氏所谓蜃病也。……甘草泻心不特使中气运而湿热自化；抑亦苦辛杂用，是胜杀蜃虫之任。其苦参、雄黄，则皆清燥杀虫之品，洗之熏之，就其近而治之耳。"（《金匮要略心典》）

陈修园："苦参苦寒气清属阳，洗之以通阳道，雄黄苦寒气浊属阴，熏之以通浊道。但雄黄禀纯阳之气，取其阳能胜阴之义也，熏洗二法，按阴阳分配前后二阴，此又别其阴中之阴阳也。二味俱苦寒而燥者，苦以泻火，寒以退热，燥以除湿，湿热退而虫不生矣。"（《金匮方歌括》）

【方剂歌括】苦参汤用洗前阴，雄黄熏法在肛门。

二阴溃疡治局部，功在燥湿解虫毒。

21. **赤豆当归散**（出于原文第 13 条）

【组成剂量】赤小豆三升，浸令芽出，曝干（30 克）　当归三两（10 克）共捣为散，浆水服 10 克，日三服

【方解方论】此方用于湿热蕴毒成脓的狐惑证候，重用赤小豆清热渗湿、排痈脓解蕴毒为主，配当归活血通络、祛瘀生新，用浆水清凉解热、调和脏腑，共收渗湿清热、活血排脓之功。临床对眼部或直肠等部位成脓，皆可运用。

吴谦："若不能食，其毒尚伏诸里；若已能食，其毒已化成脓也。故以赤小豆排痈肿，当归调疡血，米浆和胃气也。"（《医宗金鉴》）

【方剂歌括】赤豆当归散除壅，蕴毒成脓浆水用。

　　　　　　湿热成脓狐惑病，活血排脓湿热清。

22. **升麻鳖甲汤**（出于原文第 14 条）

【组成剂量】升麻二两（6 克）　当归一两（6 克）　蜀椒炒去汗，一两（3 克）　甘草二两（6 克）　鳖甲手指大一片，炙（6 克）　雄黄半两，研（3 克）

【方解方论】此方用于阳毒发斑症。方中以升麻辛透清热解毒，鳖甲散瘀行血为主药，针对了阳毒的邪壅于表的病机；配合了雄黄解毒，甘草清热，当归活血，佐以蜀椒引火下行以归元，合奏解毒活血化斑之效。如属阴毒，没有热壅于上于表的现象，毒瘀较轻于阳毒，则于方中除去蜀椒、雄黄。因此二药为阳性药，用于阳毒则能加速病毒的发散，用于阴毒则恐其温燥之性劫烁阴分，更有伤于阴气，故宜去之。

尤怡："毒者邪气蕴蓄不解之谓，阳毒非必极热，阴毒非必极寒，邪在阳者为阳毒，邪在阴者为阴毒。……故皆得用辛温升散之品，以发其蕴蓄不解之邪，而亦并用甘润咸寒之味，以安其邪气经扰之阴。……其蜀椒、雄黄二物，阳毒用之者，以阳从阳欲其速散也；阴毒去之者，恐阴邪不可劫，而阴气受损也。"（《金匮要略心典》）

【方剂歌括】升麻鳖甲汤清散，当归蜀椒草雄黄。

　　　　　　阳毒发斑用此方，阴毒忌燥去椒黄。

23. **甘草泻心汤**（见《伤寒论》方剂第 51 方）

（三）疟病脉证并治篇方剂

24. 鳖甲煎丸（出于原文第2条）

【组成剂量】鳖甲十二分，炙（15克）　柴胡六分（8克）　芍药五分（9克）　半夏一分（6克）　蜂窠四分，炙（7克）　鼠妇三分，熬（6克）　桂枝三分（6克）　牡丹五分，去心（10克）　人参一分（6克）　赤硝十二分（12克）　乌扇三分，烧（9克）　干姜三分（9克）　葶苈一分，熬（3克）　瞿麦二分（6克）　䗪虫五分，熬（9克）　蜣螂六分，熬（9克）　黄芩三分（6克）　大黄三分（6克）　石韦三分，去毛（6克）　紫葳三分（6克）　阿胶三分，炙（6克）　桃仁二分（6克）

【方解方论】此方主治疟久正虚、血痰结成痞块的疟母。制方为寒热并用、攻补兼施、行气消瘀、化痰削癥。方中取软坚散结、化癥除热的鳖甲为主药，助以桃仁、丹皮、䗪虫、蜣螂等活血破瘀；协以乌扇（射干）、鼠妇、硝、黄、蜂窠、紫葳（凌霄）消坚通滞，葶苈、石韦、瞿麦利水化痰，柴、桂、夏、朴、芩、姜理气机，调寒热；佐人参、阿胶、芍药补气血、和营卫，使邪去而不伤正。制丸用灶中灰，以除积消导，清酒以行药势。诸药合用能奏破瘀消癥、杀虫止疟、调整机体、增强正气之功。所以此方不独专治疟母，诸凡正虚邪久不除的其他原因引起的癥瘕、气滞血瘀、肝脾肿大，都可选用。因此方重于驱邪，药力较峻，对久病体弱者，久服有伤正之弊，宜与养血益气扶正之剂配用。

徐忠可："药用鳖甲煎者，鳖甲入肝，除邪养正，合煅灶灰所浸酒去痞，故以为君。小柴胡、桂枝汤、大承气汤为三阳主药，故以为臣；但甘草嫌柔缓而减药力，枳实嫌破气而直下，故去之。外加干姜、阿胶助人参、白术养正为佐。癥必假血依痰，故以四虫桃仁合半夏消血化痰。凡积必由气结，气利而积消，故以乌扇、葶苈利肺气，合石韦、瞿麦清气热，而化气散结。血因邪聚则热，故以牡丹、紫葳去血中伏火、膈中实热为使。《千金方》去鼠妇、赤硝，而加海藻、大戟以软坚化水更妙。"（《金匮要略论注》）

中医研究院："方中重用鳖甲攻坚散结以消疟母，加上䗪虫、桃仁、牡丹、大黄、芍药、赤硝、鼠妇、紫葳等破血消瘀，厚朴、半夏、葶苈、乌扇、蜂窠、蜣螂、石韦等以理气通利，佐以人参、阿胶调和气血，干姜、黄芩止其寒热，桂枝、柴胡和解表里，利用灶灰消导，清酒行速，用丸代煎，

徐除癥瘕。"（《金匮要略语译》）

【方剂歌括】鳖甲煎丸治疟母，攻补兼施癥破除。

桃丹䗪芍赤硝黄，鼠妇紫葳朴夏葶。

乌扇蜂窠蜣石韦，参阿姜芩桂柴胡。

25. 白虎加桂枝汤（出于原文第 4 条）

【组成剂量】知母六两（18 克）　甘草二两，炙（6 克）　石膏一斤（30克）　粳米二合（15 克）　桂枝三两，去皮（9 克）

【方解方论】此方主治但热无寒的温疟证。一方面用甘寒药白虎汤清热生津、养胃止呕；另一方面加桂枝调和营卫，以解表邪。合用达清热兼以解表之效。

程林："今阳邪偏胜，但热无寒，加桂枝于白虎汤中，引白虎辛寒而出入营卫，制其阳邪之亢害。"（《金匮要略直解》）

尤怡："温病者，邪气内藏肾中，至春夏而始，为伏气外出之证，寒蓄久而变热，故亦不作寒也。脉始平者，病非乍感，故脉如其平时也。骨节烦疼时呕者，热从肾出，外舍于其合，而上并于阳明也。白虎甘寒除热，桂枝则因其势而达之耳。"（《金匮要略心典》）

【方剂歌括】白虎汤中加桂枝，清热解表两调之。

但热无寒温疟证，骨节烦疼皆能除。

26. 蜀漆散（出于原文第 5 条）

【组成剂量】蜀漆洗去腥　云母烧二日夜　龙骨等份（各 10 克，研末，未发前，开水调服 3 克）

【方解方论】此方主治寒多热少之牝疟。蜀漆即常山幼苗，治疟效力很强，功能祛痰截疟。《别录》谓其"疗胸中邪结气，吐去之"。因其能吐疟痰，痰去则阳气能运行而寒去。云母、龙骨、石药重镇既降逆安神，防蜀漆引吐上逆耗气，又能助阳治疟，共助蜀漆而达祛痰止疟之功。方后云"未发前，以浆水调服半钱"，强调了本方必须在未发前 1～2 小时服药，过早过迟均难取效。这是运用本方治疟首应注意的问题。

张璐："方用蜀漆和浆水吐之，以发越阳气，龙骨以固敛阴津，云母从至下而举其阳，取山川云雾开霁之意。盖云母即阳起石之根，性温而升，最能祛湿运痰，稍加蜀漆，则可以治太阴之湿疟。"（《张氏医通》）

尤怡："疟多寒者，非真寒也，阳气为痰饮所遏，不得外出肌表，而但

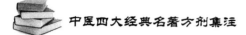

内伏心间。心，牝脏也，故名牝疟。蜀漆能吐疟痰，痰去则阳伸而寒愈。取云母、龙骨者，以蜀漆上越之猛，恐并动心中之神与气也。"（《金匮要略心典》）

王晋三："邪气结伏于心下，心阳郁遏不舒，疟发寒多热少，不可谓其阴寒也。主之以蜀漆散通心经之阳，开发伏气而使营卫调和，蜀漆，常山苗也，苗性轻扬，生用能吐，云母在土中蒸地气上升而为云，故能入阴分，逐邪外出于表，然邪气久留心主之宫城，恐逐邪涌吐内乱神明，故以龙骨镇心安神，则吐法转为和法矣。"（《绛雪园古方选注》）

【方剂歌括】蜀漆散方治牝疟，云母龙骨镇逆还。

　　　　　　疟未发前先服之，逾时截疟效不堪。

27. 牡蛎汤（出于附方一，《外台秘要》方）

【组成剂量】牡蛎四两，熬（12克）　麻黄四两，去节（9克）　甘草二两（6克）　蜀漆三两（9克）

【方解方论】此为《外台秘要》方，是宋代林亿所附于篇后。从本方组成来看，是发汗散结、祛痰治疟之剂。方中取蜀漆配牡蛎善治疟痰，祛痰破坚；麻黄伍甘草能温疏发表，祛邪于外。从本方配伍功效分析，能适用于发热无汗，胁下硬满的疟痰。

徐忠可："牡疟概由邪扰心胞，使君火不能外达，故以牡蛎之咸寒软坚散结，兼能安肾而交心者为君，仍以蜀漆吐其邪，而加麻黄、甘草以助外达之势。"（《金匮要略论注》）

中医研究院："本方是仿蜀漆散的原意，更改佐使药味，又变散为汤。蜀漆散对内有痰而表热轻的疟痰比较适宜。本方对内有痰而表热重的疟痰作用较大。"（《金匮要略语译》）

【方剂歌括】牡蛎汤方出外台，蜀漆麻草四味参。

　　　　　　发汗祛痰能治疟，寒热胁满一并散。

28. 柴胡去半夏加栝蒌汤（出于附方二，《外台秘要》方）

【组成剂量】柴胡八两（12克）　人参　黄芩　甘草各三两（6克）　栝蒌根四两（12克）　生姜二两（6克）　大枣十二枚（6个）

【方解方论】此方即《伤寒论》小柴胡汤去半夏加栝蒌根而成。取柴胡祛少阳半表之邪，黄芩清少阳半里之热，为方中主药；佐人参、甘草扶正托邪，使以生姜、大枣调和中气。因由口渴故去半夏之辛燥，加瓜蒌根之甘寒，以生津止渴，助柴、芩清解之力。因有人参、甘草之补养正气，姜、枣调和营卫，故可治虚劳久疟。

徐忠可："疟邪亦在半表里，故入而与阴争则寒，出而与阳争则热，此少阳之系也，是谓少阳而兼他经之证则有之，谓他经而全不涉少阳，则不成其为疟矣。所以小柴胡亦为治疟主方，渴易半夏加栝蒌根，亦治少阳成法也。攻补兼施，亦主劳疟。"（《金匮要略论注》）

【方剂歌括】小柴胡汤新加删，去夏加蒌因变寒。

疟疾发渴或劳疟，表里清解扶正良。

29. 柴胡桂姜汤（见《伤寒论》方剂第 78 方）

（四）中风历节病脉证并治篇方剂

30. 侯氏黑散（出于原文第 2 条后）

【组成剂量】菊花四十分（20 克）　　白术十分（10 克）　　细辛三分（3 克）
茯苓三分（10 克）　牡蛎三分（10 克）　桔梗八分（10 克）　防风十分（10 克）
人参三分（3 克）　　矾石三分（3 克）　　黄芩五分（5 克）　　当归三分（3 克）
干姜三分（3 克）　　芎䓖三分（3 克）　　桂枝三分（3 克）

【方解方论】此方功能平肝息风，健脾化痰，可用于中风轻证，防止病势发展至卒中。方中用了大量风药，配伍了健脾药，治在肝脾两经。方中重用菊花、防风疏风散邪，细辛、川芎、桂枝祛风通络，协同发挥治风疗效；辅当归养肝血（风气通于肝）补肝虚；黄芩清上热，牡蛎重潜阳，有助于肝风的潜息。

更配以白术、茯苓、人参、干姜一组补脾健胃之药，补益中气，以治风顾本，为补脾抑肝、培土制风之法。这也为后世治风重在益肾气开辟了蹊径。又参矾石消痰除风解热，桔梗通气于上，使风有去路。此方庞而不杂，层次交织，配伍严密，故无论对轻度中风，或肝风兼脾虚者皆能适宜。

徐忠可："侯氏黑散用参、苓、归、芎补其气血为君，菊花、白术、牡蛎养肝脾肾为臣，而加防风、桂枝以行痹着之气，细辛、干姜以驱内伏之寒，兼桔梗、黄芩以开提肺热为佐，矾石所至，祛湿解毒，收涩心气，酒力运行周身为使，庶旧风尽出，新风不受，且必为散，酒服六十日止。又常冷食使药积腹中不下，盖邪渐侵心，不恶热而恶寒，其由阴寒可知。若胸中之阳不治，风必不出，故先以药填塞胸中之空窍，壮其中气，而邪不内入，势

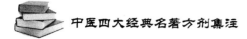

必外消，此即《内经》所谓塞其空窍，是为良工之理；若专治其表里，风邪非不外出，而重门洞开出而复入，势将莫御耳。"（《金匮要略论注》）

沈明宗："直侵肌肉脏腑，故为大风。邪困于脾，则四肢烦重，阳气虚而风未化热，则心中恶寒不足，故用参、术、茯苓健脾安土，同干姜温中补气，以菊花、防风能驱表里之风，芎藭宣血养血为助，桂枝引导诸药以开痹着，以矾石化痰除湿，牡蛎收阴养正，桔梗开提邪气，而使大气得转，风邪得去，黄芩专清风化之热，细辛祛风而通心肾之气相交，以酒引群药到周身经络为使也。"（《金匮要略编注》）

【方剂歌括】侯氏黑散菊防桂，辛芎归芩牡蛎配。

矾桔参术苓干姜，治风调脾两法备。

31. 风引汤（出于原文第 3 条后）

【组成剂量】大黄　干姜　龙骨各四两（各 10 克）　桂枝三两（6 克）甘草二两（6 克）　牡蛎二两（10 克）　寒水石　滑石　赤石脂　白石脂　紫石英　石膏各六两（各 15 克）

【方解方论】此方为重镇清热息风之剂，可用于肝风内动或痰火癫痫之证。方中集六种重镇石药（寒水石、滑石、赤石脂、白石脂、紫石英、石膏）清热镇降而息风；辅以龙牡介类潜阳；佐以大黄导热下行；使以桂枝、干姜辛温通气祛风，并治诸石之寒。合奏镇心定悸、息风泻火之功。

沈明宗："是以大黄下彻心脾之热，龙牡收摄心肾相交，牡蛎同寒水石济水之主而镇阳光，赤白二脂，紫石英以养心脾之正，石膏专清风化之热，滑石以利窍通阳，桂枝、甘草和营卫而驱风外出。然以大黄、石膏、牡蛎、寒水石诸寒药为君者，因时令热风之制，恐寒凉太过致伤胃气，故用干姜温中为佐。"（《金匮要略编注》）

尤怡："此下热清热之剂，孙奇以为中风亦从热起，故特附于此钦。中有姜、桂、石脂、龙、牡者，盖以涩驭泄，以热监寒也。然亦猛剂，用者审之。"（《金匮要略心典》）

【方剂歌括】中风除热风引汤，龙牡滑石甘桂姜。

赤白石脂寒紫膏，大黄泻火除风热。

32. 防己地黄汤（出于原文第 3 条后）

【组成剂量】防己一分（6 克）　桂枝三分（9 克）　防风三分（9 克）甘草二分（6 克）　生地二斤，蒸绞浓汁

【方解方论】从方药配伍此方具养血息风功效，可用于血虚挟风热上扰的神识错乱。方中重用生地2斤蒸绞浓汁，是侧重养血、凉血以清心火，配防己、防风驱风外出，桂枝甘草调和营卫，此四味分量轻，又是渍取清汁，是为轻可去实，寓祛风于养血中，共达养血息风、达邪外出的目的。

尤怡："桂枝、防风、防己、甘草，酒浸取汁，用量轻清，归之于阳，以散其邪，用生地黄之甘寒，熟蒸使归于阴，以养血除热，盖药生则表散，熟则补衰，此煎煮法，亦表里法也。"（《金匮要略心典》）

徐灵胎："此方他药轻而生地独重，乃治血中之风也。此等法最宜细玩。凡风胜则燥，又风能发火，故治风药中无纯用燥热之理。"（《兰台轨范》）

【方剂歌括】防己地黄汤治风，防风桂甘渍汁成。
　　　　　　地黄重用绞浓汁，养血息风神识清。

33. 头风摩散（出于原文第3条后）

【组成剂量】大附子一枚，炮　盐等份研末，洗完头，摩患处

【方解方论】此方亦属外治法，将药散摩在头部疼痛部位。方取附子辛热通阳、温经散寒，配用食盐以散解皮肤之风邪。两药合用，取其辛散温通之功，对阳虚头部感受风邪引起的发作性寒证头痛，最为适宜。

陈修园："此言偏头风之治法也。附子辛热以劫之，盐咸寒以清之，内服恐助其火，火动而风愈乘其势矣。兹用外摩之法，法捷而无他弊，且驱壳之病，《内经》多用外治，如马膏桑钩及熨法皆是。"（《金匮要略浅注》）

张璐："头风摩散治中风喎僻不遂，专取附子以散经络之引急，食盐以治上盛之浮热，《千金》借此治头面一切久伏之毒风也。"（《张氏医通》）

【方剂歌括】头风摩散用盐附，研末外摩头痛处。

34. 桂枝芍药知母汤（出于原文第8条）

【组成剂量】桂枝四两（9克）　　芍药三两（6克）　　甘草二两（3克）
麻黄二两（6克）　　生姜五两（12克）　　白术五两（12克）　　知母四两（9克）
防风四两（9克）　　附子二枚，炮（6克）

【方解方论】此为历节病风湿偏胜的方剂。方中桂枝汤温通四肢经脉。芍药养阴缓急止痛，知母清热消肿为主，配以麻黄、防风祛风逐湿，生姜、附子温经散寒，佐以白术渗湿，甘草和中。此方即桂枝汤去大枣加麻、术、知、防、附，取桂、麻、防祛风湿以解表，术、附、姜散寒湿以温其里，参

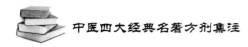

以芍、知、草清热养阴以和其中。仲景取白术、附子配伍，作用于风湿在肌肉或关节的疼痛；白术与桂、麻合用发汗祛湿，能驱表里之风湿；术、附、桂配芍药、知母是辛温与甘寒互制，对湿痹化热伤阴者尤佳。仔细分析，此皆仲景用药的法度。

赵以德："韵书以魁为火，以羸为筋结也；然湿多则肿，寒多则痛，风多则动，故用桂枝治风，麻黄治寒，白术治湿，防风佐桂枝，附子佐麻黄、白术，其芍药、生姜、甘草亦和发其荣卫，如桂枝汤例也，知母治脚肿，引诸药祛邪益气力，附子行药势为开痹大剂。然分量多而水少，恐分其服而非一剂也。《三因方》云：每服四钱。"（《金匮玉函经二注》）

沈明宗："用桂枝、芍药、甘、术调和营卫，充益五脏之元；麻黄、防风、生姜开腠行痹而驱风外出；知母保肺清金以使治节。经谓风寒湿三气合而为痹，以附子行阳燥湿除寒为佐也。"（《金匮要略编注》）

徐忠可："用桂枝汤去枣加麻黄以助其通阳，加白术、防风以伸脾气，加知母、附子以调其阴阳，谓欲治其寒，则上之郁热已甚，欲治其热，则下之肾阳已痹，故兼加之耳。"（《金匮要略论注》）

【方剂歌括】桂枝芍药知母汤，风湿历节用此方。

麻姜术草知防附，祛风驱湿疼痛除。

35. 乌头汤（出于原文第10条）

【组成剂量】麻黄　芍药　黄芪各三两（各9克）　甘草三两，炙（9克）川乌五枚，咬咀，以蜜二升，煎取一升，即出乌头（12克）

【方解方论】此为历节病寒湿偏胜的方剂。方中重用川乌温祛内湿、驱寒止痛为主，辅以麻黄温散表湿、通阳开痹，佐以黄芪益气行痹祛湿，芍药、甘草益血通经、缓急止痛。川乌有毒，用白蜜甘缓以解之，并延长疗效；麻黄辛发力峻，配黄芪，固卫以制其过。

此方与桂枝芍药知母汤虽皆治历节，但制方不同，适应证各异。此方用乌头止痛力强，配麻黄通阳行痹，不重表散，其证候主要在关节部位疼痛较重。前方用附子止痛，且配麻、桂、防去表发汗，祛风除湿，其证候在肌表部位并伴有发热恶寒症状。

乌头毒性大，临床应掌握适当剂量。如服乌头汤后，口唇肢体麻木，或昏眩吐泻，均应注意。如脉搏、呼吸、神志等无大变化，视为"瞑眩"反应，是有效之征；若见心跳加快，呼吸急促，脉有间歇，甚或神昏，是属中毒现象，急须抢救。

赵以德："麻黄开玄府，通腠理，散寒邪，解气痹；芍药以理血痹；甘草通经脉而和药；黄芪益卫气，气壮则邪退；乌头善走，入肝筋逐风寒；蜜煎以缓其性，使之留连筋骨，以利其屈伸，且蜜之润又可益血养筋，并制乌头燥热之毒也。"（《金匮玉函经二注》）

尤怡："此治寒湿历节正法也。寒湿之邪，非麻黄、乌头不能去，而病在历节，又非皮毛之邪可一汗而散者，故以黄芪之补，白芍之收，甘草之缓，牵制二物，俾得深入而去留邪。"（《金匮要略心典》）

中医研究院："本方川乌，不是生用，又不是熟用，而是川乌用蜂蜜合煎，煎后去川乌存蜜汁，利用川乌的温，蜂蜜的守，使温药能在关节有相当时间的逗留，使川乌能有持久的疗效。"（《金匮要略语译》）

【方剂歌括】寒湿历节乌头汤，蜜煎川乌效力彰。
　　　　　　麻黄芍药芪甘草，温经行痹在通阳。

36. 矾石汤 （出于原文第 10 条后）

【组成剂量】矾石二两（煎沸，浸洗脚）

【方解方论】此为历节病外浸洗法。矾石即明矾，酸涩收敛，除湿解毒。治脾湿下注，外邪引蒸成热而上冲心肺之证。据《千金》云："魏周之代，盖无此病。"脚气之名，始于隋唐之后，所以此为后人所附加。

沈明宗："用矾石味酸性温，煎汤淋洗，善能收湿澄浊，清热解毒，然湿从下受，当使下渗而去，则不冲心矣。"（《金匮要略编注》）

尤怡："脚气之病，湿伤于下，而气冲于上。矾石味酸涩性燥，能却水收湿解毒，毒解湿收，上冲自止。"（《金匮要略心典》）

【方剂歌括】脚气冲心矾石汤，一味煎沸浸脚良。

37. 续命汤 （出于附方《古今录验》）

【组成剂量】麻黄　桂枝　当归　人参　石膏　干姜　甘草各三两（9克）　芎藭一两（4克）　杏仁四十枚（12克）

【方解方论】此方熔解表扶正、清化痰热药于一炉，是为中风有表证而设，治外邪引发的中风。取麻、桂辛温散寒，祛解表邪，配杏仁、石膏清化痰热，佐以参草补气调中，归芎养血通络，干姜温中化痰，共奏解表化痰、扶正托邪之功。对肝风肝阳逆乱之类中风，似不宜用。

徐忠可："因从外感来，故以麻黄汤行其营卫，干姜石膏调其寒热，而加芎、归、参、草以养其虚。必得小汗者，使邪仍从表出也。若但伏不得

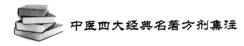

卧，咳逆上气，面目浮肿，以风入而痹其胸膈之气，使肺气不得通行，独逆而上攻面目，故亦主之。"（《金匮要略论注》）

尤怡："痹者废也。精神不持，筋骨不用，非特邪气之扰，亦真气之衰也。麻黄、桂枝所以散邪，人参、当归所以养正，石膏合杏仁助散邪之力，甘草合干姜为复气之需，乃攻补兼行之法。"（《金匮要略心典》）

【方剂歌括】录验续命治风邪，桂枝麻黄草姜协。

当归参膏芎杏仁，祛风走表内外攘。

38. 三黄汤（出于附方《千金》）

【组成剂量】麻黄五分（9克）　独活四分（9克）　细辛二分（3克）黄芪二分（6克）　黄芩三分（6克）

【方解方论】此方重用麻黄温经走表散寒，独活祛肌表之风邪为主，佐以黄芪温运肌腠，祛邪固表，黄芩清解里热，使以细辛走窜引诸药以达百节，共奏祛风于外之效。故此方宜于外风所中的风痹一类证候。方后又补述了心热加大黄二分，腹满加枳实一枚，气逆加人参三合，悸加牡蛎三分，渴加瓜蒌根三分，先有寒加附子一枚等加味方法。

徐忠可："以麻黄通阳开痹，而含黄芪以走肌肉，含黄芩以清邪热，独活、细辛专攻肾邪为主，而心热、腹满、气逆、悸、渴及先有寒各主加法，为邪入内者治法之准绳也。"（《金匮要略论注》）

【方剂歌括】千金三黄麻芪芩，独活细辛达百经。

温经走表祛风邪，若伴他证各加用。

39. 术附汤（出于附方《近效》）

【组成剂量】白术二两（12克）　附子一枚，炮去皮（5克）　甘草一两，炙（6克）　姜五片　枣一枚

【方解方论】此方用于风虚，是指阳虚挟风寒的头晕头重证候。重用白术温补中阳、填土制木以祛风生之源，附片暖下元壮肾阳，使下阳光足，上寒自降，配以甘草、姜、枣，内和脾胃，外调营卫。此为扶正达邪之剂，对于外风实证，当然不宜。

徐忠可："肾气空虚，风邪乘之，漫无出路，风挟肾中浊阴之气，厥逆上攻，致头中眩苦至极，兼以胃气亦虚，不知食味，此非轻扬风剂可愈，故用附子暖其水脏，白术甘草暖其土脏。水土一暖，犹之冬月井中，水土既暖，阳和之气可以立复，而浊阴之气不驱自下矣。"（《金匮要略论注》）

喻昌："此方全用风药，但以附子暖其水脏，术草暖其土脏，水土一暖，则浊阴之气尽趋于下而头重苦眩及食不知味之证解矣。经谓内夺而厥，则为风痱，仲景见成方中有治外感风邪兼之内伤不足者，有合经意，取其三方，以示法程。一则曰《古今录验》续命汤；再则曰《千金》三黄汤；三则曰《近效》白术附子汤。前一方，治营卫表虚而风入者；中一方，治虚热内炽而风入者；后一方，治风已入脏，脾肾两虚，兼诸痹类风状者。学者当会仲景意，而于浅深寒热之间，以三隅反矣。"(《医门法律》)

【方剂歌括】近效术附姜枣草，阳虚挟风头晕找。

40. 崔氏八味丸（见《血痹虚劳病脉证并治方剂 47 "肾气丸"》）

41. 越婢加术汤（出于附方《千金方》）

【组成剂量】麻黄六两（9 克）　　石膏半斤（30 克）　　生姜三两（9 克）甘草二两（6 克）　　白术四两（9 克）　　大枣十五枚（7 个）

【方解方论】此即取越婢汤发表清热以治肌肤之风热，加白术温脾除湿以祛肌肉风湿，表里同治，以消风清热除湿，使风湿不与热结而耗消津液。

徐忠可："盖风盛气浮，下焦本虚，至厥阳独行而浊阴不降，无以养阴而阴愈虚，则下焦脚弱，故以麻黄通痹气，石膏清气分之热，姜、枣以和营卫，甘草、白术以理脾家之正气。汗多而用麻黄，赖白术之扶正，石膏之养阴以制之，故曰越婢加术汤……汗大泄而加恶风，即防其亡阳，故加附子。"(《金匮要略论注》)

【方剂歌括】越婢汤中加白术，麻膏姜枣与术草。

　　　　　　　　肌肤风热加里湿，表里湿热皆可蠲。

（五）血痹虚劳病脉证并治篇方剂

42. 黄芪桂枝五物汤（出于原文第 2 条）

【组成剂量】黄芪三两（12 克）　　芍药三两（9 克）　　桂枝三两（9 克）生姜六两（12 克）　　大枣十二枚（7 个）

【方解方论】此方是桂枝汤去甘草，倍生姜，加黄芪组成。重用黄芪补气，桂枝通阳为主，佐以芍药通血痹，姜枣和营卫，而达温阳行气活血通痹之功。本方倍用生姜，取其辛温，以增强温煦之力，协桂枝走表散外邪；重用黄芪通阳行痹以鼓舞卫气而畅血行，二者温散、温补互用，以解除气滞血

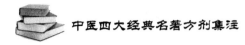

痹的麻木不仁。

周扬俊："盖血以养筋，血不通行，则筋节为之阻塞，且血藏于肝，肝为肾子，肾既受邪，则血无不壅滞，于是以黄芪固卫，芍药养荣，桂枝调和营卫，托实表里，驱邪外出，佐以生姜宣胃，大枣益脾，岂非至当不易者乎。"（《金匮玉函经二注》）

尤怡："黄芪桂枝五物汤，和营之滞，助卫之行，亦针引阳气之意；以脉阴阳俱微，故不可针而可药，经所谓阴阳形气俱不足者，勿刺以针而调以甘药也。"（《金匮要略心典》）

【方剂歌括】黄芪桂枝五物汤，温通气机畅血运。

生姜芍药与甘草，血痹不仁在气行。

43. 桂枝加龙骨牡蛎汤（出于原文第 8 条）

【组成剂量】桂枝　芍药　生姜各三两（9 克）　甘草二两（6 克）　大枣十二枚（7 个）　龙骨　牡蛎各三两（12 克）

【方解方论】此方即桂枝汤加龙骨牡蛎，用于阴阳两虚的虚劳证。取桂枝汤调和营卫，和阳以固阴，加龙骨、牡蛎可潜阳入阴，交通心肾，使阳能守阴能固，心肾相交，则失精梦交、遗尿诸证自愈。

徐忠可："桂枝汤用治外感证能解肌去邪，用治内伤证则能补虚而调和阴阳，更加龙骨牡蛎，能治疗失精并收敛浮阳。"（《金匮要略论注》）

徐彬："失精之家，脉复不一，苟得诸芤动微紧，是男子以虚阴而挟火则失精，女子以虚阴而挟火则梦交。主以桂枝龙牡汤者，盖阴虚之人，大概当助肾，故以桂枝芍药通阳固阴，甘草姜枣和中，龙骨牡蛎固精也。"（《医宗金鉴》）

程林："桂枝、生姜之辛以润之，龙骨、牡蛎之涩以固之，甘草、大枣之甘以补之，芍药之酸以收之，则梦交失精可愈。"（《金匮要略直解》）

【方剂歌括】桂枝汤内加龙牡，救治失精与梦交。

和阳固阴与潜镇，阴阳两虚乃可用。

44. 天雄散（出于原文第 10 条后）

【组成剂量】天雄三两，炮（9 克）　白术八两（24 克）　桂枝六两（18 克）　龙骨三两（15 克）

【方解方论】此方尤怡认为是后人所附。用天雄温补肾阳，桂枝通阳化气，白术补脾扶中。三味阳药，参以一味龙骨阴药镇潜，既不使阳性浮越又能涩精止遗。

陈修园："此方系后人采取，然却认出春之脚，阳之家，而施以大温大补大镇纳之剂，可谓有胆有识。方中白术入脾以纳谷，以精生于谷也，桂枝入膀胱以化气，以精生于气也，龙骨具龙之性，龙能驭水以海为家，盖以精归于肾，犹水归于海，而龙得安宅也，深得《难经》所谓损其肾者益其精之旨。然天雄不可得可以附子代之，断不可泥于小家天雄主上附子主下之分。"（《金匮方歌括》）

【方剂歌括】天雄散中用术桂，温肾补脾扶中土。
　　　　　　参以龙骨镇潜之，通阳固阴合用施。

45. 小建中汤（出于原文第13条）

【组成剂量】桂枝三两，去皮（9克）　甘草二两，炙（6克）　大枣十二枚（7个）　芍药六两（12克）　生姜三两（9克）　胶饴一升（100克）

【方解方论】此即桂枝汤加饴糖组成。重用饴糖为君，甘温补脾，配草、枣甘以建中缓急，辅以姜桂之辛通阳而调卫气；芍药之酸以收敛和营气，目的在于建立中气，使中气得以四运，从阴引阳，俾阴阳得以协调，则寒热错杂、悸、衄、遗精等证随之而解。

方从《灵枢·终始》之"阴阳俱不足，补阳则阴竭，泻阴则阳脱，如是者可将以甘药"之旨，立法甘温与酸甘合用，俾酸甘化阴、甘温扶阳而平调阴阳。

沈明宗："所以建中汤之桂枝行阳，芍药收阴，一阴一阳，和调营卫；以甘草、胶饴，一阴一阳，补和营卫；姜、枣一阴一阳，宣通营卫，俾营卫冲和，溉灌脏腑，而脏腑受济，则诸虚恢复也。盖营卫阴阳两建之方，欲补其血，则加归、芍之类；欲补其气，则加参、芪、甘、术之类；欲补其阴，则加地黄、知、柏之类；欲补其阳，则加桂、附之类。以此类推变化无穷。"（《金匮要略编注》）

尤怡："是方甘与辛合而生阳，酸得甘助而生阴，阴阳相生，中气自立，是故求阴阳之和者，必求于中气，求中气之立者，必以建中也。"（《金匮要略心典》）

【方剂歌括】小建中汤芍药多，桂姜甘草大枣和。
　　　　　　更加饴糖补中气，阳虚劳损起沉疴。（第2版教材括）

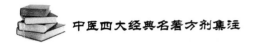

46. 黄芪建中汤（出于原文第14条）

【组成剂量】桂枝三两，去皮（9克）　甘草二两，炙（6克）　大枣十二枚（7个）　芍药六两（12克）　生姜三两（9克）　胶饴一升（100克）　黄芪一两半（9克）

【方解方论】此即小建中汤加黄芪。取黄芪甘温补中阳，建脾气为主，加入小建中汤中，则补中气之力更强，故治气虚较甚之少气、身重、自汗、恶风等证。

沈明宗："脾胃气弱不生于肺，气反上逆，而为里急，故以建中汤加黄芪甘味之药调之，俾脾之健运，营卫灌溉于肺，里气不急，诸虚自复也。若痰气阻遏，短气胸满，加生姜宣润胸中之气；腹满者加茯苓，导湿下行，肺虚痰气壅逆者，加半夏涤痰、镇逆。而五脏见证，以此加减出入，则神妙在我。或火气内郁，暂除桂枝可也。"（《金匮要略编注》）

吴谦："黄芪建中汤，即桂枝汤加胶饴、黄芪也。故尝因是而思仲景以一桂枝汤出入加减，无往不利如此，何后世一见桂枝，即认为伤寒发汗之剂，是但知仲景用桂枝治伤寒，而不知仲景用桂枝治虚劳也；若知桂枝汤治虚劳之义，则深得仲景心法矣。盖桂枝汤辛甘而温之品也，若啜粥温复取汗，则发散营卫以逐外邪，即经曰辛甘发散为阳，是以辛为主也；若加龙骨、牡蛎、胶饴、黄芪，则补固中外以治虚劳，即经曰劳者温之，甘药调之，是以温以甘为主也。由此推之，诸药之性味功能加减出入，其妙无穷也。"（《医宗金鉴》）

【方剂歌括】小建中汤加黄芪，虚劳里急补诸虚。

47. 肾气丸（出于原文第15条）

【组成剂量】干地黄八两（250克）　山药　山萸肉各四两（各120克）泽泻　丹皮　茯苓各三两（90克）　桂枝　附子各一两，炮（各30克）

【方解方论】此方是补益肾阴肾阳之剂。方中重用干地黄补肾滋阴为主药，取其滋肾益髓，填精化气；用酸微温的山萸黄补益肝肾精血，以增地黄滋补之力，使甘凉与酸温互制，补而不寒。辅以山药、茯苓健脾养胃，助后天之本，使肾精有化生之源；少佐桂枝、附子，温煦肾阳，微微生火，以蒸精化气，乃取其"少火生气"之意。仲景用桂枝上行和阴，即蒸精气化生火法。后世有用下行之肉桂，恐失原意。更佐以泽泻、丹皮泻阴中之火，既可监制方中桂、附之燥烈，又可调协肝脾，可收补而不滞之动。诸药合用，

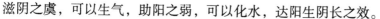

滋阴之虞，可以生气，助阳之弱，可以化水，达阳生阴长之效。

柯琴："若命门火衰，少火几于熄矣，欲暖脾胃之阳，必先温命门之火，此肾气丸纳桂附于滋阴剂中，虽滋心于渊，美厥灵根也。命门有火则肾有生气矣，故不温肾，而名肾气，斯知肾以气为主，肾得气而土自生也。且形不足者，温之以气，则脾胃因虚寒而致病者固瘳，即虚火不归其部，而失血亡血者，亦纳气而归封蛰之本矣。"（《名医方论》）

尤怡："虚劳之人，损伤少阴肾气，是以腰痛，小腹拘急，小便不利。程氏所谓肾间动气已损者是矣。八味肾气丸补阴之虞，可以生气，助阳之弱，可以化水，乃补下治下之良剂也。"（《金匮要略心典》）

【方剂歌括】肾气丸治肾阳虚，干地薯蓣及山萸。

丹皮苓泽与桂附，蒸精化气生火少。

48. 薯蓣丸（出于原文第 16 条）

【组成剂量】薯蓣三十分（60 克）　当归　桂枝　曲　干地黄　豆黄卷各十分（20 克）　甘草二十八分（50 克）　人参七分（15 克）　芎藭　芍药　白术　麦门冬　杏仁各六分（12 克）　柴胡　桔梗　茯苓各五分（10 克）　阿胶七分（15 克）　干姜三分（6 克）　白蔹二分（5 克）　防风六分（12 克）　大枣百枚为膏（炼蜜为丸，每服 6 克，日二次酒送服）

【方解方论】此为调补脾胃、气血双补、内外并治之剂。方中以薯蓣、甘草，甘温补中为主药，合人参、白术、茯苓、干姜补脾益气，又用曲与豆卷作辅助药，寓消于补，使补不碍胃，振奋生化之源。用地黄、芍药、当归、川芎、麦冬、阿胶滋阴养血，配伍补气药，气血双调。佐以桂枝、柴胡、防风、白蔹升阳达表，驱除风气；杏仁、桔梗降气机；大枣以补胃气，酒服以助药势。

上方药多达 21 味，性味平和，补中寓攻，补而不滞，有补虚祛风之功。

徐忠可："不知虚劳证，多有兼风气者，正不可着急治风气，故仲景以四君四物养其气血；麦冬、阿胶、干姜、大枣补其肺胃；而以桔梗、杏仁开提肺气；桂枝行阳，防风运脾，神曲开郁，黄卷宣肾，柴胡升少阳之气，白蔹化入营之风。虽有风气，未尝专治之，谓正气运而风气自去也。然薯蓣最多，且以此为汤名者，取其不寒不热，不燥不滑，脾肾兼宜，故以为君，则诸药皆相助为理耳。"（《金匮要略论注》）

魏荔彤："仲景故为虚劳诸不足而带风气百疾立此方，以薯蓣为主，专理脾胃，上损下损，至此可以撑持。以人参、白术、茯苓、干姜、豆黄卷、

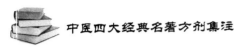

大枣、神曲、甘草助之，除湿益气，而中土之气得行矣。以当归、芎藭、芍药、地黄、麦冬、阿胶养血滋阴，以柴胡、桂枝、防风升邪散热；以杏仁、桔梗、白蔹下气开郁。惟恐虚而有热之人，滋补之药，上拒不受，故为散其邪热，开其逆郁，而气血平顺，补益得纳，勿以其迂缓而舍之。"（《金匮要略方论本义》）

【方剂歌括】薯蓣丸中用八珍，桔防豆枣阿杏仁。

　　　　　　姜桂麦蔹同柴曲，风气虚劳总可珍。（第 4 版教材括）

49. 酸枣仁汤（出于原文第 17 条）

【组成剂量】酸枣仁二升（18 克）　　甘草一两（3 克）　　知母二两（6 克）　茯苓二两（6 克）　　芎藭二两（3 克）

【方解方论】此为养血安神、清热除烦之剂，常用于肝虚血燥所致的虚劳失眠证。重用酸枣仁养肝血、安心神为主药，少用川芎疏达肝气、调畅气血，二者相伍，酸收辛散，相反相成，能更好地发挥养血安神之效；辅以茯苓调养心脾，助枣仁以安心神；知母养阴清热，以除烦躁，并能缓和川芎辛燥之性；少取甘草清热和阴，并合枣仁酸甘化阴。此方药性动静相合，富有妙思。用此方治虚烦，与《伤寒论》栀子豉汤治虚烦大有区别，此者重于宁神，着重不寐；彼者重于除烦，着重懊憹。若拘于外感内伤之别，似嫌笼统不清了。

罗谦甫："枣仁酸平，应少阳木化而治肝极者，宜收宜补，用枣仁至二升，以生心血，养肝血，所谓以酸收之，以酸补之是也。顾肝郁欲散，散以川芎之辛散，使辅枣仁通肝调荣，又所谓以土葆之也。然终恐劳极则火发，伤阴阳旺，阳分不行于阴，而仍不得眠，故佐知母崇阴水以制火，茯苓利阳水以平阴，将水壮而魂自宁，火清而神自静矣。此治虚劳肝极之神方也。"（《删补名医方论》）

尤怡："酸枣仁补肝敛气，宜以为君；而魂既不归，容必有浊痰燥火乘其间而袭其舍者，烦之所由作也，故以知母、甘草清热滋燥，茯苓、川芎行气除痰，皆所以求肝之治而宅其魂也。"（《金匮要略心典》）

【方剂歌括】酸枣仁汤治失眠，川芎知草茯苓煎。

　　　　　　养血除烦清内热，动静相合制方全。

50. 大黄䗪虫丸（出于原文第 18 条）

【组成剂量】大黄十分，蒸（30 克）　　黄芩二两（30）　　甘草三两（40 克）

桃仁一升（60 克）　　杏仁一升（60 克）　　芍药四两（60 克）　　干地黄十两（90克）　　干漆一两（10 克）　　虻虫一升（60 克）　　水蛭百枚（20 克）　　蛴螬一升（30 克）　　䗪虫半升（30 克）

【方解方论】此方是活血化瘀、补虚生新之剂。取大黄、䗪虫、水蛭、虻虫、蛴螬、干漆、桃仁活血破癥，通络消瘀，尤其虫类走窜、行血通闭之力更著；配地黄、芍药濡养血脉，补虚缓急；参以杏仁散结气，通血络，黄芩清热，并佐大黄下瘀血；甘草、白蜜和中益气。制方攻补兼施，而使祛瘀不伤正，扶正不留瘀。且蜜制为丸，酒饮和服，是为峻剂缓服之法，祛瘀生新、缓中补虚之方。临床不仅用于久病正虚，血瘀成癥之证，而且对肝脾肿大、妇女经闭及腹部手术后肠粘连疼痛等证均可取用。

此方制法祛瘀生新，达邪扶正，实质上奠定了后世活血化瘀大法的基础。

喻昌："仲景施活人手眼，以润剂润其血之干，以蠕动唼血之物行死血，名之曰缓中补虚，岂非以行血去瘀，为安中补虚上着耶？然此特世俗所称干血痨之良治也。血结在内，手足脉相失者宜之，兼入琼玉膏润补之药同用尤妙。昌细参其证，肌肤甲错，两目黯黑，及羸瘦不能饮食，全是营血瘀积胃中，而发见于肌肤面目，所以五脏失中土之灌溉而虚极也。此与五神脏之本病不同，故可用其方而导去胃中之血，以纳谷而通流荣卫耳。"（《医门法律》）

尤怡："干血不去，则是以留新血以渗灌不周，故去之不可早也。此方润以濡其干，虫以动其瘀，通以去其闭，而仍以地黄、芍药、甘草和养其虚，攻血而不专主于血，一如薯蓣丸之去风而不着意于风也。"（《金匮要略心典》）

【方剂歌括】大黄䗪虫芩芍桃，地黄杏草漆蛴螬。
　　　　　　虻虫水蛭和丸服，瘀去新生此剂豪。

51. 炙甘草汤（见《伤寒论》方剂第 35 方）

52. 獭肝散（出于原方附方《肘后》）

【组成剂量】獭肝一具，炙干研末，每次服 3 克，日三服

【方解方论】獭肝性温，能止久嗽，杀虫。苏颂谓治传尸劳极，虚汗多热。《药性》谓治上气咳嗽，虚劳嗽病。从其药性分析，能治虚劳咳嗽和传尸劳。从文献记载看，此方前人是用以治疗劳瘵。

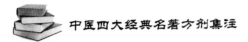

丹波元简："按《本草》：獭肝，甘温有毒。《别录》治鬼疰。而《肘后》主治冷劳之文。云：尸疰鬼疰者……大略令人寒热沉沉嘿嘿，不知其所苦，而无处不恶，累年积月，渐沈顿滞，以至于死。后复注易旁人，乃至灭门，觉如此候者，宜急疗之。"（《金匮玉函要略辑义》）

陆渊雷："今患恶性贫血者，服哺乳动物之肝肾甚效。盖哺乳动物之肝肾含维生素甚多，獭肝治尸疰鬼疰，亦维生素之功也。"（《金匮要略今释》）

【方剂歌括】獭肝散是肘后方，止嗽杀虫治劳瘠。

（六）肺痿肺痈咳嗽上气病脉证并治篇方剂

53. 射干麻黄汤（出于原文第6条）

【组成剂量】射干十三枚（12克）　麻黄四两（9克）　生姜四两（9克）　细辛三两（3克）　紫菀　款冬花各三两（各9克）　五味子半升（6克）　大枣七枚（5个）　半夏大者洗，八枚（9克）

【方解方论】此方属散寒宣肺、降逆化痰之剂，用于外感寒邪内有停饮的寒饮咳喘证。方中用射干下气利咽与麻黄宣肺化痰为主药，助以生姜、细辛散寒行水，款冬、紫菀化痰止咳，半夏降逆开痰，分解其邪。少佐五味子收敛肺气，与麻、辛、姜、夏诸辛散之品同用，使散中有收，不致耗散正气，且收镇咳之效；更佐大枣安中，调和诸药，使邪去而正不伤。此方即于小青龙汤中，除去桂枝、芍药、甘草，而加射干、紫菀、款冬、大枣，可见其宣肺化痰下气之力胜于小青龙汤，而解表散邪之效则不及小青龙汤了。

喻昌："上气而作水鸡声，乃是痰碍其气，气触其痰，风寒入肺之一验耳。发表、下气、润燥、开痰，四法萃于一方，用以分解其邪，不使之合，此因证定药之一法也。"（《医门法律》）

尤怡："咳而上气，肺有邪，则气不降而反逆也。肺中寒饮，上入喉间，为呼吸之气所激，则作声如水鸡。射干、紫菀、款冬降逆气，麻黄、细辛、生姜发邪气，半夏消饮气，而以大枣安中，五味敛肺，恐劫散之药，并伤及其正气也。"（《金匮要略心典》）

徐忠可："凡咳之上气者，皆有邪也。其喉中水鸡声，乃痰为火所吸不能下。然火乃风生，水从风战而作声耳，故以麻黄、细辛驱其外邪为主，以射干开结热气，行水湿毒，尤善清肺气者为臣，而余皆降逆消痰宣散药，惟五味一品以收其既耗之气，令正气自敛，邪气自去，恐肺气久虚，不堪劫散也。"（《金匮要略论注》）

【方剂歌括】射干麻黄汤下气，不在发表在宣肺。

姜枣细辛款冬花，紫菀半夏五味比。

54. 甘草干姜汤（见《伤寒论》方剂第 30 方）

55. 皂荚丸（出于原文第 7 条）

【组成剂量】皂荚八两，刮去皮，用酥炙（研末，以蜜为丸，用枣膏和汤服 6 克，日三夜一服）

【方解方论】皂荚辛咸，能宣壅导滞，利窍涤痰，为祛痰之猛剂，因其性峻猛，故以蜜制丸，枣膏和服，一者缓其性，二者兼顾脾胃，既使胶固难发之痰浊得解，又使痰除而正不伤。

此方药性峻猛，临床使用，必须属形气俱实，痰涎壅盛者。其运用指征为咳喘痰多，稠黏如胶，但坐不得卧，咯唾不爽，胸满或痛连胸胁，大便难，脉滑苔黏等。所以临床使用不限于痰浊、咳喘，凡中风痰饮、喉风等证属于痰涎壅盛，有上述见证者，皆可酌情用之，惟须掌握剂量与服法。

魏荔彤："皂荚园主之，皂荚驱风理痹，正为其有除痰涤垢之能也。咳逆上气，时时吐浊，胸胁臭恶之痰血已结，容不急为涤荡使之滋洗而不留乎？如今用皂荚洗浴以除垢腻，即此理也。用丸俾徐徐润化，自上而下，而上部方清，若用汤直泻无余，不能治上部之胶凝矣。"（《金匮要略方论本义》）

尤怡："时时吐浊者，肺中之痰随上气而时出也。然痰虽出而满不减，则其本有固而不拔之势，不迅而扭之不去也。皂荚味辛入肺，除痰之力最猛，饮以枣膏，安其正也。"（《金匮要略心典》）

【方剂歌括】浊痰上气坐难眠，痈势将成壅又坚。

皂荚蜜丸调枣下，绸缪须在雨之前。（陈修园括）

56. 厚朴麻黄汤（出于原文第 8 条）

【组成剂量】厚朴五两（12 克）　麻黄四两（8 克）　石膏如鸡子大（15 克）　杏仁半斤（12 克）　半夏半升（10 克）　干姜二两（4 克）　细辛二两（3 克）　小麦一升（30 克）　五味子半升（6 克）

【方解方论】此方主药功用化饮降逆、利气平喘，用于水饮迫肺、邪盛于上的咳喘证。重用厚朴，开胸祛湿，化饮开喘，合麻黄、杏仁宣肺利气，降逆为主；助以干姜、半夏、细辛祛寒化饮，逐痰开肺；五味子敛肺平喘，

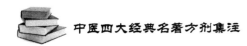

石膏沉降镇逆，小麦甘平养正，以清热安中。

按：此方实是小青龙加石膏汤的变方，以厚朴、杏仁、小麦易桂枝、芍药、甘草，取麻黄配石膏在于发越水饮，取小麦先煎，用其甘平之性以养正安中，并能助石膏解热除烦。

李彣："麻黄去风散肺逆，与半夏、细辛、干姜、五味子、石膏同用，即前小青龙石膏为解表行水之剂也；然土能制水，而地道壅塞，则水亦不行，故用厚朴疏敦阜之土，使脾气健运，而水自下泄矣。杏仁下气去逆，小麦入心经能通火气，以火能生土助脾，而共成决水之功也。"（《删补名医方论》）

尤怡："按：厚朴麻黄汤与小青龙加石膏汤大同，则散寒之力居多，而厚朴辛温，亦能助表，小麦甘平则同五味敛安正气者也。"（《金匮要略心典》）

【方剂歌括】厚朴麻黄汤杏膏，细辛半夏味姜邀。

还加小麦宜先煎，下气化饮喘咳消。

57. 泽漆汤（出于原文第 9 条）

【组成剂量】半夏半升（10 克）　紫参五两，一作紫菀（10 克）　泽漆三斤，以东流水五斗，煮取一斗五升（30 克）　生姜五两（10 克）　白前五两（10 克）　甘草　黄芩　人参　桂枝各三两（各 8 克）

【方解方论】此方主要作用为逐水化饮、止咳平喘。重用泽漆逐水消肿为主药；辅以桂枝通阳，半夏、生姜化饮降逆；助以白前降气平喘，紫参清热利水，黄芩苦以泄热；更以人参、甘草扶正培土，使脾健而能化饮，乃为标本兼治之法。用于脾虚不运、水饮内停的咳喘证。

此方融半夏、生姜、桂枝、白前温化痰饮，紫参（即拳参，又名草河车）苦寒无毒，能消痈清热，黄芩清化痰热，更用参草益气补虚，是一张温清并用、标本兼顾之剂，适用于虚、实、寒、热错杂病证，临床对慢性支气管炎、肺炎、肺癌引起的咳喘皆可运用。

徐忠可："以泽漆之下水、功类大戟者为君，且邪在荣，泽漆兼能破血也；紫菀能保肺，白前能开结，桂枝能行阳散邪，故以为佐；若余药，即小柴胡去柴胡、大枣，和解其膈气而已。"（《金匮要略论注》）

尤怡："泽漆汤以泽漆为君，而以白前、黄芩、半夏佐之，则下趋之力较猛，虽生姜、桂枝之辛，亦只为下气降逆之用而已，不能发表也。"（《金匮要略心典》）

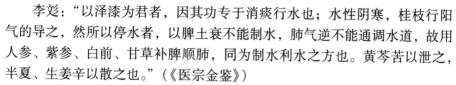

李彣："以泽漆为君者，因其功专于消痰行水也；水性阴寒，桂枝行阳气的导之，然所以停水者，以脾土衰不能制水，肺气逆不能通调水道，故用人参、紫参、白前、甘草补脾顺肺，同为制水利水之方也。黄芩苦以泄之，半夏、生姜辛以散之也。"（《医宗金鉴》）

【方剂歌括】泽漆汤治饮内停，姜夏桂前能温行。

　　　　　　紫参黄芩泄痰热，参草扶正效更灵。

58. 麦门冬汤（出于原文第 10 条）

【组成剂量】麦门冬七升（35 克）　　半夏一升（5 克）　　人参三两（5 克）甘草二两（3 克）　　粳米三合（10 克）　　大枣十二枚（5 个）

【方解方论】此治阴虚肺痿的主方，具清养肺胃下气生津之功。方中重用麦冬为君，润肺养胃，清解虚火；辅以人参、大枣、粳米补益脾胃，使胃得养而气能生津，则肺润金生；用甘草清养利咽且调和诸药。

此方对肺结核、肺癌、胸膜炎所致肺胃阴虚短气喘息，可加减运用。

喻昌："此方治胃中津液干枯，虚火上炎，治本之良法也。……孰知仲景妙法，于麦冬、人参、甘草、大枣、粳米大补中气以生津液队中，又增入半夏辛温之味，以开胃行津而润肺，岂特用其利咽下气哉。顾其利咽下气，非半夏之功，实善用半夏之功也。"（《删补名医方论》）

魏荔彤："主之以麦冬生津润燥，佐以半夏开其结聚，人参、甘草、粳米、大枣，概施补益于胃土，以资肺金之助，是为肺虚有热津短者立法也，亦所以预救于肺虚而有热之痿也。"（《金匮要略方论本义》）

【方剂歌括】麦门冬汤肺痿用，益胃养肺降逆珍。

　　　　　　参草枣粳生津气，加夏一味利咽功。

59. 葶苈大枣泻肺汤（出于原文第 10 条）

【组成剂量】葶苈熬令黄色，捣丸如弹子大（15 克）　　大枣十二枚（6 克）

【方解方论】此属泻肺峻剂，适用于肺痈脓未成或已成的实证。葶苈子苦寒滑利，能开泄肺气、泄水逐痰，治实喘有捷效，但恐其猛泻而伤正气，故佐大枣安中健脾、调和药性，使泻肺而不伤正。仲景对痰水壅盛、形气俱实的证候，善于泻痰逐水剂中，用大枣制其伤正的弊端，诸如皂荚丸、十枣汤皆寓此意。

尤怡："肺痈喘不得卧，肺气被迫，亦已甚矣，故须峻药顿服，以逐其邪。葶苈苦寒，入肺泄气闭，加大枣甘温以和药力，亦犹皂荚丸之饮以枣膏

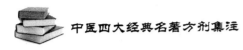

也。"（《金匮要略心典》）

沈明宗："此治标之方也。风中于卫，血气壅逆，呼气不入，则喘不得卧，因循日久，必致肺叶腐败，吐脓而死，故用葶苈急泻肺实之壅，俾气血得利，不致腐溃吐脓，且以大枣先固脾胃之元，其方虽峻，不妨用之耳。"（《金匮要略编注》）

【方剂歌括】葶苈大枣泻肺汤，肺痈实喘投此方。

60. 桔梗汤（见《伤寒论》方剂第100方）

61. 越婢加半夏汤（出于原文第13条）

【组成剂量】麻黄六两（9克）　石膏半斤（15克）　生姜三两（6克）大枣十五枚（7个）　甘草二两（4克）　半夏半升（15克）

【方解方论】此为宣肺泄热、降逆平喘之剂。取发越阳气、散水清热的越婢汤加半夏化痰降逆，治饮热郁肺的咳喘证。方中重用麻黄、石膏辛凉配伍，发越水气，兼清里热；生姜、半夏散水降逆，能调营卫而散表邪，安中气以泄水气；石膏与半夏配伍，可以驱饮邪而降逆气。

魏荔彤："越婢汤之义，寓发散之理于柔道也，且以摄孤阳之根，不令随上逆之气飞越也；如半夏者，意在开其闭塞，知郁而气逆如此，肺窍中必有痰涎之结聚，肺痈之根基也。麻黄、生姜解其郁，石膏清其热，半夏开其瘀，大枣、甘草益其胃，而表里兼治矣。"（《金匮要略方论本义》）

尤怡："越婢汤散邪之力多，而蠲饮之力少，故以半夏辅其未逮，不用小青龙者，以脉浮且大，病属阳热，故利辛寒，不利辛热也。"（《金匮要略心典》）

【方剂歌括】越婢汤中半夏加，麻黄石膏枣草姜。
　　　　　　宣肺泄热能平喘，饮化痰开喘咳消。

62. 小青龙加石膏汤（出于原文第14条）

【组成剂量】麻黄　芍药　桂枝　甘草　干姜各三两（各9克）　细辛三两（6克）　五味子半升（9克）　半夏半升（12克）　石膏二两（9克）

【方解方论】小青龙汤是化饮解表的方剂，治表有风寒、内挟水饮的证候。加石膏辛寒清热除烦，能治疗外感风寒、内有郁热的肺胀咳喘。方中麻、桂解表散寒，宣肺平喘；芍药与桂枝相伍调和营卫；干姜、细辛、半夏温化水饮，散寒降逆，配五味子收敛，可防肺气耗散太过之弊，是散中有收之义。

此方用麻黄配桂枝宣散表寒，配细辛、干姜以散水气，佐少量之石膏（二两）以清郁热；而越婢加半夏汤是重用石膏（半斤）清热，配麻黄发越水气；厚朴麻黄汤则是用厚朴、杏仁配麻黄化饮平喘。从三方可窥仲景善用麻黄配伍，分别达到宣散、清泄、温化目的。

陈修园："心下有水气，咳而上气，以小青龙为的对之剂，然烦躁则挟有热邪，故加石膏，参用大青龙之例，寒温并进，而不相碍。石膏宜生用，研末，加倍用之方效。"（《金匮要略浅注》）

【方剂歌括】小青龙汤加石膏，寒热肺胀咳喘调。

63. 炙甘草汤（见《伤寒论》方剂第 35 方）

64. 甘草汤（见附方《千金》）

【组成剂量】甘草上一味，以水三升，煮减半，分温三服

【方解方论】方中未注明剂量，只注明煎服方法。从此篇附方中炙甘草汤、生姜甘草汤、桂枝去芍药加皂荚汤的组成剂量，甘草为四两（12克）或二两（6克）作参考，编者认为单味使用可在四两（12克）左右。方中亦未注明证治范围，从上述三方皆用于肺痿咳唾涎沫分析，结合甘草甘平和中、益肺养胃之性能，可用于肺痿恢复期之调治。

65. 桔梗白散（见《伤寒论》方剂第 48 方）

66. 生姜甘草汤（见附方《千金》）

【组成剂量】生姜五两（15克）　人参二两（6克）　甘草四两（12克）大枣十五枚（7个）

【方解方论】此方是甘草干姜汤的变方，人参、大枣重在补脾，配生姜以健胃，甘草以和中，可治虚寒肺痿。

沈明宗："即炙甘草汤之变方也。甘草、人参、大枣扶脾胃而生津液，以生姜辛润宣行滞气，俾胃中津液，溉灌于肺则泽槁回枯，不致肺热叶焦，为治肺痿之良法也。"（《金匮要略编注》）

【方剂歌括】生姜甘草汤参枣，千金用治肺痿良。

67. 桂枝去芍药加皂荚汤（见附方《千金》）

【组成剂量】桂枝三两（9克）　生姜三两（9克）　甘草二两（6克）

大枣十枚（4个）　　皂荚一枚，去皮子，炙焦（9克）

【方解方论】此方是平喘攻痰的重剂。桂枝汤去芍药收敛已改变了桂枝汤原意，方中桂枝与生姜、甘草配伍，为辛甘化阳，以祛痰湿，加皂荚滑利开窍，以化痰涎，用大枣之益胃，以防滑利太过，有损胃气。只宜于实证，或肺痿属于虚寒而又痰涎多者，虚证忌用。

沈明宗："用桂枝汤嫌芍药酸收，故去之；加皂荚利涎通窍，不令涎沫壅遏肺气而致喘痿；桂枝和调营卫，俾营卫宣行则肺气振，而涎沫止矣。"（《金匮要略编注》）

【方剂歌括】桂枝去芍加皂汤，痰涎壅实宜此方。

68. 苇茎汤（见附方《千金》）

【组成剂量】苇茎二升（30克）　　薏苡仁半升（30克）　　桃仁五十枚（12克）　　瓜瓣半升（24克）

【方解方论】此为清肺化痰、活血排脓之剂。方中重用苇茎清肺泄热，为治肺痈主药；辅以冬瓜仁祛痰排脓；佐以薏仁清热利湿，桃仁活血祛瘀，以消除内痈。对于肺痈将成者，可使消散；已成脓者，服之可使脓排瘀去，痈自可愈。临床常用于肺脓疡肺炎、支气管炎、百日咳等病的肺热咳嗽。

徐忠可："此治肺痈之阳剂也。……故以苇茎之轻浮而甘寒者，解阳分之气热；桃仁泻血分之结热；薏苡下肺中之湿；瓜瓣清结热而吐其败浊。所谓在上者越之耳。"（《金匮要略论注》）

魏荔彤："苇小芦大，一物也。苇茎与芦根同性，清热利水，解渴除烦；佐以薏苡仁，下气宽中；桃仁润肺滑肠；瓜瓣亦润燥清热之品。再服，当吐如脓，可见为痈结而脓未成，所以可治也，较之葶苈大枣汤、皂荚丸，皆得预治之治，仲景所谓如萌可救者。"（《金匮要略方论本义》）

【方剂歌括】苇茎汤方出千金，桃仁薏仁冬瓜仁。

瘀热肺脏成痈毒，清热排脓病自宁。

（七）奔豚气病脉证并治篇方剂

69. 奔豚汤（出于原文第2条）

【组成剂量】甘草　芎藭　当归　黄芩　芍药各三两（各6克）　　半夏生姜各四两（各12克）　　生葛五两（15克）　　甘李根白皮一升（20克）

【方解方论】此为疏解肝郁、调气降冲之剂。方中李根白皮下气止逆，专治奔豚气(《别录》认为其性大寒，主消渴，止心烦逆，奔豚气）为君药；配半夏、生姜和胃降逆，葛根、黄芩清火平肝；再加芍药、甘草缓急止痛，当归、川芎调肝养血。共奏调肝和胃之功。而用于肝郁化热、气冲腹痛的奔豚气病。

沈明宗："用芎、归、白芍、甘草调养厥阴，少阳血气之正，而邪自外出，以生葛、芩、夏、姜佐李根，解半表半里之寒热，而逆可散。盖奔豚虽属肾病，然兼厥阴、少阳之邪而发者有之。仲景用此方，明非仅寒邪一端致然也。"(《金匮要略心典》)

尤怡："此奔豚气之发于肝邪者。往来寒热，肝脏有邪而气通于少阳也；肝欲散，以姜、夏、生葛散之；肝苦急，以甘草缓之；芎、归、芍药理其血；黄芩、李根下其气。桂、苓为奔豚主药而不用者，不由肾发也。"(《金匮要略心典》)

【方剂歌括】奔豚汤中李根皮，姜夏芍草调冲气。

　　　　　　　　归芎葛芩合一剂，调肝和胃两共施。

70. 桂枝加桂汤（见《伤寒论》方剂第 21 方）

按：此方加桂枝，前人有两种见解：一者认为加桂枝，"意取升阳散邪，固卫补中"（魏荔彤）；一者认为加肉桂，以温肾纳气，使寒水返于下焦，"内泄肾气也"（尤怡）。两者各有所见，不无道理，临证时可随证配用，不必因循守旧。

71. 茯苓桂枝甘草大枣汤（见《伤寒论》方剂第 27 方）

（八）胸痹心痛短气病脉证并治篇方剂

72. 栝蒌薤白白酒汤（出于原文第 3 条）

【组成剂量】栝蒌实一枚，捣（12 克）　　薤白半升（9 克）　　白酒七升（适量）

【方解方论】此方具通阳散结、豁痰下气之功。取苦寒滑润、涤痰开胸的栝蒌为主药，以祛痰散结；辛温通阳、行气止痛的薤白为辅药；再借轻扬之白酒行气活血，以利蒌、薤行气通阳之势，而为佐药。合奏宣通胸阳、消散痰浊、舒展气机，使胸痹证自愈。

徐忠可："故以栝蒌开胸中之燥痹为君，薤白之辛温，以行痹着之气，

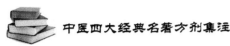

白酒以通行营卫为佐。其急意谓胸中之阳气布，则燥自润，痰自开，而诸证悉愈也。"（《金匮要略论注》）

尤怡："是当以通胸中之阳为主，薤白、白酒辛以开痹，温以行阳；栝蒌实者，以阳痹之处，必有痰浊阻其间耳。"（《金匮要略心典》）

73. 栝蒌薤白半夏汤（出于原文第4条）

【组成剂量】栝蒌实一枚，捣（12克）　薤白半升（9克）　半夏半升（9克）　白酒一斗（适量）

【方解方论】此方即于栝蒌薤白白酒汤中加半夏之苦温以蠲饮降逆，以消散胸中壅塞的痰饮。

按：此二方是治疗胸痹的主方，对冠心病心绞痛属痰浊阻塞者有一定的疗效。如果胸痹兼有瘀血者，可配活血化瘀之品，如失笑散或冠心病二号（丹参、赤芍、川芎、红花、降香等）。动物实验证明，某些化痰药与活血药可使冠状动脉血流量增加，能有预防或减少梗塞发生和消除血栓的作用。

魏荔彤："用半夏之苦，以开郁行气，痛甚则结甚，故减薤白之湿，用半夏之燥，更能使胶腻之物，随汤而荡涤也。日三服，亦从上治者，应徐取频服也。"（《金匮要略方论本义》）

尤怡："胸痹不得卧，是肺气上而不下也。心痛彻背，是心气塞而不和也，其痹为尤甚矣。所以然者，有痰饮为之援也，故于胸痹药中加半夏以逐痰饮也。"（《金匮要略心典》）

74. 枳实薤白桂枝汤（出于原文第5条）

【组成剂量】枳实四枚（9克）　厚朴四两（9克）　薤白半升（9克）桂枝一两（6克）　栝蒌实一枚，捣（12克）

【方解方论】此方即栝蒌薤白白酒汤去白酒，加厚朴、枳实、桂枝组成，具有通阳散结、降逆平冲之功。方中枳实、厚朴散胃中结气以除满，桂枝通阳降逆，除胁下逆抢心，配合栝蒌、薤白散结行气以治痰壅气滞的胸痹证。因酒性上升，不利于气逆，故去而不用。

以上三方同治胸痹，药味加减出入，故有轻重兼挟证情上的区别。栝蒌薤白白酒汤通阳散结，用于胸痹的典型证候，以胸背痛为主证。栝蒌薤白半夏汤，加重了化饮降逆的作用，用于痰涎壅塞胸中的胸痹证，以"不得卧"为主症；枳实薤白桂枝汤，重于理气降逆之功，故治痰浊壅阻、气滞不通的胸痹，以"胁下逆抢心"为主症。细析仲景用药，凡胸痛多用栝蒌，胸满多用枳实，腹满多用厚朴，可见当时已重视专病用专药了。

陈灵石："枳实、厚朴泄其痞满，行其留结，降其抢逆，得桂枝化太阳之气而胸中之滞自开。以此三药与薤白、栝蒌之专疗胸痹者而同用之，亦去痰莫如尽之旨也。"（《金匮方歌括》）

唐容川："用药之法，全凭乎证，添一证则添一药，易一证亦易一药。观仲景此节用药，便知义例严密，不得含糊也。故但解胸痛，则用栝蒌薤白白酒汤；下节添出不得卧，是添出水饮上冲也，则添用半夏一味以降水饮；此一节又添出胸痞满，则加枳实以泄胸中之气，胁下之气亦逆抢心，则加厚朴以泄胁下之气。仲景凡胸满多加枳实，凡腹满均加厚朴，此条有胸满、胁下逆抢心证，故加此二味，与上两方又不同矣，读者细心考求，则仲景用药之通例，乃可识矣。"（《金匮要略浅注补正》）

【方剂歌括】瓜蒌薤白治胸痹，配以白酒最相宜。
　　　　　　加夏加枳桂枝朴，治法稍殊细辨医。

75. 人参汤（见《伤寒论》方剂第81方）

吴谦："心中，即心下也，胸痹病心中痞气，闷而不通者虚也；若不在心下而气结在胸，胸满连胁下气逆撞心者实也。实者用枳实薤白桂枝汤主之，倍用枳、朴者，是以破气降逆为主也；虚者用人参汤主之，即理中汤，是以温中补气为主也。由此可知，痛有补法，塞因塞用之义也。"（《医宗金鉴》）

76. 茯苓杏仁甘草汤（出于原文第6条）

【组成剂量】茯苓三两（15克）　　杏仁五十个（10克）　　甘草一两（5克）

【方解方论】此为宣肺化饮之剂。方中茯苓淡渗化饮化痰，杏仁苦辛宣利气，甘草扶中健脾以调气机，饮去则肺气利，短气自除。可用于饮邪上乘于肺、胸中气塞的咳逆、吐涎沫、短气、尿不利等证。

沈明宗："邪气阻塞胸膈，肺气不得往来流利，则胸中气塞短气。方用杏仁使肺气下通，以茯苓导湿下行，甘草和中，俾邪气去则痹开而气不短矣。"（《金匮要略编注》）

77. 橘枳姜汤（出于原文第6条）

【组成剂量】橘皮一斤（15克）　　枳实三两（10克）　　生姜半斤（8克）

【方解方论】此方有宣通降逆、散气行水作用。方中橘皮宣通气机，枳

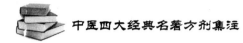

实消痰下气，生姜和胃利水降逆，使气行痹散，痞满自止。可用于饮停于胃、胸中气塞短气、心下痞满、呕吐等证。

此方和胃化饮，偏重于治饮停于胃的心下痞塞、胀满证候；茯苓、杏仁、甘草宣肺化饮，偏重于治饮停胸膈的呼吸迫促证候，但化饮之功则是一致的。

周扬俊："胸痹既有虚实，又有轻重，故痹之重者，必彻背彻心者也；轻者不然，然而何以亦言痹，以其气壅而不舒，短而弗畅也。然一属乎太阴肺，肺有饮，则气每壅而不利，故以茯苓逐水，杏仁散结，用之当矣；又何取于甘草？盖以短气则中土不足也，土为金之母也。一属足阳明胃，胃中实，故君橘皮以理气，枳实以消满，且使积滞去而机窍通，更加生姜之辛，无处不宣，靡有遏抑，庶邪去而证自扶。此同一实证中，而又有脏腑之别也。"（《金匮玉函经二注》）

【方剂歌括】胸痹短气有饮停，宣肺和胃各有用。

　　　　　　　停胃宜使橘枳姜，停膈当投杏草苓。

78. 薏苡附子散（出于原文第7条）

【组成剂量】薏苡仁十五两（30克）　　大附子十枚，炮（30克）

【方解方论】此方具温寒除湿、温经止痛之功。方中重用炮附子达十枚之多，温经散寒之力甚强，配薏苡仁除湿宣痹，导浊阴下行，更能缓解肺之拘挛。二者合用，使寒湿去，阳气通，则痛痹自除。

据《本经》记载，薏苡仁有缓解经脉拘挛的作用，与温经散寒的附子合用，具有缓解疼痛之效。用散剂的目的在于药力厚而显效快。临床也可改用汤剂，此二药可各用30~60克，唯炮附子必须先煎2~4小时，以不麻口为度，再下薏苡仁煎熟，每日分3次服。乌头、附子凡入煎剂，皆须久煎，以破坏乌头碱，否则易发生乌头碱中毒。

周扬俊："取薏苡逐水为君，附子辛热为佐，驱散寒结，席卷而下，焉不胜任而愉快耶。"（《金匮玉函经二注》）

邹澍："附子治急者也，薏苡治缓与急者也，使合而治之，不畏治急多治缓少耶？玩方中二味成剂之意，薏苡固不能驱上冲之寒，而附子却足以助被逼之热，故不稍杀其热，则附子之治寒不专，不振散其寒，则薏苡之清热难恃。《纲目》薏苡原能下气，附子本以逐痹，寒既自下而上升，故下气之物不嫌倍于逐痹，热缘被逼而偏驻，故逐痹之物何妨峻于下气。因制剂之料量，洞识为病之根由，即注家之笼统含糊，均可于此察之矣。"（《本经疏

证》)

从仲景用附子的方法看，凡属亡阳急救的，多用生附子，如四逆汤之类；用于止痛的多取炮附子，如白术附子汤之类；如痛剧而致肢冷汗出则用乌头，如乌头煎、乌头桂枝汤之类。

【方剂歌括】薏苡附子散缓急，温经散寒止痛良。

79. 桂枝生姜枳实汤（出于原文第 8 条）

【组成剂量】桂枝三两（9 克）　生姜三两（9 克）　枳实五枚（12 克）

【方解方论】此方取桂枝、生姜辛温通阳散寒，温化水饮，以平冲逆，佐以枳实开结下气，则痞开逆平，牵痛自止。此方与橘枳姜汤仅一味之差，则主治有别。前者以橘皮配生姜、枳实，专于理气散结，治胸中气塞为主；此方以桂枝配姜、枳，取其通阳降逆，治气逆心痛为主。

尤怡："诸逆，该痰饮、客气而言；心悬痛，谓如悬物动摇而痛，逆气使然也。桂枝、枳实、生姜辛以散逆，苦以泄痞，温以祛寒也。"（《金匮要略心典》）

程林："心中痞，即胸痹也；诸逆如胁下逆抢心之类，邪气独留于上则心悬痛。枳实以泄痞，桂枝以下逆，生姜以散气。"（《金匮要略直解》）

【方剂歌括】桂枝生姜枳实汤，通阳下气两法彰。

80. 乌头赤石脂丸（出于原文第 9 条）

【组成剂量】蜀椒一两（6 克）　乌头一分，炮（3 克）　附子半两，炮（6克）　干姜一两（6 克）　赤石脂一两（9 克）

【方解方论】此方具温阳祛寒、降逆止痛之功。方中乌、附、椒、姜均大辛大热之品，有驱寒止痛之力，李时珍称"附子性重滞，温经逐寒；乌头性轻疏，温经祛风"，二者并用为主药，佐干姜行阳散寒，蜀椒暖气开郁，防大开大散之过，故佐赤石脂温涩调中，收敛阳气，使寒去而不伤。

喻昌："仲景用蜀椒、乌头一派辛辣，以温散其阴邪；然恐胸背既乱之气难安，而即于温药队中，取用干姜之守，赤石脂之涩，以填塞厥气所横冲之新隧，俾胸之气自行于胸，背之气自行于背，各不相犯，其患自除，此炼石补天之精义也。今人知有温气，补气行气，散气诸法矣。亦知有填塞邪气攻冲之窍，今胸背阴阳二气，并行不悖者哉。"（《医门法律》）

【方剂歌括】赤石脂丸乌附并，蜀椒干姜蜜和停。
　　　　　　辛开温运散寒气，温涩调中阳气行。

81. 九痛丸（出自《附方》）

【组成剂量】附子三两，炮（9克）　生狼牙一两，炙香（3克）　巴豆一两，去皮心，熬，研如脂（3克）　人参　干姜　吴茱萸各一两（各6克）

【方解方论】方中附子、干姜温中祛寒散结；吴萸开郁化饮，杀虫止痛；人参补脾益胃，除肠胃中冷痛；巴豆温通杀虫，逐痰破积；狼牙杀虫削坚。按：《千金方》以狼牙作狼毒，狼毒能破积聚、饮食、寒热水气杀虫，从药效分析，宜用狼毒较适合。

【方剂歌括】九痛丸治九种痛，痰饮虫注寒冷并，
　　　　　　附子巴豆生狼牙，人参干姜吴萸成。

（九）腹满寒疝宿食病脉证治篇方剂

82. 厚朴七物汤（出于原文第9条）

【组成剂量】厚朴半斤（15克）　甘草　大黄各三两（6克）　大枣十枚（9个）　枳实五枚（9克）　桂枝二两（4克）　生姜五两（9克）

【方解方论】此为表里双解之剂。方中重用厚朴，轻用大黄，是取其行气出满之功，而不是用其攻积泻下之力；且厚朴与枳实合用，则行气除满的作用更为优越。三者合用，可解其里邪。用桂枝、甘草、生姜、大枣调和营卫，而解其表邪。此方也即是桂枝汤去芍药合厚朴三物汤而成。取桂枝汤（因腹满不痛，故去芍药），解表而和营卫，加厚朴三物汤除实满。如脾胃受伤，兼下利，则去大黄；气逆于上，兼呕吐，则加半夏降逆止呕；寒邪盛则重用生姜以散寒。

按：仲景用表里两治法，多以桂枝汤和攻下药合用，不用麻黄汤配合攻下药。此法大多适用于表证轻里证重的证候。

周扬俊："此有里复有表证也。腹满而能饮食，亦热邪杀谷之义；发热脉浮数，此表邪正炽之时，故以小承气治其里，桂枝去芍药以解其表，内外两解，涣然冰释，即大柴胡汤之意也。以表见太阳，故用桂枝耳。"（《金匮玉函经二注》）

尤怡："枳、朴、大黄，所以攻里；桂枝、生姜，所以攻表；甘草、大枣则以其内外并攻，故以安脏气，抑以和药气也。"（《金匮要略心典》）

【方剂歌括】厚朴七物两解方，里重于表用之良。
　　　　　　桂姜枣草解表邪，厚朴黄枳除实满。

83. 附子粳米汤 （出于原文第 10 条）

【组成剂量】附子一枚，炮（6 克）　　半夏（9 克）　　粳米各半升（15 克）甘草一两（3 克）　　大枣十枚（5 个）

【方解方论】此方温经止痛、散寒降逆。用附子温肾阳，散寒气，以止腹痛；配半夏温中化湿，降逆止呕；益以甘草、大枣、粳米甘缓和中，扶助胃气。临床运用时如胃寒甚者，可加干姜温胃散寒。

徐忠可："以附子温肾散寒，半夏去呕逆，只用粳米合甘枣调胃，建立中气，不用术，恐壅气也。"（《金匮要略论注》）

尤怡："下焦浊阴之气，不特肆于阴部，而且逆于阳位，中上虚而提防撤矣。故以附子辅阳驱阴，半夏降逆止呕，而尤赖粳米、甘、枣，培令土厚，而使敛阴气也。"（《金匮要略心典》）

【方剂歌括】中寒气逆胸腹痛，附子粳米汤温运。
　　　　　　半夏降逆草枣和，寒去气达痛自除。

84. 厚朴三物汤 （出于原文第 11 条）

【组成剂量】厚朴八两（15 克）　　大黄四两（8 克）　　枳实五枚（9 克）

【方解方论】此方为行气通下剂。以厚朴为主药，行气泄满，大黄、枳实为辅佐药，以除积通便。此方与小承气汤药味相同，但分量不同，故主治亦即有差别。此方重用厚朴（八两），故其主要在于行气除满；小承气汤重用大黄（大黄四两，厚朴二两），故其作用主要在于攻下荡积。

按：厚朴七物汤治腹满兼有表证；厚朴三物汤治满痛偏于中脘；大柴胡汤治满痛偏重心下两胁，有时可延至下腹；大承气汤治满痛在绕脐部，胀和积俱重。各方皆有其一定的临床使用指征，宜引起注意。

周扬俊："盖小承君大黄以一倍，三物汤君厚朴以一倍者，知承气之行，行在中下也，三物之行，因其闭在中上也。"（《金匮玉函经二注》）

陈修园："以上厚朴七物汤，以其发热，尚有表邪也；今腹痛而不发热，止是大便闭者，为内实气滞之证也。通则不痛，以厚朴三物汤主之。"（《金匮要略浅注》）

【方剂歌括】厚朴三物有枳黄，味同小承量倍之。
　　　　　　意在行气除腹满，仲景变法治各异。

85. 大柴胡汤 （见《伤寒论》方剂第 74 方）

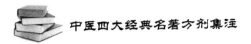

86. 大承气汤（见《伤寒论》方剂第 63 方）

87. 大建中汤（出于原文第 14 条）

【组成剂量】蜀椒二合，炒去汗（3 克）　　干姜四两（9 克）　　人参二两（6 克）　　饴糖一升（30 克）

【方解方论】此方具建中温阳、散寒止痛之功。方中用辛热之蜀椒、干姜，温中散寒，和胃止呕，且蜀椒辛散，能逐寒于上下；人参甘温补中扶正，饴糖甘温入脾，能温中补虚，缓急止痛。二者配合，有理中之意。四药配用合奏温中逐寒、建阳补虚之功。此方温补，与小建中汤同具温中散寒之功，但其温阳止痛之力大于小建中汤。此方与附子粳米汤皆可用于脾胃虚寒证，但此方重用干姜温中散寒，故用治偏于寒甚者；彼重用半夏温化水湿，故可用偏于水湿内停者。临床对胃肠痉挛、肠粘连、胃扩张、蛔虫性肠梗阻等腹痛、呕吐属中焦虚弱、阴寒内盛者，可用本方加减治疗。

试分析药物性能，治虚寒性腹痛，附子不如干姜；治虚寒性呕吐，半夏不如蜀椒；温养脾胃，甘草、粳米、大枣不如人参、饴糖，这正是仲景用药之道。

沈明宗："方用人参、胶饴、干姜建其中气，而温散胸膈之寒；蜀椒能达浊阴下利，俾胃阳亢而寒散痛止。此外肾经虚寒直中，故不用桂附回阳耳。"（《金匮要略编注》）

吴谦："蜀椒、干姜大散寒邪，人参、饴糖大建中虚，服后温复，令有微汗，则寒去而痛止。此治心胸中之寒法也。"（《医宗金鉴》）

【方剂歌括】大建中汤建中阳，蜀椒干姜参饴糖。

阴盛阳虚腹冷痛，温补中焦止痛强。

88. 大黄附子汤（出于原文第 15 条）

【组成剂量】大黄三两（9 克）　　附子三枚，炮（9 克）　　细辛二两（6 克）

【方解方论】此为苦辛通降、温散寒凝之剂，对寒实积滞引起的便秘，在非温不能散其寒，非下不能去其实的情况下，用之最为恰当。取附子辛热，温里散寒；大黄泻下，荡涤积滞。二药配伍温下通便。佐以细辛，辛温宣通，散寒止痛。附、细之辛热走散，制大黄寒性而用其泻下之力，而成温下之方。临床可用于急性胃肠炎之肢厥脉伏的虚寒阳伏证。

对寒邪内伏阴分，仲景制方，往往以细辛配附子，取其温阳散寒。但又因配伍、用量不同，则主治各异。《伤寒论》麻黄附子细辛汤是与麻黄相伍，重点在温散寒邪，使从表解，属温经散寒法；而本方与大黄相伍，重点在温下寒积，属温阳通便法。一药之异，即变解表为下法。而且二方药量不同，也有深义。《古方八法举隅》指出："麻黄附子细辛汤中附子只用一枚，此方附子则用三枚。所以然者，麻、附、细辛是三味温药，只相助而不相制，故附子一枚已足，此方大黄苦寒，且系三两，若只用附子一枚，岂不为大黄牵制，阻碍其逐寒回阳之功？"

仲景治腹满方剂颇多，虚实分明，各有指征。

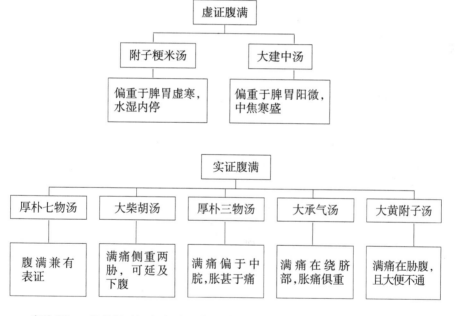

唐容川："当温者不可下，当下者不可温，上数方一寒一热，反观互证，所以明有别也。然又有当温复当下，当下复当温者，是又宜温下并行，不可执着，故特出大黄附子细辛汤之证治，以见温之与下，或分或合，总随证为转移，而不可拘泥也。此是总结上文，皆论腹满之证，自是以下乃单论寒疝，须知仲景书，皆是比较法，腹满、寒疝、宿食，其腹皆能为痛，恐人误认，故合为一篇，使人比较而辨其毫厘也。"（《金匮要略浅注补正》）

【方剂歌括】大黄附子细辛汤，解散寒凝疝痛良。

冷积于内因成实，功专温下妙非常。

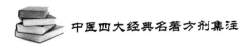

89. 赤丸（出于原文第16条）

【组成剂量】茯苓四两（12克）　半夏四两，洗（12克），一方用桂　乌头二两，炮（6克）　细辛一两（3克）

【方解方论】此方具散寒止痛、化饮降逆之功。方取乌头、细辛辛热相伍，温散寒邪，治沉寒痼冷引起的腹痛；茯苓、半夏温化寒饮，以降逆止呕，用朱砂为衣，取其重以镇逆。

沈明宗："此治心胃寒郁之方也。寒气内客，郁遏胃阳，不行于四肢，故致厥逆，用乌头、细辛，善驱在里之寒风，茯苓渗湿，助半夏消痰而和脾胃，以真朱为色者，即朱砂为衣，取其护心而镇逆也。"（《金匮要略编注》）

【方剂歌括】赤丸方内苓朱砂，乌头细辛合半夏。

　　　　　　腹痛厥逆阴寒盛，散寒止痛力最雄。

90. 乌头煎（出于原文第17条）

【组成剂量】乌头大者五枚，熬去皮，不㕮咀（10克）　蜜二升（60克）

【方解方论】乌头性大热，有毒，可治沉寒痼冷，临床用治腹痛肢冷、脉象沉紧的发作性寒疝证。用蜜煎煮，既可缓和乌头毒性，且能延长疗效。因此方药性峻烈，宜慎用，并且要严格掌握用量。故仲景在方后指出"强人服七合……不可一日再服"。

魏荔彤："乌头辛热，逐寒邪，开阴闭，专用建功，单刀直入，意趋虎穴，此取效之最径捷也；惟恐燥烈伤阴，故于服法又分弱强人，并申一日不可再服之戒也。"（《金匮要略方论本义》）

【方剂歌括】大乌头煎加蜜煮，寒疝腹痛服勿多。

91. 当归生姜羊肉汤（出于原文第18条）

【组成剂量】当归三两（9克）　生姜五两（15克）　羊肉一斤（90克）

【方解方论】此方具温补活血之功，属形精两顾之剂。制方根据《素问·阴阳应象大论》的"形不足者，温之以气；精不足者，补之以味"的理论，取当归温润活血、行滞止痛；生姜辛温散寒、调气止痛；更加血肉有情之品的羊肉温补生血、缓急止痛。故此方不仅适用于血虚寒疝的腹痛，而且对妇人产后血虚所致的腹痛均有疗效。

徐忠可："寒疝至腹痛胁亦痛，是腹胁皆寒气作主，无复界限，更加里急，是内之营血不足，致阴气不能相荣，而敛急不舒，故以当归、羊肉兼补

兼温，而以生姜宣散其寒。然不用参而用羊肉，所谓'精不足者，补之以味'也。"（《金匮要略论注》）

尤怡："此治寒多而血虚者之法。血虚则脉不荣，寒则脉细急，故腹胁痛而里急也。当归、生姜温血散寒，羊肉补虚益血也。"（《金匮要略心典》）

【方剂歌括】当归生姜羊肉汤，血虚有寒腹痛尝。

92. 乌头桂枝汤（出于原文第 19 条）

【组成剂量】乌头（6 克）　桂枝三两，去皮（9 克）　芍药三两（9 克）甘草二两，炙（6 克）　生姜三两（9 克）　大枣十二枚（4 个）　蜜二斤（100 克）

【方解方论】此方熔乌头煎与桂枝汤于一炉。是取乌头用蜜煎，温里驱寒，以解腹中寒痛，合桂枝汤解肌和营，治身痛表证。合奏通达脏腑营卫、表里同治之功。服药后如醉状或呕吐，是药中病的"瞑眩"现象。如药后发现呼吸迫促、头痛、心跳加速、脉搏有歇止状态者，是为乌头中毒现象，应即服绿豆汤或黑豆甘草汤缓解。

上三方皆用于寒疝腹痛，但病机各有不同。乌头煎用于寒邪里重，腹痛剧烈者；当归生姜羊肉汤用于寒热兼虚，痛势较缓者；乌头桂枝汤用于里寒兼有表邪，腹痛身疼并见者。

程林："乌头煎，热药也，能散腹中寒痛；桂枝汤，表药也，能解外证身疼痛。二方相合，则能达脏腑而和营卫，和气血而播阴阳，其药势翕翕行于肌肉之间，恍如醉状。如此，则外之凝寒以行，得吐则内之冷将去，故为中病。"（《金匮要略直解》）

【方剂歌括】乌头桂枝治寒疝，里寒表邪又身疼。
　　　　　　桂枝汤用治表邪，乌头蜜煎解里痛。

93. 乌头汤（见本篇方剂第 90 方乌头煎）

94. 柴胡桂枝汤（见《伤寒论》方剂第 76 方）

95. 走马汤（《外台方》，出自《附方》）

【组成剂量】巴豆二枚，去皮心，熬（3 克）　杏仁二枚（6 克）

【方解方论】此方性烈而开下，用于胸腹壅塞不通的中恶证，取峻烈攻结的巴豆，使其或吐或下以急开其壅；佐杏仁辛润以利肺与大肠之气，共驱

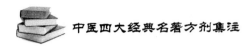

邪外出。此方药性峻猛，非实证不可滥用。

沈明宗："中恶之证，俗谓绞肠乌痧，即臭秽恶毒之气，直从口鼻入于心胸，肠胃脏腑壅盛，正气不行，故心痛腹胀，大便不通，是为实证，非似六淫侵入，而有表里虚实清浊之分，故用巴豆极热大毒峻猛之剂，急攻其邪，佐杏仁以利大肠之气，使邪从后阴一扫尽除，则病得愈；若缓须臾，正气不通，营卫阴阳机息则死，是取通则不痛之义也。"（《金匮要略编注》）

【方剂歌括】走马汤方出外台，二枚巴豆与杏仁。

中恶心痛与腹胀，峻猛开积通便结。

96. 瓜蒂散（见《伤寒论》方剂第 57 方）

（十）五脏风寒积聚病脉证并治篇方剂

97. 旋复花汤（出于原文第 7 条）

【组成剂量】旋复花三两（9 克）　葱十四茎（7 根）　新绛少许（6 克）

【方解方论】此方下气散结，活血通络，用于胸胁胀痛的肝着证。取旋复花下气散结，行血脉之瘀；葱温通阳气，行经脉之气；新绛原为丝帛用红花汁所染成，能入血分而活血通脉，现在也有用茜草或草红花代替使用。

尤怡："旋复花咸温下气散结，新绛和其血，葱叶通其阳，结散阳通，气血以和，而肝着愈，肝愈而肺亦和矣。"（《金匮要略心典》）

魏荔彤："旋复花清阳气分药也，佐以葱之通阳，无非为气分虚寒主治也，加以新绛少许，引入血分，而下趋之血，可用随升举之阳气而思返矣。"（《金匮要略方论本义》）

【方剂歌括】旋复花汤葱新绛，能治肝着气血散。

98. 麻子仁丸（见《伤寒论》方剂第 64 方）

99. 甘草干姜茯苓白术汤（出于原文第 16 条）

【组成剂量】甘草二两（6 克）　白术二两（9 克）　干姜四两（12 克）茯苓四两（15 克）

【方解方论】此方是温中胜湿、健脾利水之剂。方中重用干姜合甘草以温中散寒，茯苓配白术以健脾除湿。四药合伍，辛温甘淡，能温运水湿，故对寒湿侵入肾之外腑（腰部）、痹着肌肉的肾着之病具一定疗效。

尤怡："然其病不在肾之中脏，而在肾之外腑，故其治法，不在温肾以散寒，而在燠土以胜水。甘、姜、苓、术辛温甘淡，本非肾药，名肾着者，原其病也。"（《金匮要略心典》）

【方剂歌括】甘草干姜苓术汤，辛温甘淡水湿行。

腰下冷痛且腹重，病名肾着宜温运。

（十一）痰饮咳嗽病脉证并治篇方剂

100. 茯苓桂枝白术甘草汤（见《伤寒论》方剂第 28 方）

101. 甘遂半夏汤（出于原文第 8 条）

【组成剂量】甘遂大者三枚（3 克）　半夏十二枚，以水一升，煮取半升，去滓（12 克）　芍药五枚（6 克）　甘草如指大一枚，炙（4 克）　白蜜半升（30克）

【方解方论】此方为攻下积实以除留饮之剂。方中以甘遂为君，攻逐水饮；佐以半夏燥湿，散结除痰；恐甘遂行水峻猛，用芍药敛之，甘草和白蜜缓之，且解药毒，虽然甘草与甘遂为相反之药，但合用行水，所谓相反相成，促其留饮尽解，却有相使之义。

此方煎药法，《千金》记载，甘遂与半夏同煎，芍药与甘草同煎，最后将二汁加蜜合煮，顿服，较为安全，可用取法。

张璐："欲直达其积饮，莫若甘遂快利用之为君，欲和脾胃除心下坚，又必以半夏佐之。然芍药停湿，何留饮用之？甘草与甘遂相反，何一方并用？盖甘草缓甘遂之性，使不急速，徘徊其所当；芍药治木郁土中而成坚满，又佐半夏以和胃消坚也。"（《张氏医通》）

魏荔彤："甘遂以驱邪为义，半夏以开破为功，而俱兼燥土益阳之治；佐以芍药收阴，甘草益胃，更用白蜜半升和药汁，引入阴分，阴邪留伏之处而经理之，八合顿服，求其一泄无余也。"（《金匮要略方论本义》）

尾台榕堂："此方之妙，在于用蜜，故若不用蜜，则不特不效，助瞑眩而生变，宜遵守古法。"（《类聚方广义》）

【方剂歌括】甘遂半夏汤法奇，芍药甘草蜜和之。

相反相成逐水饮，攻破利导法堪师。

102. 十枣汤（见《伤寒论》方剂第 56 方）

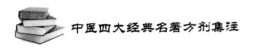

103. 大青龙汤（见《伤寒论》方剂第 13 方）

104. 小青龙汤（见《伤寒论》方剂第 14 方）

105. 木防己汤（出于原文第 24 条）

【组成剂量】木防己三两（9 克）　石膏十二枚，鸡子大（15 克）　桂枝二两（6 克）　人参四两（12 克）

【方解方论】此方具行水散结、镇逆补虚之功，用于虚实错杂的支饮重证。方中木防己配桂枝，苦辛相合，行水散结，通阳降气，使痞坚消散；石膏辛凉沉降，既清郁热，又镇饮邪上逆；人参扶正补虚，配伍应用，是邪正兼顾之意。

徐忠可："木防己为君，通水气壅塞也；人参为佐，恐虚不能运邪也。然膈属太阳之分，非桂则气不化，故加桂枝；痞则胸中必郁虚热，故加石膏。"（《金匮要略论注》）

尤怡："木防己、桂枝一苦一辛，并能行水气而散结气；而痞坚之处，必有伏阳，吐下之余，定无完气，书不尽言，而意可会也。故又以石膏治热，人参益虚，于法可谓密矣。"（《金匮要略心典》）

106. 木防己去石膏加茯苓芒硝汤（出于原文第 24 条）

【组成剂量】木防己　桂枝各二两（6 克）　人参四两（12 克）　芒硝三合（9 克）　茯苓四两（12 克）

【方解方论】此方是对用木防己汤后，仍然水停气阻，痞坚结实，病情反复，前方已力不胜任，故于原方中去石膏辛凉，加茯苓甘淡，渗利痰饮，导水下行。芒硝咸寒，软坚破积，使苦辛升降与软坚淡渗相结合，从而加强破结下水之功。此即"以坚投坚而不破者，即以软投坚而即破之"的意思。

吴谦："若水邪实结者，虽愈亦复发也，即复与前方亦不能愈，当以前方减石膏之寒凝，加芒硝峻开坚结，加茯苓直输水道，未有不愈者也。"（《医宗金鉴》）

【方剂歌括】木防己汤参膏桂，辛苦寒温支饮退。

　　　　　　若仍痞结水气阻，去膏加苓硝软坚。

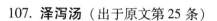

107. 泽泻汤（出于原文第 25 条）

【组成剂量】泽泻五两（15 克）　白术二两（9 克）

【方解方论】此方能利水除饮、补脾利水，用于痰饮眩冒证。方用泽泻入肾利水，使饮邪不得停滞而从小便外泄；白术补脾土以胜水，使饮邪不再聚集。

徐忠可："肾为水之源，泽泻味咸入肾，故以之泻其本而标自行。白术者，壮其中气，使水不复能聚也。然以泽泻泻水为主，故曰泽泻汤。"（《金匮要略论注》）

【方剂歌括】泽泻汤中白术配，入肾补土使饮退。

108. 厚朴大黄汤（出于原文第 26 条）

【组成剂量】厚朴一尺（9 克）　大黄六两（9 克）　枳实四枚（6 克）

【方解方论】此方苦泄寒下，用于饮郁化热的腹满证。方中厚朴、枳实行气宽胸膈而除满，调上焦之气，使气行则水亦行，大黄疏导肠胃使饮邪从下而出。

此方与小承气汤、厚朴三物汤药味相同，但剂量不同，则功效与主治各异。厚朴大黄汤，厚朴（一尺）、大黄（六两）并重，故能行气荡实，而治支饮腹满证候；小承气汤重用大黄（四两）为主，攻下实积，用于腑实便硬证候；厚朴三物汤重用厚朴（八两）为君，主要行气除满，用气滞便闭证候。

陈修园："主以厚朴大黄汤者，是调其气分，开其下口，使上焦之饮，顺流而下。厚朴、枳实，皆气分之药，能调上焦之气，使气行而水亦行也；继以大黄之推荡，直通地道，须支饮以下行，有何胸满之足患哉。此方药品与小承气同，其分量、主治不同，学者宜体认古人用药之妙。"（《金匮要略浅注》）

【方剂歌括】厚朴大黄汤枳实，疏导除满饮自出。
　　　　　　　三物承气皆三味，三方主异治亦殊。

109. 小半夏汤（出于原文第 28 条）

【组成剂量】半夏一升（15 克）　生姜半斤（9 克）

【方解方论】此方和胃止呕，散饮降逆，用于痰饮呕吐的证候。半夏苦温，可燥湿化饮；生姜既能降逆止呕，又能制约半夏的悍性。二者苦辛相

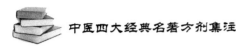

伍，通降之力甚大，故能降逆止吐。

喻昌："支饮上入膈中而至于呕，从高而越，其势最便，但呕家本当渴，渴则可征支饮之余去；若不渴，其饮尚留，去之未尽也；不必加治，但用半夏之辛温，生姜之辛散，再引其欲出之势，则所留之邪自尽矣。"（《医门法律》）

【方剂歌括】小半夏汤用生姜，和胃止呕降逆邪。

110. 防己椒目葶苈大黄丸（出于原文第29条）

【组成剂量】防己　椒目　葶苈熬　大黄各一两（各6克）

【方解方论】此方为分消水饮、导邪下出之法。方中防己、椒目，辛宣苦泄，导水从小便而去；葶苈、大黄，攻坚决壅，逐水从大便而出。前后分消，水去阳通，则脾气能恢复其转输之功，津液自生，故方后云："口中有津液。"这是饮去病解之征。若服药后反加口渴，则为饮阻气结，当加芒硝以软坚破结，这与木防己汤加芒硝同一意义。

现在临床上对此方运用范围已经扩大，诸凡饮邪内聚、壅滞不通之实证，如肺源性心脏病、心包炎、胸膜炎、哮喘等属于这一病机者，均有一定疗效。

尤怡："防己疗水湿，利大便；椒目治腹满，去十二种水气；葶苈、大黄泄以去其闭也。渴者知胃热甚，故加芒硝。经云：热注于内，治以咸寒也。"（《金匮要略心典》）

周扬俊："用防己、椒目、葶苈子皆能利水行积聚结气，而葶苈尤能利小肠，然肠胃受水谷之气，若邪实腹满者，非轻剂所能治，必加芒硝以泻之。"（《金匮玉函经二注》）

【方剂歌括】防己椒目苈黄丸，分消水饮津自还。

111. 小半夏加茯苓汤（出于原文第30条）

【组成剂量】半夏一升（15克）　生姜半斤（9克）　茯苓三两（9克）

【方解方论】此方即小半夏汤加茯苓一味，以和胃降逆，引水下行。取半夏、生姜降逆止呕，加茯苓淡渗利水，故对水气上逆所致的头眩心悸具有一定的疗效。

赵以德："经云：以辛散之。半夏、生姜皆味辛，本草：半夏可治膈上痰。心下痞，呕逆眩者，亦上焦阳气虚，不能升发，所以半夏、生姜并治之。悸则心受水凌，非半夏可独治，必加茯苓去水，下肾逆以安神，神安则

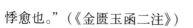

悸愈也。"（《金匮玉函二注》）

【方剂歌括】小半夏加茯苓汤，行水消痞有生姜。

112. 五苓散（见《伤寒论》方剂第22方）

113. 茯苓饮（《外台》，出于《附方》）

【组成剂量】茯苓　人参　白术各三两（各9克）　枳实二两（6克）　橘皮二两半（8克）　生姜四两（9克）

【方解方论】此方为消补兼施、饮病调理之剂。方中茯苓调脾利水，人参、白术大健脾气。三者相合，助运化而使新饮不聚。橘皮、生姜调胃醒脾，枳实理气和胃。三者合用，驱除胃内残留水饮，而达"消痰气，令能食"之功。

徐忠可："此为治痰饮善后最妥当之方。心胸之间，因大吐而虚，故加参；设非大吐，无参，减枳实亦可。俗医谓陈皮即减参之力，此不惟用陈皮，且加枳实二两，补泻并行，何其妙也。"（《金匮要略论注》）

【方剂歌括】茯苓饮方出外台，参术橘皮姜枳实。
　　　　　　消补兼施除痰气，饮病调理食自复。

114. 桂苓五味甘草汤（出于原文第36条）

【组成剂量】茯苓四两（15克）　桂枝四两，去皮（9克）　甘草三两，炙（6克）　五味子半升（6克）

【方解方论】此方通阳和阴，化饮降逆，用于支饮咳嗽、冲气上逆的证候。方中桂枝辛温，配甘草甘平，辛甘化阳，平冲降逆；茯苓化饮，引冲气下行；五味收敛耗散之气，使虚阳纳于下焦，合奏平冲降逆之功。

此方与苓桂术甘汤、苓桂甘枣汤仅一味之差，则功效主治各异。此方茯苓配五味在于平冲纳气，治冲气上逆之候；苓桂术甘汤中茯苓配白术，健脾利水，为治痰饮要方；苓桂甘枣汤中茯苓配大枣，培土宁心，以治水气凌心之悸动。

魏荔彤："专以扶阳逐水、补气收阴为法，足以匡小青龙之不逮矣。茯苓渗水，桂枝扶阳，甘草补中，五味收阴，盖防其上冲外散，类于亡阳奔豚等证，故治法亦归于扶阳抑阴为用也。"（《金匮要略方论本义》）

尤怡："茯苓、桂枝能抑冲气使之下行；然逆气非敛不降，故以五味之酸，敛其气，土厚则阴火自伏，故以甘草之甘补其中也。"（《金匮要略心

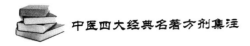

典》）

【方剂歌括】桂苓五味甘草汤，通阳化饮冲气降。

桂苓术枣汤宁心，桂苓术甘汤健脾。

115. 苓甘五味姜辛汤（出于原文第37条）

【组成剂量】茯苓四两（12克）　甘草三两（9克）　干姜三两（9克）细辛三两（3克）　五味子半升（9克）

【方解方论】此方是桂苓五味甘草汤去桂枝加干姜、细辛，用于服桂苓五味甘草汤后，冲气下降、咳嗽、胸满等支饮又发的证候。方中茯苓、甘草化气行饮，干姜、细辛入肺散寒，五味蠲饮止咳，合用以治咳嗽胸满之证。

魏荔彤："心从阳也，法用桂苓五味甘草汤去桂枝之辛而升举，加干姜、细辛之辛以开散，则胸膈之阳大振，而饮邪自能存，况敢窝隐阴寒上冲之败类乎？虽云以治其咳满，而支饮之邪，亦可骎衰矣。"（《金匮要略方论本义》）

116. 桂苓五味甘草去桂加干姜细辛半夏汤（出于原文第38条）

【组成剂量】茯苓四两（12克）　甘草二两（6克）　细辛二两（3克）干姜二两（6克）　五味子　半夏各半升（各9克）

【方解方论】此方是苓甘五味姜辛汤加半夏而成。对支饮在心下，阳气被阻，饮与寒互结上逆呕吐，前方不能控制其势，再加半夏，因半夏有驱水饮、止呕逆的功效。

尤怡："仲景以为渴而冲气动者，自当治其冲气，不渴而冒与呕者，则当治其水饮，故内半夏以去其水。……约而言之，冲气为麻黄所发者，治之如桂、苓、五味、甘草，从其气而导之矣；其为姜、辛所发者，则宜甘淡咸寒益其阴以引之，亦自然之道也。若更用桂枝，必悍格不入，即下亦必复冲。所以然者，伤其阴故也。"（《金匮要略心典》）

周扬俊："冲气之胃不呕，支饮之胃，是饮犯胃，必兼呕证，宜仍用姜辛原方加半夏以去胃中之水则愈，勿误认为冲气也。"（《金匮玉函经二注》）

117. 苓甘五味加姜辛半夏杏仁汤（出于原文第39条）

【组成剂量】茯苓四两（12克）　甘草三两（9克）　干姜三两（9克）细辛三两（3克）　五味子半升（9克）　半夏半升（9克）　杏仁半升，去皮尖（9克）

【方解方论】此即苓甘五味姜辛半夏汤加杏仁一味，疏利肺气，合为散寒化饮、宣肺利气之剂，治疗胸中支饮未尽除、气机上逆、肺失通调、水饮溢于体表、身体浮肿的证候。

尤怡："水在胃者为胃为呕，水在肺者为喘为肿。呕止而形肿者，胃气和而肺壅未通也，是惟麻黄可以通之；而血虚之人，阳气无偶，发之最易厥脱，麻黄不可用矣。杏仁味辛能散，味苦能发，力虽不及，与证适宜也。"（《金匮要略心典》）

118. 苓甘五味加姜辛半杏大黄汤（出于原文第40条）

【组成剂量】茯苓四两（12克）　甘草三两（9克）　干姜三两（9克）
细辛三两（3克）　五味子半升（9克）　半夏半升（9克）　杏仁半升，去皮尖
（9克）　大黄三两（9克）

【方解方论】此即前方加大黄一味，苦寒清泄胃热，一方面引热下行，另一方面苦寒之味可制约姜、辛的辛燥太过，这是寒温杂用、相辅而行的方法。主治水饮挟胃热上冲的证候。

徐忠可："支饮久咳之人，胸中之宗气久为水寒所蚀，故亟易咳满；逮咳满而借姜、辛以泄满止咳，则姜、辛自未可少，谓饮气未即去，则肺之寒侵，刻刻须防也。至面热如醉，与首条翕然如醉不同，前因冲气，病发在下，此不过肺气不利，乃滞外而形肿，滞内而胃热，故但以杏仁利其胸中之气，复以大黄利其胃中之热耳。"（《金匮要略论注》）

【方剂歌括】苓甘五味姜辛汤，化气蠲饮两法当。

饮逆呕吐加半夏，如治身肿杏仁参。

益以大黄泄胃热，变通四法奏效彰。

（十二）消渴小便不利淋病脉证并治篇方剂

119. 文蛤散（出于原文第6条）

【组成剂量】文蛤五两（研末，每服6克）

【方解方论】文蛤即花蛤，性味咸寒，有清热止渴、利尿生津之功，与牡蛎同效果，研末送服，能治热伤津所致的消渴证候，并非治杂病上的消渴病。此方亦见于《伤寒论·太阳病篇》。

赵以德："尝考本草：文蛤、海蛤治浮肿，利膀胱，下小便。其味咸冷，咸冷本于火，则可益水；其情润下，润下则可行水。合咸冷润下，则可

退火。治热证之渴饮不止，由肾水衰少，不能制盛火之炎，燥而渴。今益水治火，一味两得之。《内经》曰：心移热于肺，传为膈消者，尤宜于咸味，切于入心也。"（《金匮玉函经二注》）

徐忠可："文蛤性咸，而为至阴之物，能软坚能润燥，能除热，故效。然只一味，取其专而下之，以清中下焦之燥热也。"（《金匮要略论注》）

【方剂歌括】热伤津液消渴证，文蛤一味研末饮。

120. 栝蒌瞿麦丸（出于原文第10条）

【组成剂量】栝蒌根二两（12克）　茯苓　薯蓣各三两（各12克）　附子一枚，炮（6克）　瞿麦一两（9克）

【方解方论】此方重在清上温下，阴阳并补，具化气、利水、润燥之功。方中以瓜蒌根清上焦邪热以滋阴，瞿麦导下焦邪热，茯苓启中焦脾枢，三药合用清上启中导下，于三焦水道无处不到。佐薯蓣之甘温，补中益气，除寒热邪气，使以附子大辛大热之品，以启肾中真阴，上蒸津液，下蒸水液，既防瞿麦、茯苓清利太过之弊，又与瓜蒌根、茯苓、山药配伍，共奏阴阳并补之妙。全方温而不燥，清而不寒，滋而不腻，使气化复常，水有所主，对上燥下寒的小便不利具一定疗效。

尤怡："此下焦阳弱气冷，而水气不行之证，故以附子益阳气，茯苓、瞿麦行水气。观方后云，腹中温为知，可以推矣。其人若渴，则是水寒偏结于下，而燥火独聚于上，故更以薯蓣、栝蒌根除热生津也。夫上浮之焰，非滋不息，下积之阴，非暖不消，而寒润辛温，并行不悖，此方为良法矣。欲求变通者，须于此三复焉。"（《金匮要略心典》）

吴谦："以薯蓣、花粉之润燥生津，而苦渴自止；以茯苓、瞿麦之渗泄利水，而小便自利；更加炮附宣通阳气，上蒸津液，下利水气，亦肾气丸之变制也，然其人必脉沉无热，始合法也。"（《医宗金鉴》）

【方剂歌括】小便不利渴斯成，水气留中液不生。
　　　　　　栝蒌瞿麦薯苓附。温阳利水气化通。

121. 蒲灰散（出于原文第11条）

【组成剂量】蒲灰七分（10克）　滑石三分（6克）

【方解方论】此方具有化瘀利窍泄热之功。方中蒲灰，注家有认为是蒲席烧灰，亦有认为是蒲黄粉。从《本经》谓蒲黄主治心腹膀胱寒热、利小便止血消瘀的作用来看，当以蒲黄为是。《千金要方》也记载蒲黄、滑石两味组方，治"小便不利，茎中急痛，少腹急痛"。蒲黄在临床上，有生用或炒用之别，《大明本草》云："破血消肿者生用之，补血止血者须炒用。"从本方配伍滑石这一点来看，应以生用为是。至于称蒲灰，邹润安解释说："蒲黄之质，固有似于灰也。"故用蒲黄凉血消肿消瘀，配滑石清热利湿，除用于湿热引起的小便不利、尿道疼痛、少腹急痛外，对小便利又兼身肿的湿热证候亦有一定疗效。

122. 滑石白鱼散（出于原文第 11 条）

【组成剂量】滑石二分（6 克）　　乱发二分，烧（6 克）　　白鱼二分（6 克）

【方解方论】方中白鱼，又名夜鱼，《别录》谓其能"疗淋堕胎"；"乱发主五淋，大小便不通"。故方中用白鱼消瘀行血，乱发止血消瘀，配滑石以通利小便，能治疗热在下焦的血淋、小便不利、少腹胀满等证。

123. 茯苓戎盐汤（出于原文第 11 条）

【组成剂量】茯苓半斤（15 克）　　白术二两（6 克）　　戎盐弹丸大一枚（6克）

【方解方论】此方能益肾清热、健脾利湿。方中戎盐即青盐，性味咸寒入肾，益精气，利水湿，治溺血吐血；白术甘温健脾；茯苓甘淡渗湿。配合运用能治疗中焦脾虚、下焦湿热较甚的小便不利证。曹颖甫称此方"为膏淋、血淋、阻塞水道，通治之方"。

以上三方，都以利小便为主，又都能兼治淋和溺血。但临床运用，三方主治各有轻重虚实之别，蒲灰散善于利湿通溺；滑石白鱼散擅长消瘀止血；而茯苓戎盐汤，则具有健脾之功，是通中兼补之方。

赵以德："自三方观之，悉为膀胱血病涩滞，致气不化而小便不利也。蒲灰、滑石者，《本草》谓其利小便，消瘀血。蒲黄治瘀血为君，滑石利窍为佐。乱发、滑石、白鱼者，发乃血之余，能消瘀血、通关便，《本草》治妇人小便不利，又治妇人无故溺血。白鱼去水气，理血脉，可见皆血剂也。茯苓戎盐汤的戎盐，即北海盐。膀胱乃水之海，以气相从，故盐味润下，佐茯苓利小便，然盐亦能走血，白术亦利腰脐间血，故亦治血也。三方亦有轻重，乱发为重，蒲灰次之，戎盐又次之。"（《金匮玉函经二注》）

尤怡："蒲，香蒲也。宁原云，香蒲去湿热，利小便，合滑石为清利小便之正法也。《别录》云：白鱼开胃下气，去水气；血余疗转胞，小便不通，合滑石为滋阴益气，以利其小便者也。《纲目》戎盐即青盐，咸寒入

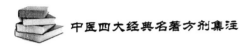

肾，以润下之性而就渗利之职，为驱除阴分水湿之法也。仲景不详见证，而并出三方，以听人随证审用，殆所谓引而不发者欤？"（《金匮要略心典》）

【方剂歌括】治淋三方各擅长，蒲灰散中滑石参。

若须化瘀与止血，滑石白鱼发灰散。

又有茯苓戎盐汤，白术用之通补良。

124. 猪苓汤（见《伤寒论》方剂第71方）

（十三）水气病脉证并治篇方剂

125. 越婢汤（出于原文第23条）

【组成剂量】麻黄六两（9克）　石膏半斤（30克）　生姜三两（9克）甘草二两（6克）　大枣十五枚（7个）

【方解方论】此方是以散邪清热、补中益胃的方法治水。方中麻黄通阳散表，配生姜宣散水湿，配石膏清肺胃郁热而除口渴，再参以甘草、大枣补益中气，共奏发越阳气、散水清热之功。方后注云，恶风者加附子，乃供其温经复阳止汗作用，治汗多阳伤。若水湿过盛，再加白术，健脾除湿，配麻黄表里同治。

此方与大青龙汤、麻杏石甘汤皆取用了麻黄与石膏，但配伍不同，则功效主治各异。此方重在麻黄与生姜相伍，通阳散水，参石膏清郁热，故主治风水挟热的证候；大青龙汤取麻黄与石膏相伍，发汗清热，主治伤寒表寒、里热证候；麻杏石甘汤取麻黄与杏仁配伍宣肺化痰，合石膏清肺热，主治表实肺热咳喘的证候。

徐忠可："麻黄发越其阳，石膏清其热，甘草和其中，姜枣以通营卫而宣阳气也。此方剂独重，盖比前风多气多则热多，且属急风，故欲一剂铲之。若恶寒知内虚，故加附子。《古今录验》加术，并驱湿矣。"（《金匮要略论注》）

尤怡："麻黄之发阳气，十倍防己，乃反减黄芪之实表，增石膏之辛寒，何耶？脉浮不渴句，或作脉浮而渴。渴者热之内炽，汗为热逼，与表虚出汗不同，故得以石膏清热，麻黄散肿，而无事兼固其表也。"（《金匮要略心典》）

【方剂歌括】越婢辛凉散水邪，麻黄石膏枣草姜。

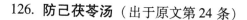

126. **防己茯苓汤**（出于原文第 24 条）

【组成剂量】防己三两（9 克）　　黄芪三两（9 克）　　桂枝三两（9 克）　茯苓六两（15 克）　甘草二两（6 克）

【方解方论】此方能温化利水。方中防己、黄芪走表祛湿，使皮水从外而解；桂枝、茯苓通阳化水，使水气从小便而去；而且桂枝与黄芪相协，又能通阳行痹，鼓舞胃阳；甘草调和诸药，协黄芪以健脾，脾旺则能制水，以预防肾水泛滥而免加重水肿。

此方即防己黄芪汤去术加桂、苓而成。二方皆有防己、黄芪，但防己黄芪汤防己、黄芪二药各一两，此方二药各三两，可见此方温散之力较强，祛除皮水作用亦甚。

沈明宗："防己茯苓除湿而利水，以黄芪补卫而实表，表实则邪不能容，甘草安土而制水邪，桂枝以和营卫，又行阳化气而实四末，俾风从外出，水从内泄矣。"（《金匮要略编注》）

徐忠可："药亦同防己黄芪汤，但去术加桂苓者，风水之湿在经络近内，皮水之湿在皮肤近外，故但以苓协桂，渗周身之湿，而不以术燥其中气也。不用姜枣者，湿不在上焦之营卫，无取乎宣之耳。"（《金匮要略论注》）

【方剂歌括】防己茯苓汤化水，黄芪桂枝甘草配。
　　　　　　风水挟热身浮肿，阳气发越水散清。

127. **甘草麻黄汤**（出于原文第 25 条）

【组成剂量】甘草二两（6 克）　　麻黄四两（9 克）

【方解方论】此方辛甘相伍，是取辛甘发散之义，且麻黄宣通肺气，肺气通则小便利；可以退肿；甘草和中调脾，并缓麻黄之温燥，治皮水腰以上浮肿较显著，无汗、无热象者。

吴谦："皮水表虚有汗者，防己茯苓汤固所宜也；若表实无汗有热者，则当用越婢加术汤；无热者，则当用甘草麻黄汤，发其汗使水外从皮去也。"（《医宗金鉴》）

【方剂歌括】甘草麻黄辛甘配，皮水无汗浮肿退。

128. **麻黄附子汤**（出于原文第 26 条）

【组成剂量】麻黄三两（9 克）　　甘草二两（6 克）　　附子一枚，炮（6 克）

【方解方论】此方温经发汗，治阳虚而有水邪的证候。方中麻黄辛温发

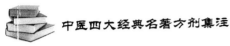

表散水，附子大热扶阳通经，甘草和中，合用既散水邪，又兼顾肾阳。

喻昌："风气之病，发其汗则自止耳。即脉沉无他证者，当仿伤寒太阳例，用麻黄杏子甘草石膏汤发散其邪以救肺，此治金水二脏之大法也。"（《医门法律》）

【方剂歌括】麻黄附子汤甘草，温经发汗水肿消。

129. 杏子汤（见《伤寒论》方剂第15方）

原著中未见方，多数注家疑为麻黄杏仁石膏甘草汤。

130. 黄芪芍药桂枝苦酒汤（出于原文第28条）

【组成剂量】黄芪五两（15克）　　芍药三两（9克）　　桂枝三两（9克）苦酒一升（100毫升）

【方解方论】此方祛湿散水调和营卫，方中重用黄芪补气实卫，走表祛湿，桂枝、芍药调和营卫以解郁遏，配苦酒同煮以增强泄营中郁热的作用，可用于身肿、发热、黄汗等证。

魏荔彤："用黄芪补气固表，芍药、苦酒治在血分，引桂枝入营驱其水湿之邪。一方而专血分兼表里，其义备矣。服后心烦，仍服勿与苦酒湿热，未免与湿热相阻，然非此无以入血而驱邪。所谓从治之法也。"（《金匮要略方论本义》）

【方剂歌括】黄芪芍桂苦酒汤，身肿黄汗投此方。

131. 桂枝加黄芪汤（出于原文第30条）

【组成剂量】桂枝三两（9克）　　芍药三两（9克）　　甘草二两（6克）生姜三两（9克）　　大枣十二枚（4个）　　黄芪二两（6克）

【方解方论】此方行阳散邪，用于湿潴肌腠的黄汗病。用桂枝汤解肌调卫去烦，饮热粥取汗，助药效以发郁阻的湿邪，加黄芪温阳实表，增强药力，使阳郁得伸，则热达湿解。

魏荔彤："仲景主之以桂枝加黄芪汤驱邪于表，升阳于里，驱邪以固卫，而营卫之泄为汗者止矣。升阳兼补气，而内湿之酿为热者消，知一方而湿去热除气充阳旺，乃邪正兼理之法也。"（《金匮要略方论本义》）

【方剂歌括】桂枝汤中加黄芪，行阳散邪两法奇。

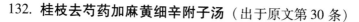

132. **桂枝去芍药加麻黄细辛附子汤**（出于原文第 30 条）

【组成剂量】桂枝三两（9 克）　生姜三两（9 克）　甘草二两（6 克）大枣十二枚（4 个）　麻黄二两（6 克）　细辛二两（3 克）　附子一枚，炮（6克）

【方解方论】此方是温阳散寒、通利气机之剂，用于水饮停胃所致的痞结证候。方中桂枝汤去芍药之酸寒，以振奋卫阳，合麻黄附子细辛汤温经散寒，两者相协，能通彻表里，使阳气通行，阴凝解散，阴阳调和，气血营卫亦自复常。这是行阳化气治水湿虚寒之法。方后注"当汗出，如虫行皮中，即愈"，是药后阳气运行周身，阴凝之邪解散的现象。

唐宗海："方中麻黄、桂枝、生姜以攻其上，附子、细辛以攻其下，甘草、大枣补中焦以运其气，庶上下之气交通，而病可愈，所谓大气一转，其结乃散也。"（《金匮要略浅注补正》）

【方剂歌括】桂枝汤中去芍药，再合麻辛附子方。

　　　　　　行阳化气解阴凝，水湿虚寒一服散。

133. **枳术汤**（出于原文第 32 条）

【组成剂量】枳实七枚（6 克）　白术二两（9 克）

【方解方论】此方健脾利湿，行气散结。方中枳实消胀，取苦以泄之，白术祛湿，乃苦以燥之之义，消散水饮痞结，服后腹中软，是水湿阴寒解散之征。后张元素治痞制枳术丸，即从此方化出。临床对水饮致痞，多用汤剂荡涤之，对食积致痞，则用丸剂消磨之。

张璐："枳术二味开其痰结，健其脾胃，而阳分之邪解之自易易耳。人但知枳实太过，而用白术和之，不知痰饮所积，皆由脾不健运之故，苟非白术豁痰利水，则徒用枳实无益耳。"（《张氏医通》）

【方剂歌括】枳术汤方消痞胀，利湿行气两法彰。

（十四）黄疸病脉证并治篇方剂

134. **茵陈蒿汤**（出于原文第 13 条）

【组成剂量】茵陈蒿六两（30 克）　栀子十四枚（15 克）　大黄二两（10克）

【方解方论】此方为治湿热黄疸的主方，具有清泄湿热从二便而解的作用，适用于阳明（胃、肠）瘀热的黄疸。方中重用茵陈淡渗清利湿热，以退黄疸，助以栀子苦寒，清化三焦湿热，佐以大黄下积滞，泄瘀热。其茵陈与栀子配伍，可使湿热从小便而出，茵陈与大黄配伍，攻下瘀热，从大便排除，邪从二便而解，黄疸自退。可见，此方除用于杂病中的黄疸外，对急性热病中并发黄疸者，亦有一定疗效。

徐忠可："药用茵陈、栀子、大黄，乃以开郁解热为主，非发表亦非攻里也。盖茵陈性苦辛寒，善开肌肉之郁；栀子轻浮性凉，能解内郁，而降屈曲之火；大黄虽为攻下之象，然从栀子、茵陈，则取其相佐以开郁解热，所以茵陈最多而大黄少也。"（《金匮要略论注》）

"茵陈蒿汤在临床和动物实验中，能引起明显的胆囊收缩，具有利胆作用，还可使血清胆汁酸、胆酯含量改变。而这三个单味生药，除栀子略有缩胆囊作用外，余均无明显利胆效能。但是茵陈和大黄合用，即能利胆。栀子和大黄相配，显轻度催胆作用，后入大黄是必要条件，似具起催胆效能的触媒作用。故以茵陈蒿汤加减治疗湿热黄疸型肝炎等疾患时，若方中不用大黄会有损该汤的效能。"（天津《科技简讯》1976年第1期）

【方剂歌括】茵陈蒿汤大黄栀，瘀热阳黄此法施。

　　　　　　尿赤便难腹胀满，清泄湿热二便利。

135. 硝石矾石散（出于原文第14条）

【组成剂量】硝石　矾石（烧）等份（各5~10克）

【方解方论】此方属消瘀逐湿之剂。方中硝石，《本草纲目》即为火硝，味苦咸，能入血分以胜湿，二药合用能泄中满而消瘀积，使邪从大小便排泄，故方后注"病随大小便去，小便正黄，大便正黑，是候也"。每次服"方寸匕"，剂量较小，药力并不峻烈，而且用大麦汁和服，还可以宽胃益脾。适用于女劳疸，兼有瘀血的证候。实际临床上还可以用于其他内伤诸黄。

喻昌："此治女劳疸之要方也。……女劳疸蓄积之血，必匪朝夕，峻攻无效，但用石药之悍，得以疾趋而下达病所，硝石咸寒走血，可消逐其热瘀之血，故以为君；矾石，本草谓其能除痼热在骨髓，用以清肾及膀胱脏腑之热，并建消瘀逐浊之功，此方之极妙者也。"（《医门法律》）

徐忠可："消矾散主之者，消能散虚郁之热，为体轻脱，而寒不伤脾；矾石能却水，而所到之处邪不复侵……合而用之，则散郁热解肾毒，其于气血阴阳，汗下补泻等治法，毫不相涉，所以为佳。"（《金匮要略论注》）

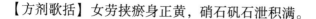

【方剂歌括】女劳挟瘀身正黄，硝石矾石泄积满。

136. 栀子大黄汤（出于原文第15条）

【组成剂量】栀子十四枚（15克）　　大黄一两（6克）　　枳实五枚（6克）
豉一升（10克）

【方解方论】此方苦寒开泄、清除实热。方中栀子苦寒，香豉升散，合用以清心中郁热；大黄行滞，枳实开积，共除胃肠之积热。可用于酒疸或其他黄疸之偏于热胜的证候。

此方与茵陈蒿汤同有栀子、大黄，同有清除实热之功。但同中有异，此方用大黄一两，辅以栀子清热和胃，茵陈蒿汤用大黄二两，辅以茵陈利湿通便。可见此方利湿通便的作用不如茵陈蒿汤；但和胃除烦的作用，则优于茵陈蒿汤。

张璐："此即枳实栀子豉汤之变名也。大病后劳复发热，服枳实、栀子、豉三味，复令微汗，使余热从外而解；若有宿食，则加大黄从内而解。此治酒疸之脉沉者，用此方以下之。"（《张氏医通》）

徐忠可："盖酒热气血两伤，欲速逐之，故以枳实佐大黄，气下而血分之热解；以豆豉佐栀子清膈而使气分之热散；酒必挟湿，因其阴大伤，故不用燥药以耗其津，亦不用渗药以竭其液。谓热散则湿不能留也，则凡治病之湿热而兼燥者，于此可悟矣。"（《金匮要略论注》）

【方剂歌括】酒热内结身发黄，栀子大黄汤苦寒。
　　　　　　枳实香豉共四味，清解实热能除烦。

137. 猪膏发煎（出于原文第17条）

【组成剂量】猪膏半斤（30克）　　乱发如鸡子大三枚（10克）

【方解方论】此方具润燥通便作用。方中用猪脂利血脉，解风热润燥结；乱发烧灰能消瘀结而通大便。二者合用能促使肠胃功能恢复，宜用于因燥结而兼血瘀所引起的萎黄证，而不宜于湿热所致的黄疸。

尤怡："此治黄疸不湿而燥者之法。……盖湿热经久，变为坚燥，譬如盦曲，热久则湿去而干也。本草：猪脂利血脉，解风热，乱发消瘀，开关格，利水道，故曰病从小便出。"（《金匮要略心典》）

沈明宗："此黄疸血分通治之方也。寒湿入于血分，久而生热，郁蒸气血不利，证显津枯血燥，皮肤黄而暗晦，即为阴黄，当以猪膏润燥，发灰入血和阴，俾脾胃之阴得其和，则气血不滞，而湿热自从小便去矣。"（《金匮

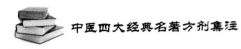

要略编注》）

【方剂歌括】猪膏发煎治萎黄，润燥通便效非常。

138. 茵陈五苓散（出于原文第 18 条）

【组成剂量】茵陈蒿末十分（20 克）　　五苓散五分（10 克）

【方解方论】此方即五苓散加茵陈，但主药却为茵陈了。方中重用茵陈清利湿热，配五苓散化气，而达清热利水去湿之功。故本方适用于湿重于热、小便不利的黄疸。与茵陈蒿汤治湿热两盛的黄疸，是同中有异的。

沈明宗："此黄疸小便闭塞，气分实证通治之方也。胃中湿热相蒸则一，但有气血风寒之分，故后人有阴黄阳黄之别。盖胃为水谷之海，营卫之源，风入胃家气分，风湿相蒸，是为阳黄；湿热流于膀胱，气郁不化，则小便不利，当用五苓散，宣通表里之邪。茵陈开郁而清湿热，则黄自退矣。"（《金匮要略编注》）

【方剂歌括】茵陈加入五苓散，利湿退黄效更强。

139. 大黄硝石汤（出于原文第 19 条）

【组成剂量】大黄　黄柏　硝石各四两（各 10 克）　　栀子十五枚（15 克）

【方解方论】此方具清热通便、利湿除黄之功，用于实热内盛的黄疸证候。方中用峻下的大黄、硝石攻下瘀热，配苦寒的栀子、黄柏清泄里热。临床运用，须掌握有实热的指征，诸如腹部和胁下胀痛、拒按、二便不利、脉滑数有力等等。

从方药上看。本方与茵陈蒿汤、栀子大黄汤同具有大黄、栀子，皆用于实证黄疸，然因配伍不同，功效主治各有差别。本方与栀子大黄汤虽皆宜于偏于热胜的黄疸，然因本方配伍了硝石，则其攻下实热之力更甚，而栀子大黄汤配伍了香豉，故其所治病位偏上。而茵陈蒿汤是茵陈蒿为主药，栀、黄为辅助药，故宜用于湿热两胜的证候，但其清热之功却不及本方了。

李彣："里病者，湿热内甚，用栀子清上焦湿热，大黄泻中焦湿热，黄柏清下焦湿热，硝石则于苦寒泻热之中而有燥烈发散之意，使药力无所不至，而湿热怠消散矣。"（《医宗金鉴》）

【方剂歌括】里热壅盛体正黄，大黄硝石汤方良。

栀子黄柏共纳入，清泄之力算此强。

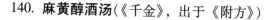

140. **麻黄醇酒汤**（《千金》，出于《附方》）

【组成剂量】麻黄三两（10克）　　美清酒五升（100毫升）煮取二升半，顿服尽

【方解方论】此方纯系走表发散之法。取麻黄辛温发汗、驱散表湿，醇酒能通行营卫，助麻黄发汗，周行全身，使黄疸从肌表而解。故此方只宜于表实无汗的黄疸证候。

陈灵石："麻黄轻清走表，乃气分之药，主无汗表实。黄疸病不离湿热之邪，用麻黄醇酒汤者，以黄在肌表营卫之间，非麻黄不能走肌表，非美酒不能通营卫，故用酒煮，以助麻黄发汗，汗出则营卫通而内蕴之邪悉从外解耳。"（《金匮方歌括》）

【方剂歌括】麻黄醇酒汤发散，表实黄疸功可擅。

（十五）惊悸吐衄下血胸满瘀血病脉证治篇方剂

141. **桂枝救逆汤**（见《伤寒论》方剂第19方）

142. **半夏麻黄丸**（出于原文第13条）

【组成剂量】半夏　麻黄各等份（为末，炼蜜和丸，小豆大，饮服6克，日三服）

【方解方论】此方能通阳蠲饮，用于水饮阳弱、冲逆致悸证候。取半夏辛燥，逐饮降逆；麻黄清淡，宣发阳气，助半夏通阳化饮，使阳气渐充，水饮得去，则心悸可愈。做丸剂使用，取缓服不发汗而升阳化饮。

按：麻黄煮久，则有利尿化水之功，而失发表之力，故此方也可改作汤剂运用，当须久煎以化其心下之水饮。

尤怡："此治饮气抑其阳气者之法。半夏蠲饮，麻黄发阳气，妙在作丸去者服，缓以图之，则麻黄之辛甘，不能发越津气。而但升引阳气，即半夏之苦辛，亦不特蠲除饮气，而并和养中气。"（《金匮要略心典》）

唐宗海："《伤寒论》心下悸，用桂枝以宣心阳，用茯苓以利水邪，此用半夏、麻黄，非故歧而二之也。盖水气凌心，则心下悸用桂枝者，助心中之火以敌水也，用麻黄者，通太阳之气以泄水也；彼用茯苓，是从脾利水以渗入膀胱，此用半夏，是从胃降水以抑其冲气，冲降则水随而降。"（《金匮要略浅注补正》）

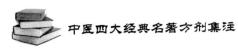

【方剂歌括】半夏麻黄丸等份，通阳化饮降悸动。

143. 柏叶汤（出于原文第 14 条）

【组成剂量】柏叶　干姜各三两（各 9 克）　艾三把（9 克）　马通汁一升（150 毫升）　水五升（500 毫升）合煮，取一升（150 毫升）

【方解方论】此方温经止血，用于寒性吐血的证候。方中柏叶，清降上逆之势以止血，配干姜、艾叶温阳守中，摄气止血，助以马通汁微温，以引血下行，合奏温经止血之功。故对失血较多或较久，病偏于寒者，无论是吐血或衄血、咳血或下血之证，皆有作用。

按：马通汁即马粪绞汁，也有认为是白马尿，后世医家多改用童便代之，此方临床使用，可将柏叶、干姜、艾叶炒炭，能加强止血的效果。

徐忠可："吐血本由阳虚，不能导血归经，然血亡而阴亏，故以柏叶之最养阴者为君，艾叶走经为臣，而以干姜温胃为佐，马通导大便下为使。愚意无马通，童便亦得。"（《金匮要略论注》）

【方剂歌括】温经止血柏叶汤，干姜艾叶马通参。

　　　　　　无论吐衄或下血，较久偏寒投此安。

144. 黄土汤（出于原文第 15 条）

【组成剂量】甘草　干地黄　白术　附子炮　阿胶　黄芩各三两（9 克）灶中黄土半斤（60 克）

【方解方论】此方温脾摄血，不仅能治疗虚寒便血，即吐血、崩中久不止，见有面色萎黄、腹痛喜按、形寒体倦等脾阳不足、统摄无权者皆可用之。方中灶中黄土即伏龙肝，能温中收涩止血，为主药；辅以白术、附子温阳健脾，以复统摄之功；佐以地黄炭、阿胶滋阴养血止血，参黄芩一味为反佐，既共同制约术、附之温燥，又得术附之相济，无虑凉膈呆滞之弊；甘草和中，调协诸药为使。诸药合用，燥润相伍，刚柔相济，达温阳止血而不伤阴、滋阴养血并不碍脾之功。

尤怡："黄土温燥入脾，合白术、附子以复健行之气，阿胶、生地炭、甘草，以益脱竭之血，而又虑辛温之品，转为血病之厉，故又以黄芩之苦寒，防其太过，所谓有制之师也。"（《金匮要略心典》）

唐宗海："方用灶土草木建补脾土，以为摄血之本；气陷则阳陷，故用附子以据其阳；血伤则阴虚火动，故用黄芩以清火；而阿胶、地黄又滋其既虚之血。合计此方，乃滋补气血而兼用温清之品以和之，为下血崩中之总

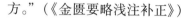

方。"（《金匮要略浅注补正》）

【方剂歌括】黄土汤中干地黄，芩草阿胶术附襄。

温脾摄血功专著，便血吐衄均可尝。

145. 泻心汤（出于原文第17条）

【组成剂量】大黄二两（9克）　黄连一两（6克）　黄芩一两（6克）

【方解方论】此方为清泄实热、降火止血剂，用于邪火有余、迫血妄行的吐血、衄血证。方中取大黄泻热下瘀，推陈致新，配苦寒之黄连、黄芩清泻心火，引热下行，使气火下降，血行得安而自止。此即前人所说"泻心即是泻火，泻火即是止血"的意思。

陈修园："此为吐衄之神方也。妙在以芩、连之苦寒泻心之邪热，即可以补正之不足；尤妙在大黄之通止其血，而不使其稍停余瘀，致血愈后酿成咳嗽虚劳之根。"（《金匮要略浅注》）

【方剂歌括】大黄芩连泻心汤，苦寒泻火止血擅。

（十六）呕吐哕下利病脉证治篇方剂

146. 吴茱萸汤（见《伤寒论》方剂第72方）

147. 半夏泻心汤（见《伤寒论》方剂第49方）

148. 黄芩加半夏生姜汤（见《伤寒论》方剂第80方）

149. 猪苓散（出于原文第13条）

【组成剂量】猪苓　茯苓　白术各等份（研末，服9克，日三服）

【方解方论】此方有健运脾胃、利水化饮之功，可用于呕吐后因饮水多而停饮中焦的证候。方中二苓淡渗利水，茯苓尤能健脾以利水，配白术以健脾化湿。三者合用，使中运复常，气化水行，则水饮得散，呕渴自止。制成散剂，取其药力缓缓取效，又持久不减的意义。

尤怡："呕吐之余，中气未复，不能胜水，设过与之，则旧饮方去，新饮复生，故宜猪苓散以崇土而逐水也。"（《金匮要略心典》）

徐忠可："病在膈上，大约邪热搏饮，至于思水，则饮邪去，故曰解，急与之，恐燥邪不堪也。然元阳未复，正须防停饮再发，故以猪苓去水为

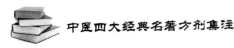

君，茯苓、白术以培其正气。"（《金匮要略论注》）

【方剂歌括】猪苓散中术茯苓，健脾利水又化饮。

150. 四逆汤（见《伤寒论》方剂第 85 方）

151. 小柴胡汤（见《伤寒论》方剂第 73 方）

152. 大半夏汤（出于原文第 16 条）

【组成剂量】半夏二升，洗完用（30 克）　　人参三两（10 克）　　白蜜一升（30 克）

【方解方论】此方和胃降逆、补虚润燥，用于虚寒性的胃反证。方中重用半夏香燥消谷，降逆和胃为君药，配人参甘温补中安胃，白蜜甘润补虚养胃。煎法以蜜和水煮药，既能制半夏之燥性，又有和缓安胃之功。此方与小半夏汤，虽同以半夏为主药，但配伍不同，功效则异。此方属补虚降逆止吐剂；小半夏汤，因与生姜相伍，则取苦辛通降之力，属化饮降逆止吐剂。

沈明宗："此偏痰多之方也。胃反本于营卫两虚，木气乘脾而不健运，津液化为痰饮，卫气逆而化火，痰火上溢，则胃反呕吐，故用人参甘温滋润，补养脾胃，合蜜润燥而生营卫，半夏涤饮下逆而退其标，水蜜和扬二百四十遍，取其性柔，以养胃阴而不燥也。"（《金匮要略编注》）

尤怡："胃反呕吐者，胃虚不能消谷，朝食而暮吐也。又胃脉本下行，虚则反逆也。故以半夏降逆，人参、白蜜益虚安中。东垣云：辛药生姜之类治呕吐，但治上焦气壅表实之病；若胃虚谷气不行，胸中闭塞而呕者，中焦宜益胃，推扬谷气而已，此大半夏汤之旨也。"（《金匮要略心典》）

【方剂歌括】大半夏汤参蜜糖，润燥补虚降胃良。
　　　　　　大小半夏功多殊，胃虚痰饮用察详。

153. 大黄甘草汤（出于原文第 17 条）

【组成剂量】大黄四两（12 克）　　甘草一两（3 克）

【方解方论】此为通便降逆，而达止吐之剂，用于胃肠实热、大便秘结所致的呕吐证候。方中重用大黄荡涤肠胃，通便降逆，推陈出新，佐甘草调和中焦，并缓大黄泻下之性，使胃肠之气通降，实热得解，则呕吐自止。

沈明宗："此偏火盛之方也。木火之邪结于肠胃血分，气反逆于胸膈，以故食已即吐。经谓胃主血所生病，故用大黄，以破血分之热，甘草以调胃

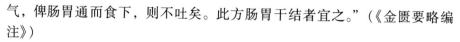

气，俾肠胃通而食下，则不吐矣。此方肠胃干结者宜之。"（《金匮要略编注》）

徐忠可："以大黄通荣分已闭之谷气，而兼以甘草调其胃耳。《外台》治吐水，大黄亦能开脾气之闭，而使散精于肺，通调水道，下输膀胱也。"（《金匮要略论注》）

【方剂歌括】实热呕吐因便秘，大黄甘草汤正宜。

154. 茯苓泽泻汤（出于原文第 18 条）

【组成剂量】茯苓半斤（20 克）　泽泻四两（10 克）　甘草二两（6 克）桂枝二两（6 克）　白术三两（10 克）　生姜四两（10 克）

【方解方论】此方辛甘化生阳气，和胃降逆，使气化行而水饮除，胃气和而呕吐止。方中白术、茯苓健脾燥湿利水，配泽泻渗湿利小便；再用桂枝、生姜、甘草辛甘化气，通阳降逆。实际此方即取苓桂术甘汤的温阳健脾利水，以治虚寒之本证，加泽泻、生姜清利宣化水湿以去其标邪。

此方与五苓散同用茯苓、白术、泽泻、桂枝利水化气，所不同的，此方重用茯苓去猪苓加甘草、生姜，以调胃通阳化饮，重治在中焦；五苓散重用泽泻，配二苓通利小便，重治在下焦。

李彣："饮水则水停心下，茯苓、泽泻降气行饮，白术补脾生津，此五苓散原方之义也。然胃反因脾气虚逆，故加生姜散逆，甘草和脾。又五苓散治外有微热，故用桂枝，此证无表热而亦用之者，此桂枝非一于攻表之药也，乃彻上彻下，可外可内，为通行津液，和阳治水之剂也。"（《医宗金鉴》）

魏荔彤："主之以茯苓泽泻汤，利其小便，以清其热，兼用桂枝，以升其阳，升泄之间，浮热可已矣。余药仍以补中燥土为义，俟浮热得清而后可以专用大半夏汤，不致有格阻之虞也。服法，后煮泽泻，取其阴性以利其水，不宜煮之太过也。"（《金匮要略方论本义》）

【方剂歌括】胃反茯苓泽泻汤，桂枝白术草生姜。
　　　　　　通阳利水治停饮，中焦水湿化而行。

155. 文蛤汤（出于原文第 19 条）

【组成剂量】文蛤五两（15 克）　麻黄三两（9 克）　甘草三两（9 克）生姜三两（9 克）　石膏五两（15 克）　杏仁五十个（12 克）　大枣十二枚（9克）

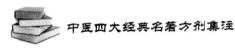

【方解方论】此方即大青龙汤去桂枝加文蛤而成。文蛤咸寒无毒，既能止烦渴，又能利小便、解烦热。配麻黄、生姜、杏仁苦辛开表宣肺解热，佐石膏辛凉清解烦热，使甘草、大枣和中益气，组成了一首既能解表清里，又能生津止渴的方剂。可用于水邪郁表、热壅烦渴的证候。

柯琴在注解此方时，认为文蛤汤与《伤寒论》文蛤散互错，有其独见。

吴谦："主之文蛤汤者，是治渴兼治风水也，故以越婢汤方中加文蛤，越婢散风水也，文蛤治渴不已也。"（《医宗金鉴》）

【方剂歌括】文蛤汤中石膏姜，杏仁草枣与麻黄。

风水郁表热烦渴，解表清里意深长。

156. 半夏干姜散（出于原文第 20 条）

【组成剂量】半夏　干姜等份（各 15 克）

【方解方论】此方能温胃止呕，用于胃气虚寒的停饮呕吐证。取半夏辛燥化饮降逆，干姜温胃散寒。方后注以浆水煮散，能加强调中开胃止呕的功效。"顿服"使药力集中而峻猛，以速取温化降逆止呕的效果。

尤怡："干呕吐逆，胃中气逆也。吐涎沫者，上焦有寒，其口多涎也。与前干呕吐涎沫头痛不同，彼为厥阴阴气上逆，此是阳明寒气逆气不下而已，故以半夏止逆消涎，干姜温中和胃，浆水甘酸，调中引气止呕哕也。"（《金匮要略心典》）

157. 生姜半夏汤（出于原文第 21 条）

【组成剂量】半夏半升（15 克）　　生姜汁一升（30 克）

【方解方论】此方重用生姜汁辛散胃中寒饮，配半夏调胃降逆以达到散水饮、通阳气之功。方后注"小冷，分四服"，因寒饮内停，恐对热药起抗拒作用，反增呕吐；分四服，使其量少易受纳，又能逐渐消散胃中寒饮。

此方与半夏散、小半夏汤药味略同，皆为化饮降逆之剂。但因配伍与剂量不同，故三者同中有异。此方用生姜汁达一升之多，半夏半升，可知是以姜汁为君，半夏为佐，主要在于通阳散结；半夏干姜散用半夏、干姜等份，而达温胃止呕之功；小半夏汤用半夏一升，生姜半升，是以半夏为君，生姜为佐，主要在于降逆化饮。

尤怡："生姜半夏汤，即小半夏汤，而生姜用汁，则降逆之力少，而散结之力多，乃正治饮气相搏，欲出不出者之良法也。"（《金匮要略心典》）

李彣："生姜、半夏辛温之气足以散水饮而舒阳气，然待小冷服者，恐寒饮固结于中，拒热药而不纳，反致呕逆。今热药冷饮，下咽之后，冷体即消，热性便发，情且不违，而致大益，此《内经》之旨也。此方与前半夏干姜汤略同，但前温中气，故用干姜，此散停饮，故用生姜。前因呕吐上逆，顿服之则药力猛峻，是以止逆降气，呕吐立除；此心中无奈，寒饮内结，难以猝消，故分四服，使胸中邪气徐徐散也。"(《医宗金鉴》)

【方剂歌括】吐而干呕涎沫多，半夏干姜散温和。

更有生姜半夏汤，辛散通阳饮自除。

158. 橘皮汤（出于原文第22条）

【组成剂量】橘皮四两（9克）　生姜半斤（18克）

【方解方论】此方有宣通胃阳、散寒和中之功。取橘皮理气和胃，生姜散寒降逆，使寒邪解散，胃气通调，则呕哕与厥冷自愈。

程林："橘皮能降逆气，生姜呕家圣药，小剂以和之也。然干呕非反胃，厥非无阳，故下咽气行即愈。"(《金匮要略直解》)

159. 橘皮竹茹汤（出于原文第23条）

【组成剂量】橘皮二升（9克）　竹茹二升（9克）　大枣三十枚（5枚）甘草五两（6克）　生姜半斤（9克）　人参一两（3克）

【方解方论】此方能清热补虚，降逆止哕，可用于胃虚有热、气逆上冲的呃逆呕哕证候。方中橘皮理气和胃，降逆止呕；竹茹清胃止呕，共为主药。人参补益中气，合橘皮行中有补；生姜和胃止呕，合竹茹清中有温，共为辅药。甘草、大枣和胃益气，作为佐使之用，使其方补而不滞，清而不寒。临床不仅可治哕逆，而且常用治呕吐。后世在此基础上加茯苓、半夏、麦冬、枇杷叶，名为"济生橘皮竹茹汤"。吴鞠通在此方中去人参、甘草、大枣加柿蒂，名"新制橘皮竹茹汤"，治疗胃气不虚而有热呃逆的证候。

程林："夫除胃热而专主呕哕，必以竹茹为君，橘皮下逆气为臣，生姜止呕逆为佐，人参、甘草、大枣用以缓逆为使。"(《金匮要略直解》)

沈明宗："此胃虚受邪致哕也。胃虚受邪，挟痰冲肺则哕，然胃气虽虚，是非虚败哕逆，但是胃中邪气不散，故以人参、甘草养胃和中，姜、枣补胃而宣通中上二焦营卫，俾中气和而肺气自能散布，竹茹善清风邪胃热，能消热痰，橘皮以散胃逆之气。"(《金匮要略编注》)

【方剂歌括】橘皮竹茹呕呃宜，人参甘草姜枣施。

胃虚兼热气冲上，清补和中降逆气。

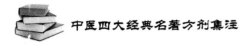

若是胃寒呕哕作，橘皮汤中生姜制。

160. 桂枝汤（见《伤寒论》方剂第1方）

161. 小承气汤（见《伤寒论》方剂第62方）

162. 桃花汤（见《伤寒论》方剂第96方）

163. 白头翁汤（见《伤寒论》方剂第111方）

164. 栀子豉汤（见《伤寒论》方剂第39方）

165. 通脉四逆汤（见《伤寒论》方剂第89方）

166. 紫参汤（出于原文第46条）

【组成剂量】紫参半斤（15克）　甘草三两（6克）

【方解方论】紫参味苦，性微寒，能治心腹积聚、瘀血痛肿、寒热疟痢，配甘草和中调胃，二味相伍可治腹痛积滞所致的下利，或血瘀热壅的肺痈。

按：历代注家对此方都怀疑不是仲景方，对第46条肺痛亦存疑未释。在此仅从药物功效及其配伍意义上做一般解释。20世纪80年代蚌埠医学院中医教研组朱希亨教授认为紫参可能是石见穿，能活血消积，解毒行瘀，用此方加味治疗肺癌、硅沉着病取得了一些临床疗效，这对我们挖掘古籍古方，不无借鉴。

167. 诃梨勒散（出于原文第47条）

【组成剂量】诃梨勒十枚，煨（15克，煨研末粥调和，一次服）

【方解方论】诃梨勒又称诃子，味涩性温，能温胃固肠，煨后更加加强其固涩之功，且煨去其油，减少对胃的刺激，能治久泻久利、滑脱不禁之证，配米粥和服，取其益肠胃、建中气的作用，方后注"顿服"是取其药力集中有力。临床可用于虚脱不禁的久利、久泻、久咳等证，但固涩之剂，易致敛邪，故凡虚邪不解所致的咳嗽、下利等证，就不宜施用。诃子生用一是其油质碍胃，一是其性破气、下气，对虚脱不固之证不利，仲景在炮制上讲究，是去其味而存其用，扬其长而避其短。

尤怡："气利，气与屎俱失也。诃梨勒涩肠而利气，粥饮安中益肠胃，顿服者补下治下，制以急也。"（《金匮要略心典》）

【方剂歌括】诃梨勒散煨去油，固涩之力中气强。

久泻久利滑不禁，米粥和服调胃肠。

168. 黄芩汤（出于附方《外台》方）

【组成剂量】黄芩三两（9克）　人参三两（9克）　干姜三两（9克）桂枝一两（6克）　大枣十二枚（5个）　半夏半升（12克）

【方解方论】此方与《伤寒论》的黄芩汤有别，而与《伤寒论》的黄连汤在制方意义上略同，以黄芩易黄连而去甘草，似是泻心汤的变方。方中取黄芩解胸中之热，配干姜、半夏散胃中之寒，佐以人参、大枣温中焦虚寒，使以桂枝既解其寒，又达邪外出。对寒热互结于中，胸中有热，胃中有寒的腹中痛，干呕下利的证候颇为适宜。

尤怡："此方与前黄芩加半夏生姜汤治同而无芍药、甘草、生姜，有人参、桂枝、干姜则温里益气之意居多，凡中寒气少者，可于此取法焉。"（《金匮要略心典》）

【方剂歌括】外台六味黄芩汤，桂枝半夏参枣姜。

胸中有热胃中寒，寒热平调呕利忘。

（十七）疮痈肠痈浸淫病脉证并治篇方剂

169. 薏苡附子败酱散（出于原文第3条）

【组成剂量】薏苡仁十分（30克）　附子二分（6克）　败酱五分（15克）

【方解方论】此方能排脓消肿、振奋阳气，可用于肠痈脓已成的证候。方中重用薏苡仁开壅排脓，除湿消肿，以利肠胃；微用附子辛热，振奋阳气而行郁滞之气；佐以败酱草咸寒能清积热而排脓破血。共奏行气导滞、破瘀排脓之功，使脓毒瘀血从大便排泄。此方近年来多用于慢性阑尾炎吸收期肿块形成阶段，还可用于阑尾脓肿，对肺脓疡体虚患者亦有一定疗效。

徐忠可："薏苡寒能除热，兼下气胜湿，利肠胃，破毒肿，故以为君。败酱善排脓破血，利结热毒气，故以为臣。附子导热行结，故为反佐。"（《金匮要略论注》）

尤怡："薏苡破毒肿，利肠胃为君；败酱一名苦菜，治暴热火疮，排脓

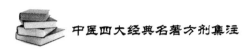

破血为臣；附子则假其辛热以行郁滞之气尔。"（《金匮要略心典》）

【方剂歌括】薏苡附子败酱散，肠痈脓成此方尝。

170. 大黄牡丹汤（出于原文第4条）

【组成剂量】大黄四两（18克）　　牡丹一两（9克）　　桃仁五十个（12克）瓜子半升（30克）　　芒硝三合（9克）

【方解方论】此方能破瘀泻热、攻下消肿，可用于肠痈未成脓的实热证候。方中大黄清热解毒、破瘀导滞、推陈致新，丹皮清热凉血、行瘀血消肿，两药合用苦辛通降，共泻瘀热，为方中主药；以芒硝软坚散结，助大黄荡涤速下，桃仁破血行下，协主药活血散瘀，导滞通便为辅药，更佐冬瓜仁清湿热，散痈脓。诸药合用，能荡涤实热瘀结之痈毒，使痈肿消退，痛随利减。对急性阑尾炎属湿热内蕴者，疗效尤著。根据临床报道，用大黄牡丹汤为基础方治疗未成脓的肠痈实热证（相当于单纯性阑尾炎、慢性瘀滞型阑尾炎）效果最好。对气血瘀滞、湿热郁结的其他腹部疾患，以及盆腔炎、子宫附件炎等，亦有疗效。但对坏疽性阑尾炎、阑尾炎合并腹膜炎应慎用或禁用。

目前国内中西医结合治疗阑尾炎所用方药，大多脱胎于此方。如天津市急腹证研究所用分期论治：瘀滞期（多为单纯性阑尾炎）行气活血辅以清热解毒；蕴热期（多为化脓性阑尾炎）清热解毒，活血化瘀并用；毒热期（多为腹膜炎或阑尾脓肿）重用清热解毒，通里攻下，其所制方剂，即从此方演化而来。用大黄牡丹汤加减，体现了清热解毒、活血化瘀、通里攻下的作用，它能直接影响急性阑尾炎的感染、梗阻和血运障碍三个病理环节，故能取得较好疗效，非手术率达80%以上。（高等中医院校第4版教材）

此方与薏苡附子败酱散，临床运用时各有侧重。此方治里热实证的急性阑尾炎，以未成脓者效果最好。薏苡附子败酱散治里虚而热不盛，体虚脉弱的慢性阑尾炎已成脓未溃者最宜。

叶秉成："夫肠痈之病皆由湿热瘀聚，郁结而成。病既在内，与外痈之治，又自不同。然肠中既结聚不散，为肿为毒，非用下法，不能解散。故以大黄之苦寒行血，芒硝之咸寒软坚，荡涤一切湿热瘀结之毒推之而下，桃仁入肝破血，瓜子润肺行痰，丹皮清散血分之郁热，以除不尽之余氛耳。"（《成方便读》）

丹波元坚："按：痈肿之病，不论内外诸证，其初起也，乘其未溃而夺之；其既成也，扶正气以外托。故葶苈大枣泻肺汤，肺痈逐毒之治也；桔梗

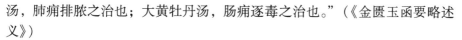

汤，肺痈排脓之治也；大黄牡丹汤，肠痈逐毒之治也。"（《金匮玉函要略述义》）

【方剂歌括】大黄牡丹汤五味，芒硝瓜仁与桃仁。

肠痈初起实热证，热泻瘀去痛自消。

171. 王不留行散（出于原文第 6 条）

【组成剂量】王不留行十分（15 克）　蒴藋细叶十分（15 克）　桑东南根白皮十分（15 克）　甘草十八分（10 克）　川椒三分（6 克）　黄芩二分（6 克）干姜二分（6 克）　芍药二分（6 克）　厚朴二分（6 克）

【方解方论】此方祛瘀活血行气化滞，可用于经脉肌肤创伤，局部气血瘀滞的外科疾患。方中王不留行祛瘀活血、止血止痛为主药；蒴藋又名接骨草，功能行血通经，清火消瘀；桑白皮续绝脉，愈伤口。方后注此"三味烧灰存性"是取其入血止血之意。配合芍药、黄芩清解血热；川椒、干姜、厚朴温运血脉、行气破滞，甘草解毒生肌、调和诸药。此方寒温配伍，气血兼顾，既可外用，亦可内服。方后注"小疮即粉之"是因损伤不大，故无须内服。"产后亦可服"，是取其行瘀止血、行气活血之功。风寒去桑皮，是防其过于寒凉之性。

徐忠可曰："此乃概治金疮方也。盖王不留行，性苦平，能通利血脉，故反能止金疮血、逐痛；蒴藋亦通利气血，尤善开痹；周身肌肉肺主之，桑根白皮最利肺气，东南根向阳，生气尤全以复肌肉之主气。故以此三物甚多为君。甘草解毒和荣，尤多为臣。椒、姜以养胸中之阳，厚朴以疏其内结之气；芩、芍以清其阴分之热为佐。若有风寒，此属经络客邪，桑皮上利肺气，不能通外邪，故勿取。"（《金匮要略论注》）

【方剂歌括】王不留行散蒴桑，三味烧灰配椒姜。

芩芍朴草共研末，外敷内服治疮疡。

172. 排脓散

【组成剂量】枳实十六枚（15 克）　芍药六分（15 克）　桔梗二分（6 克）鸡子黄一枚（上三味研末，冲鸡子黄一枚和服）

【方解方论】此方行气和血，排脓养正，可治疮痈将成未成。取枳实苦寒行滞解热，桔梗苦平利肺通气，二者一升一降，以开气化滞；芍药和血活血，通脉排脓；用鸡子黄，取其甘润滋养，以补益血分之虚。

徐忠可："鸡子黄、芍药以和阴气，枳实合桔梗以通达周身之气，则脓

自行也，人知枳实能下内气，岂知合桔梗则能利周身之气而排脓耶。"（《金匮要略论注》）

173. 排脓汤

【组成剂量】甘草二两（6克）　桔梗三两（9克）　生姜一两（6克）大枣十枚（7枚）

【方解方论】此方解毒排脓，和营调气。方中甘草、桔梗能解毒、利气、排脓；生姜、大枣调和营卫之气并寓辛甘发散之功。适宜于胸腹咽喉诸痈疮之疾。

沈明宗："肠痈乃属大小肠受病。故用甘、桔善走手足阳明、开提诸气而宣行解毒，以姜、枣通调营卫而排血为脓。"（《金匮要略编注》）

【方剂歌括】排脓散中枳桔芍，行气和血冲蛋黄。

　　　　　　甘桔姜枣排脓汤，调气和营效各殊。

174. 黄连粉（出于原文第8条）

此方未见。多数医家认为是黄连一味为粉；因黄连苦能燥湿，寒能除热，故能治因湿热引起的浸淫疮，即黄水疮之类。临床上也常用单味黄连治疗小儿赤眼、火热、牙痛、舌肿、菌痢及一切疮疖痈肿等湿热火毒的证候。

（十八）趺蹶手指臂肿转筋阴狐疝蚘虫病脉证治篇方剂

175. 藜芦甘草汤（出于原文第2条）

此方未见。但从藜芦能吐上膈风痰，甘草和中的功效分析，是属于涌吐风痰之剂。对风痰阻滞经络的证候，后世临床上常用导痰汤、《指迷》茯苓丸治疗，在治法上，不无受此影响演化而来。

176. 鸡屎白散（出于原文第3条）

【组成剂量】鸡屎白（研末，开水冲服6克）

【方解方论】鸡屎白性寒，下气祛湿，通利二便，适用于湿浊化热伤阴所致的转筋，此乃泻其致病之因，转筋亦随之而愈。清王孟英的蚕矢汤治热性霍乱转筋，即是受此方启发而来。临床对寒性霍乱的液脱阳亡、不能温煦筋脉的转筋，不得误用此方，当用通脉四逆、白通汤等急救回阳。

魏荔彤："主之鸡屎白散，《本草》谓其利便破淋，且善走下焦，入至

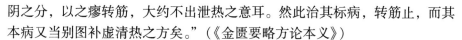

阴之分，以之瘳转筋，大约不出泄热之意耳。然此治其标病，转筋止，而其本病又当别图补虚清热之方矣。"(《金匮要略方论本义》)

【方剂歌括】鸡屎白散研末冲，利湿化热治转筋。

177. 蜘蛛散（出于原文第4条）

【组成剂量】蜘蛛十四枚，熬焦（15克）　桂枝半两（8克），研末，饮和服，日两服，蜜丸亦可

【方解方论】此方辛温通利，能治疗狐疝。蜘蛛破积通利，泄下焦结气，配桂枝辛温入肝，专散沉阴结疝，能引入厥阴肝经以散寒气。因蜘蛛有毒，临床应用时宜慎重。

尤怡："阴狐疝气者，寒湿袭阴，而睾丸受病，或左或右，大小不同，或上或下，出没无时，故名狐疝。蜘蛛有毒，服之能令人利，合桂枝辛温入阴，而逐其寒湿之气也。"(《金匮要略释义》)

【方剂歌括】蜘蛛散中入桂枝，狐疝温通此方施。

178. 甘草粉蜜汤（出于原文第6条）

【组成剂量】甘草二两（15克）　粉一两（7克）　蜜四两（30克）

【方解方论】此方系甘平之剂，能安蛔缓痛、解毒和胃，可用于蛔虫扰动，疼痛时作的证候。方中用甘草甘平和胃，并解毒，为主药；辅以白蜜甘润缓和疼痛，因蛔得甘则安；方中的粉，历代医家有两种见解：一种认为是米粉，原文"毒药不止"，指其证已用过毒药而痛不止，不能再用，以免猛烈杀虫药，致蛔动不安，变生他病，所以用米粉甘缓和胃，配甘草、蜜糖以安蛔解痛，待病势缓急后，再用杀虫剂，故此乃"甘以缓之"之意，非杀虫剂。另一种认为是铅粉，取其峻毒杀虫作用，与甘草、白蜜同服，诱使虫服，而达杀虫止痛目的。

从方义分析，主张用铅粉，虽有一定理由，但铅粉内服，须防中毒；从临床体会，蛔虫病在剧烈发作时，用峻烈杀虫剂，反使蛔动不安，致生他变。所以此方中的粉，当用米粉为妥。

尤怡："甘草粉蜜汤者，诱之以其所喜也，白粉即铅白粉，能杀三虫，而杂于甘草、白蜜之中，诱使虫食，甘味既尽，毒性旋发，而虫患乃除，此医药之变诈也。"(《金匮要略心典》)

丹波元简："然古单称粉者，米粉也。释名云：粉，分也，研米使分散也。说文：粉，敷面者也。徐曰：古敷面，亦用米粉。《伤寒论》猪肤汤，

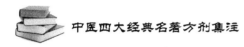

所用白粉，亦米粉耳，故万氏《保命歌括》载本方云：治虫啮心痛毒药不止者，粉，乃用粳米粉；而《千金》诸书，借以治药毒，并不用铅粉，盖此方非杀虫之剂，乃不过用甘平安胃之品，而使蚘安。应验之于患者，始知其妙而已。"（《金匮玉函要略辑义》）

【方剂歌括】甘草米粉白蜜汤，甘平和胃使蛔安。

179. 乌梅丸（见《伤寒论》方剂第 106 方）

（十九）妇人妊娠病脉证并治篇方剂

180. 桂枝茯苓丸（出于原文第 2 条）

【组成剂量】桂枝（10 克）　茯苓（15 克）　牡丹（20 克）去心　桃仁（10 克）去皮尖，熬　芍药（10 克）各等份

【方解方论】此方功能调和气血、祛瘀化癥。方中桂枝辛温化气，通达血脉；芍药酸平和营，而调血痹。二药相须相合，调和气血。配丹皮、桃仁能入阴血，活血化瘀；辅茯苓调脾渗湿，安正祛邪。炼蜜为丸，小量服用，寓有下癥而不伤胎之意。临床除治癥病下血外，并可用于瘀血痛经，或产后恶露停滞、胞衣不下、死胎不下及宫外孕、子宫肌瘤、卵巢囊肿、盆腔炎、宫颈糜烂等病有瘀血的证候。

吴仪洛："桂枝、芍药一阴一阳，茯苓、丹皮一气一血，调其寒温，扶其正气；桃仁以之破恶血，消癥瘕，而不嫌于伤胎血者，所谓有病则病当之也；且癥之初，必因寒，桂能化气而消本寒；癥之成，必挟湿热为窠囊，苓渗湿气，丹清血热；芍药敛肝血而扶脾，使能统血，则养正即所以去邪耳。消癥方甚多，一举而两得，莫有若此方之巧矣。每服甚少而频，更巧。要知癥不碍胎，其结原微，故以渐磨之。"（《成方切用》）

【方剂歌括】化瘀桂枝茯苓丸，桃仁芍药与牡丹。

　　　　　　妊娠下血由癥积，瘀去癥除血气和。

181. 胶艾汤（出于原文第 4 条）

【组成剂量】川芎　阿胶　甘草各二两（各 6 克）　艾叶　当归各三两（各 9 克）　芍药　干地黄各四两（12 克）

【方解方论】此方功能养血止血、调经安胎。方中用阿胶补血止血，艾叶温经暖胞，二者配合为养血安胎、调经止血要药；辅以地黄、当归、芍

药、川芎四药，养血和血；甘草调和诸药，加酒煮服，以行药势。其中阿胶与甘草合用善于止血，芍药配合甘草能缓急止痛。诸药合用，共奏止血安胎之效果。此方不仅为妇女崩漏及胎漏的要方，而且对月经过多、胎动不安、血虚腹痛等病皆可运用。临床对先兆流产、产后子宫复旧不全的出血不止亦可用之。但本方仅宜于血虚兼寒之证，对崩中漏下、经水过多、属于血热妄行者则忌用。方中当归、地黄、芍药、川芎四味，经后世医家临床衍变，派生为四物汤，作为妇科理血的基本方，广泛用于临床。

徐忠可："盖芎、归、芍、地，此四物汤也，养阴补血，莫出其右；血妄行必挟风而为痰浊，胶以骡皮为主，能去风以济水，煎成能澄浊；艾叶温而益行，能导血归经；甘草以和之，使四物不偏于阴，三味之力也，而运用之巧，实在胶艾。"（《金匮要略论注》）

中医研究院："归芎芍地养血行瘀结，阿胶、艾叶滋血海暖子宫，甘草和阴阳通血脉，此方补而能固，妇女一般出血病，大都可以使用。"（《金匮要略语译》）

【方剂歌括】胶艾汤中四物先，阿胶艾叶草同煎。

养血调经兼止血，胎漏崩中病自痊。

182. 当归芍药散（出于原文第5条）

【组成剂量】当归三两（15克）　　芍药一斤（30克）　　川芎半斤（6克）茯苓四两（12克）　　泽泻半斤（9克）　　白术四两（12克）

【方解方论】此方能养血疏肝、促脾利湿。用治疗孕妇肝虚血滞、气机不调、脾虚湿胜的腹痛绵绵、胸满肢浮之证。方中重用芍药酸甘调肝和脾，配以当归、川芎养血疏肝；又用白术苦温补脾燥湿，辅以茯苓、泽泻渗湿泄浊，使肝脾调和，腹痛自解。可见此方不仅用于孕妇，就是一般的肝脾不调所致的腹痛、痛经也可运用。

徐忠可："疗痛者，绵绵而痛，不若寒疝之绞痛，血气之刺痛也，乃正气不足，使阴得乘阳，而水气胜土，脾郁不伸，郁而求伸，土气不调，则痛绵绵矣。故以归、芍养血，苓、术扶脾，泽泻泻其有余之蓄水，芎藭畅其欲遂之血气。不用黄芩，疼痛因虚，则稍挟寒也；然不用热药，原非大寒，正气充则微寒自去耳。"（《金匮要略论注》）

周扬俊："用芍药多他药数倍以泻肝木，利阴塞，以与芎、归补血止痛，又佐茯苓渗湿以降于小便也。白术益脾燥湿，茯、泽行其所积从小便出。"（《金匮玉函经二注》）

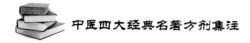

赵锡武：“治病须抓住气、血、水三字，此方三味血药，三味水药，而血药又兼疏肝，俾气血得和，郁散气化，何患腹痛不除。诚如汪近垣所谓'当归芍药散舒郁利湿，和血平肝而有兼证，不妨加味治之，诚妇人要方也'。”（《金匮要略》注评）

【方剂歌括】当归芍药川芎先，白术茯苓泽泻全。

孕妇腹痛多怫郁，肝脾调和痛自痊。

183. 干姜人参半夏丸（出于原文第6条）

【组成剂量】干姜一两（6克）　人参一两（6克）　半夏二两（12克），以生姜汁糊为丸

【方解方论】此方用于胃虚兼有寒饮、浊气上逆所致的妊娠恶阻、呕吐不止的证候。方中干姜温中阳，散寒邪；人参扶正补虚；半夏温胃降逆止呕；以生姜汁糊丸取其调胃蠲饮，使其中阳得振，寒饮蠲化，气降胃和，则呕吐自止。后世以半夏、干姜列为妊娠禁药，但胃虚寒饮，非此不除。陈修园认为“半夏得人参，不惟不碍胎，且能固胎”。可见药物配伍的意义。如果孕妇体质虚弱，又有习惯性流产，胎气不固的就不能固执“有故无殒”的说法，当慎重考虑。若呕吐不止，药入即吐，不易受药，可将药物研细末，用舌频频舐服，使其逐渐受纳。

赵以德：“用干姜散寒，人参补虚，半夏、生姜治痰散逆也。”（《金匮玉函经二注》）

魏荔彤：“方用干姜温益脾胃，半夏开降逆气，人参补中益气，为丸缓以收补益之功，用治虚寒之妊娠家，至善之法也。”（《金匮要略方论本义》）

【方剂歌括】孕妇呕吐胃虚寒，干姜人参半夏丸。

姜汁糊丸振中阳，寒化饮除呕自痊。

184. 当归贝母苦参丸（出于原文第7条）

【组成剂量】当归四两（12克）　贝母四两（12克）　苦参四两（9克）

【方解方论】此方有养血润燥、清热散结之功，用于妊娠血虚有热、气郁化燥、膀胱津液不足的小便难而不爽。方取当归养血润燥，贝母行气化痰解郁，苦参利湿热，除热结，与贝母合用，清肺而散膀胱郁热。合用能使血得润养，气化热除，则小便爽利。

赵以德：“用当归和血润燥，《本草》贝母治热淋，以仲景陷胸汤观之，乃治肺金燥郁之剂。肺是肾水之母，水之燥郁，由母气不化也。贝母非治

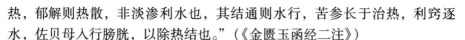

热，郁解则热散，非淡渗利水也，其结通则水行，苦参长于治热，利窍逐水，佐贝母入行膀胱，以除热结也。"（《金匮玉函经二注》）

魏荔彤："当归生血，贝母清气化之燥，苦参降血热之火，又为虚热之妊娠家立一法也。"（《金匮要略方论本义》）

【方剂歌括】妊娠血虚小便难，当归贝母苦参丸。

185. 葵子茯苓散（出于原文第8条）

【组成剂量】葵子一斤（30克）　　茯苓三两（15克）

【方解方论】此方滑利窍道，化气利水，用于妊娠身肿、小便不利的子肿。取冬葵子滑利通窍，茯苓化气利水，药少力专，收"通阳不在温，而在利小便"之功。

此方与当归贝母苦参丸同治妊娠期小便发生病变，但二方制方不同，所治证候各异。此方通窍利水，用于气化受阻、小便不利的水肿；彼方养血清热散结，用于血虚有热、气郁化燥的小便难。

张路玉："膀胱者，内为胞室，主藏津液，气化出溺，外利经脉，上行至头，为诸阳之表。今膀胱气不化水，溺不得出，外不利经脉，所以身重洒淅恶寒，起即头眩。但利小便，则水去而经气行，表病自愈。用葵子直入膀胱，以利癃闭，佐茯苓以渗水道也。"（《张氏医通》）

汪近垣："妊娠有水气，水为阴湿之物，一身之阳悉为所遏，如肌肉之阳不运而身重，膀胱之阳不化而小便不利，卫阳不固护而洒淅恶寒，胃阳不升而头眩。葵子茯苓散主之者，葵子滑利通阳，茯苓淡渗通阳，阴湿之水邪下泄，诸阳皆得其通。"（《金匮要略阐义》）

【方剂歌括】葵子茯苓散利水，子肿投之气水行。

186. 当归散（出于原文第9条）

【组成剂量】当归一斤（10克）　　黄芩一斤（10克）　　芍药一斤（10克）川芎一斤（3克）　　白术半斤（10克）

【方解方论】此方养血健脾、清化湿热，用于妊娠之后，肝脾不足，血虚湿滞的身体瘦弱，内热少食，腹痛胎动，甚至流产等证。方中当归、芍药阴柔之味补肝养血，配川芎辛香之气，能舒气血之滞，再加白术健脾化湿，黄芩坚阴清热，使热除湿化，肝脾两调而达安胎之功。

后人常以白术、黄芩二味对于脾虚有湿热者，作为安胎要药。其理即源于此。

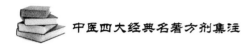

汪近垣："当归、芍药一动一静以养血，川芎调达肝阳，黄芩清热和阴，白术健脾胜湿，酒服方寸匕，从血分以其肝脾也。"（《金匮要略阐义》）

吴仪洛："冲任血盛，则能养胎而胎安，归芎芍药能养血而益冲任，又怀妊宜清热凉血血不妄行，则胎安，黄芩养阴退阳，能除胃热，白术补脾燥湿，亦除胃热，脾胃健，则能运化精微，取汁为血以养胎，自无恶阻呕逆之患矣。"（《成方切用》）

【方剂歌括】当归散益妇人妊，术芍芎归及黄芩。

养血安胎宜常服，肝脾调和此为功。

187. 白术散（出于原文第10条）

【组成剂量】白术三分（10克）　芎䓖三分（3克）　蜀椒三分，去汗（3克）　牡蛎三分（10克）

【方解方论】此方能健脾除湿、温中安胎，用于脾虚寒湿中阻的心腹时痛、胎动不安、呕恶吐涎，或白带绵绵等证。方中白术健脾燥湿，川芎和肝行气，二药合用，能养血安胎；蜀椒温中散寒，牡蛎除湿固胎，二味配合有温中固胎之功。

此方与当归散皆为安胎之剂，治法亦同为调理肝脾。但此侧重在脾，彼侧重在肝；此方宜于寒湿逗留之证，彼方用于湿热不化之候，同中有异，当辨证清楚。

尤怡："白术散君白术和胃，臣川芎调血，使蜀椒去寒，佐牡蛎安胎，此正治寒之剂也。"（《医宗金鉴》）

汪近垣："养胎之要，首重肝脾，肝为生血之原，土为万物之母，主以白术散者，川芎利肝，白术培土，蜀椒以助肝阳，牡蛎以和肝阴，肝脾阴阳调和，则生气勃然矣。"（《金匮要略阐义》）

程林："白术主安胎为君，芎䓖主养胎为臣，蜀椒主温胎为佐，牡蛎主固胎为使。按：瘦而多火者宜当归散，肥而有寒者宜白术散，不可混施也。芍药能缓中，故苦痛者加之。芎䓖能温中，故毒痛者倍之。痰饮在心膈，故令心烦而吐痛，不能食饮，加细辛破痰下水，半夏消痰去水，更服浆水以调中。若呕者，复用浆水服药以止呕。呕不止，再易小麦汁以和胃，呕止而胃无津液作渴者，食大麦粥以生津液，病愈服之勿置者，以大麦粥能调中补脾，故可常服，非指上药可常服也。"（《金匮要略直解》）

【方剂歌括】白术散中牡椒芎，健脾除湿温中运。

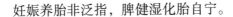

妊娠养胎非泛指，脾健湿化胎自宁。

（二十）妇人产后病脉证治篇方剂

188. 枳实芍药散（出于原文第 5 条）

【组成剂量】枳实烧令黑，勿太过（10 克）　　芍药等份（10 克）

【方解方论】此方行气和血，用于产后气血郁滞所致的腹痛、烦满不得卧的里实证候。方中枳实烧黑能行血中之气，芍药和血以治腹痛，用大麦粥调服，以和其胃气。使气血宣通，腹痛烦满自除。

沈明宗："以枳实破气行滞，芍药收阴而和脾养血，因产后血虚，所以用之。此剂行气和血，故主痛脓，以麦粥下之，乃和肝气而养心脾也。"（《金匮要略编注》）

魏荔彤："枳实烧黑者，入血中行积也；加以芍药走血分，而血瘀可用散矣；以麦粥下之者，取其滑润宣血，且有益胃气也。"（《金匮要略方论本义》）

【方剂歌括】产后腹痛生烦满，枳实芍药散通行。
　　　　　　大麦糊粥和胃气，气血宣通服之停。

189. 下瘀血汤（出于原文第 6 条）

【组成剂量】大黄三两（12 克）　　桃仁二十枚（9 克）　　䗪虫二十枚，熬，去头足（6 克）　　研末，以蜜为丸，酒煎，送服

【方解方论】此方逐瘀破血，用于产妇干血着于内的腹痛或瘀血内结的经水不利的证候。方中大黄破血荡积，推陈致新；桃仁润燥化瘀活血；䗪虫为虫类辛窜，最能攻干血，开血闭；用蜜为丸，调和其烈性以酒煎药，引入血分，是攻逐瘀血之猛剂，对确有瘀血内结者方可投之。

陈灵石："方中大黄、桃仁能推陈下瘀，䗪虫之善攻干血人尽知之，妙在桃仁一味，平平中大有攻力，郁血已败而成瘀，非得生气不能流通，桃得三月春和之气，而花最鲜明似血，而其生气皆在于仁，其味苦，又能开洩，故直入血中而和之散之，逐其旧而不伤其新也。"（《金匮方歌括》）

【方剂歌括】下瘀血汤破瘀良，桃仁䗪虫生大黄。
　　　　　　脐下着痛经不行，蜜丸酒煎此为长。

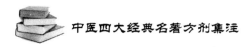

190. 竹叶汤（出于原文第9条）

【组成剂量】竹叶一把（10克）　　葛根三两（12克）　　防风　桔梗　桂枝　人参　甘草各一两（各6克）　　附子一枚，炮（6克）　　大枣十五枚（10克）生姜五两（12克）

【方解方论】此为祛邪兼以扶正之剂，用于产后大虚、复感外邪而成发热头痛、气喘等正虚邪实的证候。方中用竹叶辛散为君，配葛根散阳明经风热，防风、桂枝解太阳经风寒，桔梗宣肺利气，载药达肺，五药相合以解外邪；辅以人参、附子固护阳气、扶正达邪；佐以甘草、大枣、生姜调和营卫，共奏表里兼治、扶正祛邪之功。

尤怡："竹叶汤用竹叶、葛根、桂枝、防风、桔梗解外之风热，人参、附子固里之脱，甘草、姜、枣以调阴阳之气而使其平，乃表里兼济之法。凡风热外淫而里气不固者，宜于此取则与。"（《金匮要略心典》）

【方剂歌括】竹叶汤中葛桔防，人参附桂草枣姜。

产后中风热喘作，祛邪扶正功效良。

191. 竹皮大丸（出于原文第10条）

【组成剂量】生竹茹二分（10克）　　石膏二分（10克）　　桂枝一分（3克）甘草七分（12克）　　白薇一分（6克）

【方解方论】此方能清降缓中、安中益气，能治产后阴虚火旺、肝胃之气上逆出现的烦乱呕逆等证。方中竹茹、石膏甘寒清胃，止呕调逆；桂枝、甘草辛甘化气，其中甘草重至七分，乃取其安中益气以缓急迫；白薇甘微寒，退虚热，以枣肉和丸，调和诸药，且补益中气。其方后注云：有热倍白薇，是助其清解；烦喘加柏实，乃宁心润肺。

徐忠可："以竹茹之除烦止呕者为君；胸中阳气不用，故以桂、甘扶阳，而化其逆气者为臣；以石膏凉上焦气分之虚热为佐；以白薇去表间之浮热为使。要知烦乱呕逆而无腹痛、下利等证，虽虚无寒可疑也。妙在加桂枝于凉剂中，尤妙在生甘草独多，意谓散蕴蓄之邪，复清阳之气，中即自安，气即自益，故无一补剂，而反注其立汤之本意曰：安中益气竹皮大丸，神哉！"（《金匮要略论注》）

唐宗海："是以其方君甘草，枣肉以填补中宫，化生汁液；而又用桂枝、竹茹达心通脉络，以助生心血，则神得凭依而烦乱止；用石膏、白薇以清胃降逆，则气得安养而呕逆除。然此四药相辅而行，不可分论，必合致其

用，乃能调和阴阳，成其为大补中虚之妙剂也。"（《金匮要略浅注补正》）

【方剂歌括】竹皮大丸甘寒方，竹茹膏薇桂枝甘。

安中益气清虚热，烦乱呕逆皆能安。

192. 白头翁加甘草阿胶汤（出于原文第11条）

【组成剂量】白头翁二两（15克）　甘草二两（6克）　阿胶二两（9克）
秦皮三两（12克）　黄连三两（6克）　柏皮三两（12克）

【方解方论】此方即白头翁汤原方清热解毒、凉血止痢，加阿胶养血救
阴，甘草调和缓中，除治产后血虚阴伤热痢下重的证候外，亦可用于阴虚血
弱的痢疾或热痢伤阴耗津者。

徐忠可："仲景治热利下重取白头翁汤。盖白头翁纯苦能坚肾，故为驱
下焦风热结气君药，臣以黄连清心火也，秦皮清肝热也，柏皮清肾热也，四
味皆苦寒，故热利下重者宜之。若产后下利，其湿热应与人同，而白头翁在
所宜矣；假令虚极，不可无补，但非他味参、术所宜，恶其壅而燥也，亦非
苓泽淡渗可治，恐伤液也；唯甘草之甘凉，清中即所以补中，阿胶之滋润，
去风即所以和血，以此治病，即以此为大补。方知凡治利者，湿热非苦寒不
除，故类聚四味苦寒不为过，若和血安中，只一味甘草及阿胶而有余，治利
好用参、术者，正由未悉此理耳。"（《金匮要略论注》）

【方剂歌括】白头翁汤阿草加，热痢阴伤服之佳。

193. 三物黄芩汤（出自附方《千金》）

【组成剂量】黄芩一两（9克）　苦参二两（12克）　干地黄四两（15克）

【方解方论】此方出自《千金方》，为养血清热剂，用于产后血虚生风
的烦热证。方中取干地黄甘寒补阴血之虚，佐以黄芩清热，苦参祛风。

徐忠可："以黄芩清热为君，苦参去风杀虫为臣，而以地黄补其三阴为
佐。"（《金匮要略论注》）

尤怡："此产后血虚风入而成热之证。地黄生血，苦参、黄芩除热也；
若头痛者，风未全变为热，故宜柴胡解之。"（《金匮要略心典》）

【方剂歌括】三物黄芩苦地黄，血虚烦热用之良。

194. 内补当归建中汤（出自附方《千金》）

【组成剂量】当归四两（12克）　桂枝三两（6克）　芍药六两（12克）
生姜三两（6克）　甘草二两（6克）　大枣十二枚（9克）　饴糖六两（12克）

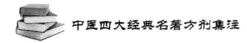

【方解方论】此即小建中汤加当归，侧重内外肝脾之阴。方中当归和血补阴，桂姜扶阳益气，芍药、大枣滋脾阴肝血，甘草调和中焦。饴糖补脾建中；加地黄、阿胶，大补阴血。此方调补肝脾，健运中焦，乃产后调补有效之方。

徐忠可："桂枝、生姜、当归之辛温，以行其营卫之气，甘草、白芍以养其脾阴之血，而以饴糖、大枣峻补中气，则元气自复，而羸者丰，痛者止也。然桂枝于阴阳内外，无所不通；尤当归善入阴，治带下之疾，故又主少腹急，摩痛引腰背。"（《金匮要略论注》）

张路玉："此即黄芪建中之变法。彼用黄芪以助卫外之阳，此用当归以调内营之血，两不移易之变法也。"（《张氏医通》）

【方剂歌括】内补方用建中汤，四两当归补肝良。

产后虚羸诸不足，和营调脾补劳伤。

（二十一）妇人杂病脉证并治篇方剂

195. 半夏厚朴汤（出于原文第5条）

【组成剂量】半夏一升（12克）　厚朴三两（9克）　茯苓四两（12克）生姜五两（12克）　苏叶二两（6克）

【方解方论】此方辛开苦降，化痰降逆，行气开郁，用于痰气郁结的梅核气证。方中半夏化痰开结，和胃降逆；厚朴行气开郁，下气除满，取其辛以散结，苦以降逆，为此方主药。配以茯苓甘淡调胃化痰，苏叶芳香宣气解郁，生姜辛温开胃降逆共为辅佐药。临床对胃肠神经官能症、慢性喉炎、气管炎、食道痉挛、癔病等属于痰气郁结者，也可用本方加减治疗。

徐忠可："半夏降逆气，厚朴兼散结，故主之；姜、苓宣至高之滞，而下其湿；苏叶味辛气香，色紫性湿，能入阴和血而兼归气于血。"（《金匮要略论注》）

吴谦："此病得于七情郁气凝涎而生，故用半夏、厚朴、生姜辛以散结，苦以降逆；茯苓佐半夏，以利饮行涎；紫苏芳香，以宣通郁气。俾气舒涎去，病自愈矣。"（《医宗金鉴》）

【方剂歌括】半夏厚朴汤理气，苓姜苏叶共配齐。

辛开苦降散郁结，气顺痰消逆自解。

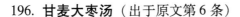

196. 甘麦大枣汤（出于原文第 6 条）

【组成剂量】甘草二两（9 克）　　小麦一升（30 克）　　大枣十枚（6 克）

【方解方论】此方甘润滋养，能养心安神，和中缓急，治疗心肝血虚、神不守舍的脏躁证。方中主以小麦味甘微寒，调养心阴而安心神。此即《黄帝内经》"心病者，宜食麦"。以小麦汁甘味养心缓急之意；辅以甘草甘平和中缓急；佐以大枣甘润补益中气。三者甘润滋养，而治脏躁，以平淡之剂而取奇功，可见仲景制方之妙。临床对更年期综合征、精神病焦虑症、神经衰弱、心神经官能症等病属心阴不足者，皆可能用此方加减治疗。

尤怡："小麦为肝之谷，而善养心气，甘草、大枣甘润生阴，所以滋脏气而止其躁也。"（《金匮要略心典》）

中医研究院："甘草、大枣味甘能缓诸急，小麦养心肝而止躁。"（《金匮要略语译》）

【方剂歌括】甘草小麦大枣汤，滋养心神用此方。
　　　　　　情志失常由脏躁，甘平和中效力彰。

197. 温经汤（出于原文第 9 条）

【组成剂量】吴茱萸三两（9 克）　　当归二两（9 克）　　芍药二两（9 克）
芎䓖二两（6 克）　　人参二两（6 克）　　桂枝二两（6 克）　　阿胶二两（9 克）
牡丹皮二两，去心（9 克）　　生姜二两（6 克）　　甘草二两（6 克）　　半夏半升（9 克）　　麦门冬一升，去心（9 克）

【方解方论】此方熔温经散寒与养血祛瘀于一炉，用于由冲任虚寒、瘀血阻滞所致的月经不调、崩漏等证。方中吴茱萸、桂枝温经散寒兼通血脉为主，辅以当归、川芎活血祛瘀，调经养血；配用丹皮助桂，芎祛瘀通经，又退虚热，阿胶、芍药、麦冬养血补阴；佐以党参、甘草、生姜、大枣、半夏和胃益气，补养脾气，以资生化之源。诸药合用养正祛邪，使奇经得以温养，新血自生，瘀血自去，经水自调。临床对功能性子宫出血、慢性盆腔炎、白带、不孕症等属虚寒瘀阻者，可用本方加减治疗。

尤怡："吴茱萸、桂枝、丹皮入血散寒而行其瘀；芎、归、芍药、麦冬、阿胶以生新血；人参、甘草、姜、夏以正脾气。盖瘀久者，营必衰，下多者脾必伤也。"（《金匮要略心典》）

李彣："此汤名温经，以瘀血得温即行也。方内皆补养气血之药，未尝以逐瘀为事而瘀血自去者，此养血邪自消之法也。故妇人崩淋不孕月事不调

者，并立之。"（《删补名医方论》）

【方剂歌括】温经归芍桂萸芎，姜夏丹皮又麦冬。

参草扶脾阿益血，暖宫祛瘀在温通。

198. 土瓜根散（出于原文第 10 条）

【组成剂量】土瓜根三两（6 克）　芍药三两（9 克）　桂枝三两（9 克）
䗪虫三两（6 克）

【方解方论】此方行血祛瘀，调协阴阳，用于瘀血内停、月经不调的证
候。方中土瓜根驱热行瘀，䗪虫破血逐瘀，二者相合推陈致新，通畅经脉；
桂枝通阳，芍药行阴，二者相使，和营调经；加酒调服，更行药势。土瓜根
目前临床已很少使用，可代以丹参、桃仁、丹皮等。

徐忠可："土瓜即草部王瓜也，性苦寒，善驱热行瘀；䗪虫兼活血；芍
药敛阴中正气；桂枝行经络之滞，而积冷自散。因有瘀滞，故以王瓜为主，
必合桂枝，所谓寒因热用也。"

【方剂歌括】土瓜根散调月经，䗪虫桂芍均相等。

祛瘀活血通经脉，阴阳调达经水行。

199. 大黄甘遂汤（出于原文第 13 条）

【组成剂量】大黄四两（12 克）　甘遂二两（6 克）　阿胶二两（9 克）

【方解方论】此方破血逐水，用于水与血结在血室的少腹满、小便难的
证候。方中大黄攻破瘀血能除血蓄，甘遂逐水蓄直达水停之处，二者相使以
攻水与血结，配阿胶浚血液之源，滋肝养血，补其不足，使邪去而正亦不
伤，服后水血可行，其病自愈。

魏荔彤："主以大黄甘遂汤，大黄下血，甘遂逐水，二邪同治矣。入阿
胶者，就阴分下水血二邪，而不至于伤阴也。顿服之，血当下，下之于大
便，此即《产后篇》中所言热在里，结在膀胱者也。彼单为血，故用大承
气汤，此兼水邪，故用大黄甘遂汤。邪有专兼，治亦分专兼矣。"（《金匮要
略方论本义》）

【方剂歌括】大黄甘遂汤阿胶，水瘀两解腹满消。

200. 抵当汤（见《伤寒论》方剂第 24 方）

201. **矾石丸**（出于原文第 15 条）

【组成剂量】矾石三分，烧（3 份）　　杏仁一分（1 份），共研末，炼蜜为丸，如枣核大，以生药纳入阴道中

【方解方论】此为局部外治法，用矾石丸为坐药，纳入阴道中，具杀虫解毒除湿热以去白带。方中用三份量矾石清热燥湿，解毒杀虫，化腐收敛，一份量杏仁破结消积润燥，加白蜜滑润阴道。此法虽能止白带，但不能去瘀血，对瘀血内阻、积湿化热、腐败而成的白带，还须兼用消瘀通络的内服药以治其本。如宫颈糜烂，则不宜使用此丸。

魏荔彤："是宜先去其脏之湿热，矾石却水除热，合杏仁破结润干血也。"（《金匮要略方论本义》）

吴谦："此方治下白物，若从湿化者可也，恐未能攻坚癖干血也。"（《医宗金鉴》）

【方剂歌括】矾石杏仁蜜制丸，纳入阴中白带完。

202. **红蓝花酒**（出于原文第 16 条）

【组成剂量】红蓝花一两（15 克）（用酒 100 毫升，煎减半，顿服一半）

【方解方论】此方行气活血，可治妇人经后产后，风邪袭入，与血气相搏所致的腹中刺痛。红蓝花气味辛温，入肝经，活血通络止痛，用酒煎，顿服是取其辛热之力，行气活血。此方宜于寒气者，阴虚有热者不宜用。张隐庵认为红蓝花即红花，其称"红花色赤多汁，生血行血之品也"。

魏荔彤："风邪入腹，扰乱气血，腹中必刺痛，主之以红蓝花酒。酒以温和气血，红蓝花以行散其瘀，而痛可止。"（《金匮要略方论本义》）

【方剂歌括】红蓝花酒行气血，寒多腹痛用辄宁。

203. **蛇床子散**（出于原文第 20 条）

【组成剂量】蛇床子仁（10~30 克）研细末，加铅粉三分之一量，调和制丸，如枣大小，纳入阴道内

【方解方论】此为生药。用于寒湿所致的阴中冷、阴中瘙痒、带下腰坠等证。取蛇床子气味苦温，能化湿暖宫，杀虫止痒，用白粉调和为丸，以减缓对局部黏膜组织的刺激。所以后代注家多数认为白粉即是米粉，其理即此。然有少数注家认为白粉应以铅粉，其性燥湿杀虫，对阴痒、带浊较为合宜。然其毒性，不宜使用过久。编者认为对慢性宫颈炎、慢性阴道炎、老年

性阴道炎引起白带异常者，应以米粉和丸为好，对滴虫性阴道炎可用铅粉和丸。后世用蛇床子为主的化湿杀虫剂作为洗剂治疗滴虫性阴道炎即是在此基础上的发展。

此方与矾石皆为坐药，能杀虫，同治前阴带浊，但此方苦温燥湿，主治下焦寒湿证；矾石丸清热燥湿，主治下焦湿热证，乃同中之异处。

尤怡："寒则生湿，蛇床子温以去寒，合白粉燥以除湿也。此病在阴中而不关脏腑，故但内药阴中自愈。"（《金匮要略心典》）

【方剂歌括】蛇床子散白粉和，苦温燥湿带浊除。

204. 狼牙汤（出于原文第21条）

【组成剂量】狼牙三两（30克）煎汁熏洗前阴，日四次

【方解方论】此方为洗剂，能除湿杀虫，止痒止痛，用于湿热下注，前阴生疮疡、糜烂、痒痛、带浊淋沥之证。取狼牙草性味苦寒，寒能胜热，苦能杀虫，煎汁坐浴前阴，化湿止带止痒。曹颖甫认为"狼牙草近世所无，陈修园用狼毒代之"。

尤怡："狼牙味酸苦，除邪热气，疗瘑恶疮，去白虫，故取治是病。"（《金匮要略心典》）

【方剂歌括】狼牙汤洗前阴疮，痒痛带浊治不难。

205. 小儿疳虫蚀齿方（出自附方）

【组成剂量】雄黄　葶苈（各10克，研末，用猪脂初熔，和之，用槐枝趁热点药烙患处）

【方解方论】此方烙蚀齿患处，有消肿杀虫之功。用雄黄解毒行血、消肿杀虫，葶苈行气化痰，配以猪脂润燥，槐枝杀虫，对龋齿空洞的牙疳，能消肿止痛。

中医研究院："本方雄黄、葶苈、猪脂、槐枝有通气行血消肿杀虫的功能，趁油脂初熔，乘热在局部烙之，杀其蚀虫。"（《金匮要略语译》）

【方剂歌括】小儿疳虫蚀齿方，雄黄葶苈脂烙良。

剖析《金匮要略》辨病、辨证、专方、专药，结合脏腑经络病机论治杂病小结

《金匮要略》总结了东汉以前我国医药发展的成就，把汉以前的单味药

发展为复方治疗，以脏腑论杂病，体现了朴素的唯物论和古代辩证法思想，是一部理、法、方、药俱备，理论联系实践，治疗杂病的经典专著。其对杂病的辨病、辨证、专方、专药的应用，结合脏腑经络病机论治拥有丰富的内容，是后世临床治疗学的渊薮。

1. 与《伤寒论》结合学习

《金匮要略》原和《伤寒论》合为一书，称《伤寒杂病论》，后来分开。《金匮要略》是以脏腑经络病机论治杂病，《伤寒论》是以六经病机指导外感辨证论治，二者在病证治疗上互相联系，密切相关。如《金匮要略》的黄疸、腹满等篇与《伤寒论》的阳明、太阴等篇在病机证治上有许多共同之处，茵陈蒿汤既治杂病的湿热两胜的黄疸，又用于阳明的瘀热发黄，其中许多治法与方剂可以互用，并且在证候叙述和治疗方剂上，有些是《伤寒论》较详细，如腹满、小便不利等证；有些以《金匮要略》较详细，如痰饮咳嗽、黄疸、水气篇等。任应秋教授认为："所谓'伤寒论'即是疾病总论，是泛指一切疾病辨证论治的总则，或者叫作大纲……至于'金匮'的杂病论，正是'伤寒论'的各证……。从形式上讲，一个是总论，一个是各论；从实质上讲，总论的辨证施治方法基本上贯注了各论的各篇，各论各篇的内容，完全体现了总论辨证施治方法。"（我对《金匮要略》的看法，新中医药，1957. 5. 10）由此可见两书的关系了。故学习时应将两书结合研究，互相参合，互相印证，融会贯通。通过以此及彼，从彼及此，往往可收事半功倍之效。又如《消渴小便不利淋病脉证并治第十三》篇说："脉浮，小便不利，微热消渴者，宜利小便发汗，五苓散主之。""脉浮，发热，渴欲饮水，小便不利者，猪苓汤主之。"此两条均有"脉浮，发热，口渴，小便不利"四症。但五苓散通阳利水，猪苓汤养阴利水。这就要结合《伤寒论》太阳病篇的五苓散证和阳明病篇的猪苓汤证，互参学习，加以理解，以区别两方在临床上不同的证治。

2. 收载方药丰富，临床应用广泛

就原著前22篇收载方达205首之多，内容极其丰富，如按目前方剂学的分类，大致可归纳成18类。解表剂如桂枝汤；和解剂如柴胡汤；泻下剂如大、小承气汤，大黄附子汤，麻子仁丸；表里双解剂如大柴胡汤、厚朴七物汤、乌头桂枝汤；清热泻火剂如泻心汤、白头翁汤；温里回阳剂如乌头煎、通脉四逆汤；消痰化积剂如枳术汤、鳖甲煎丸；补益剂如当归生姜羊肉汤、小建中汤、薯蓣丸；理气剂如半夏厚朴汤、枳实薤白桂枝汤；理血剂如大黄䗪虫丸、桂枝茯苓丸、温经汤、柏叶汤、黄土汤；祛湿剂如茵陈蒿汤、

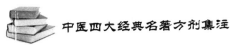

苓桂术甘汤、防己黄芪汤、桂枝芍药知母汤、麻杏薏甘汤；润燥剂如麦门冬汤；祛痰剂如皂荚丸、苓甘五味姜辛汤；驱虫剂如乌梅丸；疮痈剂如大黄牡丹汤等等，为后世方剂学的建立与发展奠定了基础。而且所载方剂涉及临床各科，应用极其广泛。如历节病关节肿痛用桂枝芍药知母汤，肺痿用甘草干姜汤，肺痈用葶苈大枣泻肺汤，胸痹心痛用瓜蒌薤白白酒汤，肝着用旋复花汤，肾着用甘姜苓术汤，脾约用麻子仁丸，胃反用大半夏汤，肠痈用大黄牡丹汤，血痹用黄芪桂枝五物汤，痰饮用苓桂术甘汤，水肿用防己黄芪汤，黄疸病用茵陈蒿汤，妇人妊娠恶阻用干姜人参半夏丸，产后郁冒用小柴胡汤，产后腹痛用枳实芍药散，杂病梅核气用半夏厚朴汤，脏躁用甘麦大枣汤，蛔厥用乌梅丸，外科金疮用王不留行散，皮肤科浸淫疮用黄连粉。这些方剂的应用一直有效地指导后世的临床。

3. 方剂配伍严密，用药善于加减

《金匮要略》载有 200 多方，而用药仅 100 多味，可见仲景是善于制方用药的，不仅方剂组织严密，具有简练精当、疗效显著的特点，而且很少使用贵重药物，以求实现"下以救贫贱之厄"，为大众治病的愿望。如瓜蒌薤白白酒汤治胸痹心痛，百合地黄汤治百合病，甘草干姜汤治虚寒肺痿，茵陈蒿汤治黄疸，甘麦大枣汤治脏躁，苓桂术甘汤治痰饮等名方，药简价廉，配伍精炼，一直沿用至今，有效指导后世临床。原著在治疗方法上高度的原则性与具体的灵活性有多处可见，如痰饮病篇指出"病痰饮者，当以温药和之"的治疗原则，但具体临床应用，则有大、小青龙汤发汗利水，五苓散利小便，苓桂术甘汤健脾，肾气丸温肾，十枣汤、甘遂半夏汤逐水，己椒苈黄丸攻下等等。这就使我们学会解决一般矛盾与特殊矛盾关系的方法，以便在临床中能知常达变地处理具体问题和特殊变化。在组方用药时，仲景既重视发挥单味药的功能，更注意配伍的协同作用。如桂枝配伍于不同方剂中，可发挥更多效能。用于桂枝汤、黄芪桂枝五物汤，可调和营卫；用于炙甘草汤、枳实薤白桂枝汤可宣通阳气；用于五苓散、苓桂术甘汤，可温化水饮；用于桂枝加桂汤、桂苓五味甘草汤，可下气降逆；用于小建中汤、黄芪建中汤，可健运中气；用于乌头桂枝汤，可散寒止痛；用于桂枝茯苓丸、温经汤，可散结行瘀血。而且其用药法度有一定的规律可寻，如小半夏汤用生姜、半夏化痰止呕；寒重的把生姜换成干姜，成为半夏干姜散；如果理气止呕，则用橘皮汤，即小半夏汤的半夏改为橘皮，或再加枳实宽胸为橘皮枳实生姜汤。从这基础上随证加减，又有小半夏加茯苓汤，干姜人参半夏丸，以及半夏厚朴汤和橘皮竹茹汤等等。其遣方用药，加减变化，极为灵活。如瓜蒌蒌薤白白酒汤治胸痹,加半夏又能降水饮,而用于水饮上逆不得卧;加枳实、厚朴、桂枝,则为栝蒌薤白桂枝汤,又用于胸痹心中痞,胁下逆抢心证。并且非常注重反佐药相反相成作用,如桂枝芍药知母汤在附、桂、姜温热药中佐以一味苦寒知母;半夏泻心汤在用芩、连苦寒药中又配以辛温之干姜。原著对药物用量也很讲究,如同样用大黄、枳实、厚朴,但药量各异,所起作用就不同,也就成为小承气汤、厚朴三物汤、厚朴大黄汤三个不同方剂了。又如桂枝加桂汤的加重桂枝,小建中汤的倍用芍药,通脉四逆汤的重用干姜,厚朴三物汤的重用厚朴,既体现了方剂的命名,又含有辨证论治、据证用药的意义。

4. 重视专病、专方、专药应用和药物炮制、煎煮方法

仲景遣方用药法度严谨,并有固定模式,即我们现在所谓的专病、专方、专药意义。如同样遇到心阳虚弱、肢厥、心衰,在《伤寒论》三阴证,多用四逆汤类以救急,在《金匮要略》杂病中,则用黄芪、人参,而不用四逆汤类。观《伤寒论》无黄芪,《金匮要略》罕见四逆汤,可见仲景严谨的方药法度。而且对杂病用药注重单味药的独特作用,如用苦参之杀虫除湿治狐惑病阴部蚀烂;用百合治百合病;用常山或蜀漆治疟疾;用茵陈、大黄利胆退黄;用黄连清火解毒治浸淫疮;用鸡矢白散治转筋入腹;用诃子治下利等;均寓有专病用专药意义。又如麻黄与石膏同用以治风水水肿或哮喘;附子与白术合用以治风湿痛。以及气上冲加桂枝、喘加麻黄、胃中不和加芍药、下有陈寒加细辛等,既反映了仲景用药规律,又体现了药有专用的特点。仲景还注重临床用药的炮制、煎煮方法。如附子用于回阳救逆则生用,且配干姜;用于止痛则炮用,不配干姜;发作性疝痛或历节疼痛,则用乌头(因乌头止痛强于附子),且与白蜜同用,既缓和乌头毒性又延长药效。又如甘草干姜汤治虚寒肺痿,干姜炮用,则辛开苦降,开辟温上制下法先河。还有茵陈蒿汤煎服法,先煮茵陈,后入大黄、栀子,因后入栀、黄可峻攻其热,久煮茵陈可缓解热中之湿。均为仲景用药法度,乃其成功经验。而且书中载有多种多样的方药剂型,不拘一格,内服的有汤剂、丸剂、散剂、酒剂,外用的有扑粉、坐药、熏法、洗法,丰富多彩,开拓了后世临床剂型的应用。

5. 从方测证,从证测方

《金匮要略》为古代汉方,词意简奥或意寓言外,其中很多条文叙证简略,或仅列方名,或言治而略方,因此在学习时必须返本溯源,从流索源,有些地方就要"从方测证"或"从证测方",才能深入理解,真正掌握。从

方测证，即以方药推测证候、症状。原著中很多条文叙述证候不详而包括在所用的方药中，这叫"寓证于方"。如《痰饮咳嗽病脉证并治第十二》篇说："病溢饮者，当发汗，大青龙汤主之，小青龙汤亦主之"，叙证简略，以方药测证，前者为表寒里热，多见发热恶寒，身疼汗出，喘而烦躁等证；后者为表寒里饮，应有发热恶寒、胸满呕吐咳喘等证。该篇又说"夫短气有微饮，当从小便去之，苓桂术甘汤主之，肾气丸亦主之"。苓桂术甘汤为温化中阳而利小便之剂，以治脾阳不振，痰饮停留，上凌心肺，因而气机升降不利，症状除短气外，又有心悸、目眩、胸胁支满、小便不利；肾气丸为温化肾气而利小便之剂，以治肾阳衰微不能化水，除短气外，尚有少腹胀满、腰痛、小便不利之症。又如《肺痿肺痈咳嗽上气病脉证治第七》篇说"咳而脉浮者，厚朴麻黄汤主之；脉沉者，泽漆汤主之"。从方药测证，厚朴麻黄汤蠲饮泄满散邪，必伴有咳嗽上气、胸满烦躁等寒水凌肺证；泽漆汤化气行水，必伴见肢体浮肿、咳嗽上气、二便欠利等水饮内结证。从证测方，即以病证表现推断其治疗方药。原著中有很多叙述病证较详细而未出方治的。这必须从病证推测其方治，因其方治包含在病证之中，这叫"寓方于证"。《腹满寒疝宿食病脉证治第十》篇说："病者腹满，按之不痛为虚，痛者为实，可下之。……腹满时减，复如故，此为寒，当与温药。"从证测方，前者腹满属实热积滞，当用承气汤之类；后者腹满属脾虚中寒，当用理中汤之类。又如《痉湿暍病脉证治第二》篇说"湿家之为病，一身尽痛，发热，身色如熏黄也"。此虽证简未提治疗，然病机与证治已寓意其中。此当有无汗或小便不利等证。气化不行，湿无去路，故郁蒸而发黄，然则治疗方法就可于此获得线索。以病推证，从证测方，治须化气利湿，黄疸篇中茵陈五苓散可以应用。还如《水气病脉证并治第十四》篇说："……病水腹大，小便不利，其脉沉绝者，有水可下之。"知其可用十枣汤类下其水。这些从方测证、从证测方的例子，篇中屡见不鲜，不胜枚举，令人推敲，广开思路，必须去举一反三，认真体会，才能窥其全豹。

6. 同病异治，异病同治

《金匮要略》建立以病为纲，病证结合，辨证施治的杂病诊疗体系，确立了病名诊断在杂病中的纲领地位。各篇篇名均冠以"病脉证治"，示人病与证结合，脉与证和参，辨证与施治相结合的重要意义。针对证候而治是仲景诊治疾病的基本原则。同病异治和异病同治是这一原则的基本方法。同一种疾病，由于人体体质或病机上的差异，以致病机的不同，治法就有不同。如《胸痹心痛短气病脉证并治第九》篇枳实薤白桂枝汤、人参汤同治胸痹心痛；《痰饮咳嗽病脉证并治第十二》篇大、小青龙汤同治溢饮；《消渴小便不利淋病脉证并治第十三》篇蒲灰散、滑石白鱼散、茯苓戎盐汤同治小便不利。这些都充分体现了"同病异治"的精神。当然这些病虽相同，但其病机或病人体质大都有异，所以枳实薤白桂枝汤与人参汤的证治就是病证与病因相同而体质不同，治疗各异的典型病例。还有同为水肿病，腰以上肿，当发汗，用越婢汤发汗散水以治风水；腰以下肿，当利小便，用防己茯苓汤利尿行水以治皮水。这也是同病异治的范例。

异病同治是指多种不同的疾病，但由于病因病机或病位相同，症状虽异，治法则同。如寒疝腹痛与产后腹痛，同用当归生姜羊肉汤；葶苈大枣泻肺汤既用于肺痈，又用于痰饮咳嗽篇的支饮；防己黄芪汤既用于痉湿暍篇的风湿证，又用于水气篇的风水证。这些证治方法都贯彻了"异病同治"的精神。当然这些病虽证不同，但其病因病机大都一致，如风湿风水同为表虚恶风，且水湿同出一源，故皆用防己黄芪汤。还有《中风历节病脉证并治第五》篇的脚气上入，少腹不仁；《血痹虚劳病脉证并治第六》篇的虚劳腰痛，少腹拘急，小便不利；《痰饮咳嗽病脉证并治第十二》篇的短气有微饮，当从小便去者；《消渴小便不利淋病脉证并治第十三》篇的男子消渴，小便反多，以饮一斗，小便一斗者；《妇人杂病脉证并治第二十二》篇的妇人烦热，不得卧，但饮食如故之转胞不得溺者。以上五病，虽症状不同，但病机皆属肾阳亏虚，气化功能减退，故均可用肾气丸温肾化气治疗。像这些数病用一方治疗或数方处理一病的例子书中并不鲜见，学习时必须深入钻研，才有所得。例如同一湿病，有用麻黄加术汤治其风湿表实，有用防己黄芪汤治其风湿表虚，有用麻杏薏甘汤治其风湿化热，有用桂枝附子汤治阳虚风湿在表，有用甘草附子汤治其风湿并重表里阳虚等不同，这就是同病而病机、病位不同而治方用药就各异了。从而指导后人发展到辨病与辨证论治的有机结合。

7. 创用了丰富的活血化瘀方药

可以说仲景是首位有典籍记载较为系统而又具创见的应用活血化瘀方药治疗血瘀证的大家。其对活血化瘀方药的选择具有灵活性与原则性，常根据瘀血形成的病因，瘀血的轻重、新久、部位的深浅、血分的虚实等不同，因势利导，选用具有不同作用特点的活血化瘀方药，做到攻而不伤。对血虚夹瘀证或血瘀不重，仅表现为血分瘀滞者，多选用当归、川芎、白芍等养血活血药；对于一般的血瘀证，多选用大黄、桃仁、红花之类活血逐瘀药；而针对久病血瘀入络，而络脉瘀闭者，则多选用水蛭、虻虫、土鳖虫等虫类药以活血通络开闭。仲景对血瘀证分两大类治疗。第一类久瘀癥积：脏腑经脉瘀血阻滞，络脉闭塞，隐匿难现，攻补两难，其正气大虚，难以速攻，多以虫类药配合其他活血祛瘀药等复方制丸，缓攻渐消，使消而不留瘀，攻而不伤正。①创制鳖甲煎丸治疟母（疟疾迁延不愈，肝脏瘀积，致肝脾肿大），用鳖甲领蜣螂、䗪虫、蜂巢、鼠妇等虫类药入肝经血分经脉中搜剔肝络中死血疟邪，合大黄、桃仁、丹皮、紫葳等草本药入经脉活血逐瘀；配伍柴胡领黄芩、乌扇等入肝经气分，清热透邪；桂枝、芍药、干姜温运调中；佐以葶苈子、半夏、厚朴、瞿麦、石韦、芒硝等消除水湿之邪，再加入人参、阿胶等补益气血，以求攻补兼施。②应用大黄䗪虫丸治干血虚劳证，取水蛭、虻虫、蛴螬、䗪虫等入络搜剔，合大黄、桃仁、干漆等攻逐瘀血，配以地黄、白芍、杏仁滋养阴血，黄芩清久瘀之热，甘草、蜂蜜调和缓中，共达缓攻内脏干血，调补气血大亏脏腑。③制桂枝茯苓丸治妇人胞宫宿有癥瘤之积，而致妊娠三月胎动漏血等流产先兆之症，取其缓攻缓消之功。从上制方与选药分析，桂枝茯苓丸攻逐瘀血较轻而平缓，大黄䗪虫丸攻逐瘀血之力远胜于鳖甲煎丸，且虫类药的攻逐瘀血之力，远峻猛于本草类活血化瘀药。第二类新瘀积血，制方取药急攻速消。①抵当汤治瘀热下焦，深结络脉，以攻下坚结之瘀血。②枳实芍药散治胞宫瘀血新积，以行气活血。③下瘀血汤治胞宫瘀血久积，用土鳖虫合大黄、桃仁攻下瘀血。④大黄甘遂汤治产后恶露未尽，且水饮留阻胞宫，以去胞宫瘀血及水饮新积（其用大黄甘遂去瘀泻水，阿胶补血，一剂顿服，产后背水一战的速治法）。⑤旋复花汤治肝经血瘀轻证，入肝通经，活血祛瘀。⑥温经汤治宫寒血瘀，兼阴血亏虚。取桂枝入肝经温通血脉，合吴萸、生姜祛肝经陈寒治其本；当归、川芎、白芍、丹皮养血活血化瘀；阿胶、麦冬、人参滋阴养血补气；半夏和胃降逆，助冲脉之血下行。⑦胶艾汤治阴虚血热，兼胞宫留瘀。⑧当归芍药散治肝血虚夹瘀乘脾，脾虚水停。取归、芍、芎养血活血，术、苓、泽健脾利水。⑨红蓝花酒活血化瘀治瘀血内阻。⑩苇茎汤治肺痈、瘀血类痈毒。⑪大黄牡丹汤治肠痈，瘀血夹痈毒证。⑫土瓜根散治胞宫热毒夹瘀证。

总之，仲景应用活血化瘀药治疗杂病血瘀证，既有其规律性，又有其变通性。具体表现在：一般血瘀证—常用大黄、桃仁、红花活血逐瘀；血虚夹瘀—常用当归、川芎、赤芍养血活血；久病血瘀入络—多用水蛭、虻虫、土鳖虫；血瘀夹水停—加用白术、茯苓、泽泻或甘遂；兼有阳虚或寒邪凝滞—加桂枝、细辛；兼有热邪蕴结—加大黄、牡丹皮、冬瓜仁；兼阴虚—加生地、阿胶。

8. 广泛应用和法方药

张仲景用"和"描述天人协调、关系和谐，阐述人体精气运行和顺、通畅、脏腑功能协调统一状态。在《脏腑经络先后病脉证》篇说："夫人禀五常，因风气而生长，风气虽能生万物，亦能害万物，如水能浮舟，亦能覆舟。若五脏元真通畅，人即安和。"广泛概括了协调和谐、温和、相应、和缓、适度、调和等含义。多次用"身和""脉和""津液和""荣卫和""胃气和"等描述人体的正常状态。并突出"和"是论治的目的与总则，更是治疗的具体方法与手段。第一体现在论治方法上：①和阴阳：常用辛甘之性味药复阳和阳气，酸甘之性味药回阴和阴液。②和营卫：最典型的桂枝汤调和营卫。③和胃气：有桂枝汤药后糜粥和胃气，用调胃承气汤除热结、降逆气、和胃气。④和少阳：小柴胡汤用柴胡、黄芩之苦祛阳热而沉降入阴，半夏、生姜之辛祛阴寒而升散入阳，人参、枣、草中守脾胃，使上焦宣通、津液得下、胃气中和。⑤和津液：使津液敷布复归于常，《痰饮咳嗽病脉证并治》篇说："病痰饮者，当以温药和之。"张仲景以温药温运脾胃之阳，畅通卫气，以消散痰饮，使津液敷布复归于常，即和津液之意。⑥和表里：《黄疸病脉证并治》篇说："黄疸、腹满、小便不利而赤，自汗出，此为表和里实，当下之，宜大黄硝石汤。"此表和而里未和（里实），下之里亦和，从而使表里和畅。⑦和上下：乌梅丸治蛔厥，散寒清热，交通阴阳，和调上下，安蛔止痛。第二体现在组方用药上：①消补之和：虚实夹杂者，消补兼施谓之和。用鳖甲煎丸治疟母，取鳖甲、䗪虫、大黄、桃仁活血消积，配人参、阿胶补益气血、消补兼施。②寒热之和：寒热并用谓之和。用半夏泻心汤治寒热错杂、心下痞，取半夏、干姜降逆止呕、温胃和中，配黄连、黄芩苦寒泄热，四药寒热同用，辛开苦降、散结消痞，开杂病寒热并用和解之先河。③升降之和：气机逆乱、升降复常谓之和，用黄芩加半夏生姜汤治干呕而利，取黄芩之苦降，配半夏、生姜之辛开，气机复常、清升浊降、吐利调复。④润燥之和：燥湿并存者，润燥相济谓之和。《肺痿肺痈咳嗽上气病脉证并治》篇说："大逆上气，咽喉不利，止逆下气者，麦门冬汤主之。"取麦冬、人参、甘草、大枣以润肺燥，半夏辛燥湿痰，使燥去痰除，而和复常道。⑤敛散之和：《痰饮咳嗽病脉证并治》篇用小青龙汤治溢饮，取麻、桂、姜、辛、夏辛散外寒内饮，配伍白芍、五味酸敛肺气，敛散相成，邪结调解而自和。⑥刚柔之和：用葶苈大枣泻肺汤治肺痈、喘不得卧，取葶苈子急泻肺气，配大枣固护其刚逆之弊，为刚柔相济、和调之举。⑦滑涩之和：用八味肾气丸治虚劳腰痛、小便不利，取山药、萸肉固涩肾气，配茯苓、泽

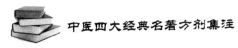

泻滑利水气，虚实并调，滑涩互施谓之和。

9. 开创"治未病"理念

张仲景在我国医学史上是第一位提出"治未病"的医家。在原著的第一篇《脏腑经络先后病脉证》首先指出："上工治未病……夫治未病者，见肝之病，知肝传脾，当先实脾。……中工不晓相传，见肝之病，不解实脾，惟治肝也。"就非常明确地指出：高明的医生是注意治未病的，如见到肝病，就知道肝病可波及脾，要预先健脾。一般医生只知肝病治肝，不清楚预先健脾。这就是根据人体脏腑经络整体的相互关联性，提示临床医生对疾病应根据脏腑传变关系，了解其传变规律，预先采取措施，防止疾病的传变，阻止病位的扩散恶化。这对后世临床很有指导价值。其次还倡导临床上早治防变的治疗思想，要求医生在疾病的初期阶段就及时治疗，防止疾病的深入传变。如该篇就指出了"适中经络，未流传脏腑，即医治之；四肢才觉重滞，即导引、吐纳、针灸、膏摩，勿令九窍闭塞"。强调了及早控制其传变，防止恶化的后果。该篇还非常重视养生健体，防止疾病发生的理念，提出"若人能养慎""若五脏元真通畅，人即安和"的保健思想，突出了养生防病的重要性。张仲景能在二千多年前，站在临床的角度，从人体脏腑经络的整体性、关联性出发，结合人与自然的相关性，对疾病传变规律，提出了较为系统"治未病"措施，以及养生防病的理念，对指导后世的临床医学与预防医学的建立和发展确有非常深远的意义。这就是我们今天所整理出来的"治未病"中"未病先防，已病防变，瘥后防复"的三大含义。

10. 开创杂病的辨病、辨证、专方、专药运用

《金匮要略》共载60多种专病、专症的证治，涉及内科、妇科、外科、皮肤科及杂病，突出病、证、脉的阐述，有详有略，有专篇论一病，有一篇收载数证。有重点论述专病，收载丰富的证治方药，亦有省略将病名方名一带而过，书中文辞古奥，言简意赅，并有不少省笔、倒装方法。编者试将各篇中每一病、症、证梳理出来，并结合病机变化，证候鉴别进行归纳，突出治法或方药，争取有助于读者从中探索其证治规律，以便于临床掌握应用。就编者的一份学习用心，仅供参考。

（1）痉病：表证有汗为柔痉，用栝蒌桂枝汤；表证无汗为刚痉，用葛根汤；若病入里化热，用大承气汤。先贤秦伯未指明痉病用药原则是"因高热使津血枯燥，不能营养筋脉，即破坏了'精则养神，柔则养筋'的生理所造成的病变。故仲景用葛根和栝蒌取其生津"。（金匮要略简介．人民卫生出版社，1963．）（2）湿病：表实无汗证，用发汗祛湿，其里寒湿重

者，用麻黄加术汤；风湿重者，用麻杏薏甘汤；表虚汗出，用防己黄芪汤益气除湿；表里阳虚，用助阳化湿，偏表者用桂枝附子汤，偏里者用白术附子汤，表里皆虚者用甘草附子汤。（3）暍病：用白虎加人参汤清热益气为正治；兼湿者用一物瓜蒂汤去湿。（4）百合病：用百合地黄汤清热养阴为正治；病久伤津口渴不差用栝蒌牡蛎散；病久不解渴者用百合洗方；并见发热者用百合滑石散；如经误汗用百合知母汤，经误下用滑石代赭汤，经误吐用百合鸡子黄汤；提出"见于阴者，以阳法救之；见于阳者，以阴法救之"的治则。（5）狐惑病：用甘草泻心汤泻热和胃；用赤豆当归散渗湿清热排脓；外用苦参汤洗法，雄黄熏法。（6）阴阳毒：用升麻鳖甲汤治阳毒，升麻鳖甲汤去雄黄蜀椒治阴毒。（7）疟疾：用白虎加桂枝汤清热解毒治温疟；用蜀漆散祛痰止疟，治牝疟，牡蛎汤、柴胡桂姜汤亦可用之；柴胡去半夏加栝蒌汤治劳疟；用鳖甲煎丸治疟母。（8）中风：用侯氏黑散补正驱邪，养血祛风，为中风表里受邪的通治方；用风引汤治痰火热痫；防己地黄汤治血虚中风；用续命汤解表扶正，清热化痰治外邪引发的中风；用头风摩散外治中风头痛。（9）历节：用桂枝芍药知母汤通阳化湿祛风，治风湿偏胜；用乌头汤温阳散寒止痛治寒湿偏胜；历节病用矾石散外浸洗法。用三黄汤温经祛风治外风风痹；用术附汤扶正达邪治外风虚证。（10）血痹：用黄芪桂枝五物汤温阳行气活血通痹。（11）虚劳：用小建中汤、黄芪建中汤治中阳不足导致阴阳两虚证；用桂枝加龙骨牡蛎汤治营卫失调、阴阳不固的遗精梦交证；用肾气丸温补肾阳，治下元不固之腰痛、小便不利证；用天雄散温补脾肾，治阴寒精冷证；用薯蓣丸扶正祛邪治虚劳兼感风气；用大黄䗪虫丸扶正祛瘀，活血破癥治干血劳；用酸枣仁汤滋阴养血安神，治虚烦不眠；用炙甘草汤养心复脉治心悸脉结。（12）肺痿：用养阴润肺的麦门冬汤或炙甘草汤，治虚热咳吐浊痰；用温肺益气的甘草干姜汤，治虚寒咳吐涎沫。（13）肺痈：用荡涤泻肺的葶苈大枣泻肺汤，治初起脓未成的实证；用开提排脓的桔梗汤，治脓已成的肺痈；用清火排脓解毒的苇茎汤，治咳脓血的肺痈。（14）咳嗽上气病：原著多条指出又称"肺胀"。用养阴清肺的麦门冬汤，治肺阴虚咳逆上气；用涤痰开结的皂荚丸，治痰浊内结之咳逆上气；用外解寒邪、内化水饮的射干麻黄汤或厚朴麻黄汤，治疗外寒内饮互结的咳逆上气；用蠲饮解热祛痰的小青龙加石膏汤或越婢加半夏汤，治饮热互结的肺胀；用逐水行痰的泽漆汤，治水气与痰饮内结咳嗽上气。咳嗽上气，篇中称"肺胀"，篇文中许多描述的症状颇与现在"慢性阻塞性肺病"类似，而且上述方药用于慢性阻塞性肺病所致的咳喘、气逆、痰喘，对缓解该症的证情均有不同程度的疗效，先贤及现代医家均有见解与体会。秦伯未先生说："从《金匮》用药来说，有麻黄、桂枝的散风寒，麦冬、石膏的清火，皂荚、泽漆的行痰，厚朴、半夏的理气燥湿，射干、紫菀的降逆气，干姜、细辛的化水饮等，可见包括了多种因子。"（见《金匮要略简介》第27页）。（15）奔豚气病：用奔豚汤平肝降逆，治肝郁气逆证；用桂枝加桂汤和阳降逆，治外因寒邪引起冲气证；用茯苓桂枝甘草大枣汤散寒降逆，治误汗伤阳，下焦水饮上逆证。（16）胸痹：用栝蒌薤白白酒汤通阳散寒、开胸顺气为主治方；用栝蒌薤白半夏汤通阳化痰、降逆逐饮，治痰饮偏盛证；用枳实薤白桂枝汤平胃降逆、行气化浊治胃逆气滞证；用人参汤温中补虚，治中阳偏虚证；用茯苓杏仁甘草汤宣化痰浊，治饮停胸膈证；用橘枳姜汤开胃化痰，治饮停胃脘证；用薏苡附子散除湿温经止痛，治寒湿偏盛证。正因为篇文指出"阳微阴弦，即胸痹而痛"，故岳美中今贤指出其用药原则，"必须采用阳药及通药以廓清阴邪，不可掺杂阴柔滋敛助长阴邪之品，这是仲景的药法。"（心痛、胸痹的探讨［J］．新中医，1974（4）：9．）（17）心痛：用桂枝生姜枳实汤通阳降逆，治气逆心痛；用乌头赤石脂丸温阳祛寒止痛，治疗沉寒痼冷之心背痛；用九痛丸温中散寒、杀虫止痛，治寒饮积聚虫气之心痛。（18）腹满：用厚朴七物汤解表攻里，治表里同病的证候；用厚朴三物汤行气通滞，治偏于中脘胀满证；用大柴胡汤和表攻里，治痛满重在心下和两胁证；用大承气汤攻下积滞，治痛积在肠腑；用大建中汤温中散寒，治中阳虚寒证；用大黄附子汤温散寒凝，治满痛在胁腹，且大便不通证；用赤丸散寒降逆止痛，治腹痛厥逆证。（19）寒疝：用乌头煎逐寒，治疝绕脐痛、厥逆证；用当归生姜羊肉汤温血散寒，治血虚寒疝腹痛；用乌头桂枝汤温里解肌，治里寒兼表邪证。（20）宿食：用大承气汤攻下肠实，治宿食在下、肠实不去证候，用瓜蒂散涌吐，治宿食停滞上脘证。（21）肝着：用旋复花汤下气散结，活血通络。（22）脾约：用麻子仁丸养阴润肠，导滞通便。（23）肾着：甘草干姜茯苓白术汤温中胜湿，健脾利水。（24）痰饮：用茯苓桂枝白术甘草汤通阳健脾利水，治脾虚痰饮证；用甘遂半夏汤攻积逐水，治饮邪留伏证；用木防己汤或木防己去石膏加茯苓芒硝汤行水散积，治膈间支饮证；用防己椒目葶苈大黄丸分消水饮，治水结肠间证；用厚朴大黄汤泄满导饮，治支饮胸满证；用小半夏汤或加茯苓或泽泻汤或五苓散引水下行，治饮留不去证；用十枣汤开闭逐水，治悬饮证；用大青龙汤发汗利水，治溢饮外饮里热证；用小青龙汤散寒逐饮，治溢饮外寒里饮证；用苓甘五味姜辛汤类方化饮降逆，治支饮咳嗽证。（25）消渴：用肾气丸温肾滋阴，治肾虚下消证；用五苓散散热利水，治膀胱蓄水证；用猪苓汤养阴利水，治水热互结证；用文蛤散清热止渴，治热伤津燥证。（26）小便不利：用栝蒌瞿麦丸清上温下，治上燥下寒证。（27）淋病：用蒲灰散、滑石白鱼散、茯苓戎盐汤利湿通淋，治淋病和尿血证。（28）水气病：用越婢汤清热散邪，治风水表热证；用防己黄芪汤益气化水，治风水表虚证；用防己茯苓汤温化利水，治皮水气阻证；用甘草麻黄汤发汗散水，治皮水在上证；用麻黄附子汤温经发汗，治阳虚皮水证；用黄芪芍药桂枝苦酒汤补气祛湿散水，治水肿黄汗证；用桂枝加黄芪汤行阳散邪，治湿滞黄汗证；用桂枝去芍药加麻黄细辛附子汤温阳散寒利气，治水饮痞结证。（29）黄疸病：用茵陈蒿汤清热利湿，治黄疸病湿热两胜证；用茵陈五苓散清热利水，治黄疸病湿偏胜证；用大黄硝石汤、栀子大黄汤清热泻实，治黄疸病热胜证；用硝石矾石散消瘀逐湿，治黄疸病兼瘀血证；用猪膏发煎润燥通结，治黄疸病兼燥证。（30）惊悸：用桂枝救逆汤扶阳镇惊，治火劫误汗、损伤心阳证；用半夏麻黄汤化饮降逆，治水饮停胃上凌于心证。（31）血证：用柏叶汤温经止血，治寒性吐血证；用泻心汤清热止血，治热性吐血衄血证；用黄土汤温脾摄血，治虚寒便血证；用赤小豆当归散清热利湿，治湿热下血证。（32）呕吐：用小半夏汤或猪苓散和胃降逆，治胃有停饮证；用小柴胡汤或吴茱萸汤调和肝胃，治肝胃失和证；用半夏干姜散或生姜半夏汤温胃散寒，治中寒停饮证；用半夏泻心汤或黄芩加半夏生姜汤寒热平调，治寒热互结证；用大黄甘草汤通腑泻热，治腑热积滞证；用四逆汤回阳救逆，治阳虚阴盛证。（33）胃反：用大半夏汤调和胃气、补虚降逆，治虚寒性胃反证；用茯苓泽泻汤通阳和胃，治寒湿性胃反证。（34）哕：即今呃逆。用橘皮汤温胃散寒，治胃寒气逆证；用橘皮竹茹汤清热补虚降逆，治胃虚呃逆证。（35）下利：用大、小承气汤清热泻下，治实热下利证；用白头翁汤清热泄腑，治热积下利证；用桃花汤温中调脾，治虚寒下利证；用诃黎勒散温胃固肠，治气虚不固证；用桂枝汤解表散寒，治表寒下利证；用四逆汤温里救逆，治里寒下利证；用通脉四逆汤回阳救逆，治下利清谷、肢厥证；用栀子豉汤清热除烦，治下利虚烦证；用黄芩汤散寒除热，治寒热互结下利干呕证。（36）肠痈：用薏苡附子败酱散通阳消肿排脓，治肠痈脓已成的证候；用大黄牡丹汤泻热破瘀消肿，治肠痈脓未成的证候。（37）浸淫疮：用黄连粉清热燥湿解毒。（38）疮痈：用排脓散行气和血排脓，治疮痈将成未成的证候；用排脓汤和营调气解毒，治胸腹咽喉诸疮痈之疾。（39）金疮：即肌肤创伤。用王不留行散祛瘀活血行气化滞，治经脉肌肤创伤。（40）手指臂肿：用藜芦甘草汤吐去风痰。（41）

转筋：用鸡屎白散下气祛湿，通利二便。（42）阴狐疝：用蜘蛛散散寒通利。（43）蛔虫病：用甘草粉蜜汤和胃解毒、缓痛安蛔，治蛔虫扰动证；用乌梅丸寒温并用、安蛔止痛，治蛔厥。（44）妊娠呕吐：即妊娠恶阻。用桂枝汤调和营卫，治肝胃不和、营卫失调所致呕吐证；用干姜人参半夏丸温胃散寒，治脾胃虚寒、寒饮上逆呕吐证。（45）妊娠腹痛：用附子汤温阳散寒，治阳虚寒盛腹痛证；用当归芍药散养肝调脾，治肝脾失调腹痛证。（46）妊娠下血：又称胎漏。用胶艾汤养血止血安胎。（47）妇人癥病：用桂枝茯苓丸调和气血、祛瘀化癥。（48）妊娠小便难：用当归贝母苦参丸养血润燥、清热散结。（49）妊娠身肿：用葵子茯苓散化气利水。（50）养胎：用当归散养血健脾清热，治血虚内热的孕妇；用白术散健脾温中安胎。（51）产后腹痛：用当归生姜羊肉汤温中养血，治虚寒证；用枳实芍药散行气和血，治气血郁滞证；用下瘀血汤逐瘀活血，治干血内结证。（52）产后中风：用竹叶汤疏风祛邪扶正。（53）产后呕逆：用竹皮大丸清降缓中、益气止呕。（54）产后下利：用白头翁加甘草阿胶汤清热养血止利。（55）产后烦热：用三物黄芩汤养血清热。（56）产后郁冒：用小柴胡汤调和解热。（57）产后体虚：用内补当归建中汤调补肝脾、健运中焦。（58）月经不调：用土瓜根散行血祛瘀、清热调经，治瘀血内停证；用抵当汤破瘀逐血，治血瘀经闭证。（59）崩中漏下：用温经汤温经散寒养血，治冲任虚寒、瘀血内阻证；用旋复花汤行气调血，治肝郁经漏证。（60）妇人腹痛：用红蓝花酒行气活血，治气滞血瘀证；用当归芍药散调肝理血，治肝郁气滞证；用小建中汤治脾虚中寒证；用大黄甘遂汤破血逐水，治水与血结证。（61）妇人转胞：用肾气丸温肾通阳利尿。（62）咽中如有炙脔：即梅核气。用半夏厚朴汤化痰降逆、行气开郁。（63）脏躁：用甘麦大枣汤养心安神、和中缓急。（64）前阴诸疾：用蛇床子散外治阴中瘙痒；用狼牙汤外治阴疮；用矾石丸外治白带；用膏发煎外治阴吹。（65）小儿疳虫蚀齿：用小儿疳虫蚀齿方外治龋齿。

四、《温病条辨》方剂

（一）上焦篇方剂

1. **桂枝汤**（见《伤寒论》方剂第1方）

吴鞠通原注谓："盖温病忌汗，最喜解肌，桂枝本为解肌，且桂枝芳香化浊，芍药收阴敛液，甘草败毒和中，姜、枣调和营卫，温病初起，原可用之。……盖寒水之病冬气也，非辛温春夏之气，不足以解之，虽曰温病，既恶风寒，明是温自内发，风寒从外搏，成内热外寒之证，故仍旧用桂枝辛温解肌法，俾得微汗，而寒热之邪皆解矣。"

2. **银翘散**（出于原文第4条）

【组成剂量】连翘一两（15克）　银花一两（15克）　苦桔梗六钱（9克）薄荷六钱（9克）　竹叶四钱（6克）　生甘草五钱（5克）　芥穗四钱（6克）淡豆豉五钱（8克）　牛蒡子六钱（9克）

【方解方论】此方为吴鞠通治疗风温、温热、瘟疫、冬温等温病初起发热不恶寒、头痛口渴、咳嗽咽痛的上焦肺卫证候的第一方。其遵《素问·至真要大论》"风淫于内，治以辛凉，佐以苦甘"之训，又宗喻嘉言芳香逐秽之法，重用银花、连翘辛凉透表、芳香辟秽、清热解毒为主药，用荆芥穗、淡豆豉辛而微温、发散表邪、透热外出；薄荷、牛蒡子辛凉芳香、疏散风热、清利头目、解毒利咽，共同辅助主药辛凉透表、清热解毒。淡豆豉经麻黄水炮制后其质轻，发散透邪之功尤宜于风温初起热壅肺卫证候。王绵之解释甚透，指出"能够宣透胸中的邪气，所以它也是一种发散药，一种上行的药，但是它不是一个解表的药，它是由里向外透的，单独用能治疗胸中郁热……特别是和荆芥相合，就可以发汗解表"。芦根、淡竹叶辛凉清热、生津解渴，桔梗宣肺清热化痰止咳，共为佐药。生甘草辛甘清凉，调和诸药，并可助桔梗清利咽喉而为使药，而成为"辛凉平剂"。吴鞠通对此方煎法与服法特别讲究，强调"上杵为散，每服六钱，鲜芦根煎汤，香气大出即取服，勿过煎，肺药取轻清，过煎则味厚而入中焦矣。病重者，约二时一

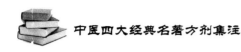

服，日三服，夜一服。轻者三时一服，日二服，夜一服，病不解，作再服"。

王绵之："本方突出了一个不同的概念，认为温热之邪都是一种天地之间的不正之气，有传染性，在治疗时同时考虑了芳香辟秽的问题，以辛凉解表清热为主，配合一点辛温药，加强辛凉解表的作用。用银花和连翘为主药，取其凉而能透，芳香辟秽，特别是银花。同时这两个药都能解毒，有时说银花是清热解毒药，但是银花有芳香之气，可以透表祛邪，所以用银花、连翘。……正是因为它透表的作用不够，所以取其芳香辟秽来治疗温邪的同时，再加上一些辛凉解表的薄荷、牛蒡子。而牛蒡子本身还可以解风热之毒，治疗咽肿、咽痛，所以这两个药帮助解除在表之邪，是臣药里第一组药。臣药第二组药，就是荆芥和豆豉，这两个药是辛温的，通过辛温，在辛凉的同时开皮毛透邪。……用桔梗、甘草利咽喉，实际上还是宣肺气，祛肺邪，而同时通过竹叶和芦根有助于生津、有助于除烦……本方是根据喻嘉言芳香逐秽的用法，根据李东垣清心凉膈的用法，结合起来组成了银翘散。"（《王绵之方剂学讲稿》）

方药中等："本方组成药物，基本上可以分为三类，第一类：银花、连翘、竹叶、芦根为清热药；第二类：牛蒡子、桔梗、甘草为祛痰止咳药；第三类：荆芥穗、薄荷叶、淡豆豉为疏风解表药。从以上分类可以看出，本方是以清热为主，合以祛痰，佐以疏风。……临床运用银翘来治疗多种传染病，如上感、流感、急性扁桃体炎、流脑、乙脑、钩端螺旋体病、流行性出血热等病初起阶段，取得了显著疗效。"（《温病条辨讲解》）

【方剂歌括】辛凉甘苦嚎银翘，竹叶甘蒡桔薄饶。

荆芥豆豉加纳入，上焦热结服之消。

3. 桑菊饮（出于原文第6条）

【组成剂量】杏仁二钱（6克）　　连翘一钱五分（5克）　　薄荷八分（2.5克）　桑叶二钱五分（7.5克）　菊花一钱（3克）　苦桔二钱（6克）　甘草八分（2.5克）　苇根二钱（6克）

【方解方论】此方用于风温初起发热较轻、咳嗽、轻微口渴的太阴风温轻证，所以吴鞠通拟用了这首"辛凉轻剂"。方中取桑叶甘苦清凉，疏散上焦风热，善走肺络，清宣肺热而止咳嗽，菊花味甘芳香，疏散风热、清利头目而透热共为主药；杏仁、桔梗辛苦清宣肺气，止咳化痰为辅药；薄荷芳香宣透，疏散风热，连翘透表清热，芦根清凉生津止渴而为佐药；生甘草甘

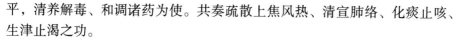

平，清养解毒、和调诸药为使。共奏疏散上焦风热、清宣肺络、化痰止咳、生津止渴之功。

王绵之："桑叶是肝肺两经都入，本方中虽然肺的引经药用得少，但方中既有杏仁又有桔梗，都是肺经的药。菊花有几种，清热解毒用野菊花，平肝风散肝热用白菊花，散肺经热、去外感之邪用黄菊花，区别之点，白菊花以甘味为主，黄菊花以苦味为重，所以这里应该用黄菊花。"（《王绵之方剂学讲稿》）

高辉远："叶天士谓'温邪上受，首先犯肺'，故以桑菊清轻辛凉之剂宣肺以散上受之风，透卫以清在表之热。二剂即得微汗，再剂即身热已退。慎勿见其为腺病毒肺炎，初起即投苦寒重剂，药过病所，失去清轻透达之机，则反伤正阳，易使轻者重，重者危，因思吴鞠通所谓：'治上焦如羽'，实为临床经验之谈。"（《蒲辅周医案》）

【方剂歌括】风温咳渴施何方，轻剂辛凉桑菊长。
桔草薄苇翘杏子，清宣肺络滋金脏。

4. 白虎汤（见《伤寒论》方剂第 58 方）

5. 白虎加人参汤（见《伤寒论》方剂第 59 方）

6. 玉女煎去牛膝熟地加生地元参方（出于原文第 10 条）

【组成剂量】生石膏一两（30 克）　　知母四钱（12 克）　　元参四钱（12 克）
细生地六钱（18 克）　　麦冬六钱（18 克）

【方解方论】吴鞠通在使用此方时只提出"太阴温病，气血两燔"，就是纲领性地指明温病气分之热未解，营血之热又盛，即气血均热，而且燔烧很盛，其指征应是身热、汗出、烦渴、谵妄、出血、舌绛等。吴氏借用了景岳清胃滋阴的玉女煎，进行加减，并指出"气血两燔，不可专治一边，故选用张景岳气血两治之玉女煎。去牛膝者，牛膝趋下，不合太阴证之用。改熟地为细生地者，亦取其轻而不重，凉而不温之义，且细生地能发血中之表也。加元参者，取其壮水制火，须防咽痛失血等证也"。方中重用生石膏辛甘寒凉，入肺胃经，清热生津，并可清而兼透，能透邪从表而出为主药，配以苦寒滋润，入肺胃经的知母，助石膏清热滋阴，泻火生津；用生地质轻甘凉，麦冬甘寒汁润，以清热滋阴，除烦止渴；加玄参甘凉滋阴，壮水制火，清热利咽，凉血止血，共为辅佐药。

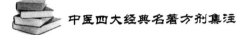

王孟英："本条主以甘寒，重则如玉女煎者，言如玉女煎之石膏、地黄同用，以清未尽之热，而救已亡之液。以上文曾言邪已入营，故变白虎加人参法为白虎加地黄法。……岂知胃液虽亡，身热未退，熟地、牛膝安可投乎？余治此证，立案必先正名，曰白虎加地黄汤，斯为清气血两燔之正法。"（《温热经纬》）

方药中等："'玉女煎'见明·张介宾《景岳全书·新方八阵》，原方为生石膏、熟地、麦冬、知母、牛膝五味药物组成。张氏用以治'水亏火盛、六脉浮洪滑大、少阴不足、阳明有余、烦躁干渴、头痛、牙痛、失血等症'。吴氏对本方进行了调整，即去牛膝，加元参，并将熟地改为细生地，用以治疗温病'气血两燔'患者。吴氏修改后的玉女煎，实际上就是白虎汤合增液汤。由于气分有热，所以仍用白虎汤；由于热入血分，热邪必然伤阴，所以合用增液汤。本方治疗'气血两燔'疗效甚好。"（《温病条辨讲解》）

【方剂歌括】玉女煎方景岳裁，元参膏地麦知倍。

　　　　　　太阴借用除牛膝，气血两燔借此摧。

7. 雪梨浆（出于原文第12条）

【组成剂量】以甜水梨大者一枚，薄切，新汲凉水内浸半日，时时频饮

【方解方论】此方用于温病热盛耗伤津液的内热口渴证候。梨甘凉清内热补水分，生津液，既可清解温热，又可补水生液。新汲凉水为水井中的地下水，性凉可清热，频频饮服又可补充水液。在当时清代没有输液条件，而因时因地取用当时最为方便、最为常用的果食，来救治津液耗伤的治疗手段。可见吴鞠通在当时治疗温热病的医疗实践中丰富经验，能从中草药的方药治疗上扩大到果汁的清凉饮料的综合治疗。这就是我们今天药疗与食疗的拓展应用。

【方剂歌括】温热伤津口干渴，雪梨浆水频饮服。

8. 五汁饮方（出于原文第12条）

【组成剂量】梨汁　荸荠汁　鲜芦根汁　麦冬汁　藕汁（或用蔗浆）临时斟酌用多少，和匀凉服，不甚喜凉者，重汤炖温服

【方解方论】此方与同条雪梨浆均为果汁、果浆，作为清凉饮料，具有滋养肺胃津液作用，用于温病热盛伤耗津液的证候。五汁饮中梨汁、荸荠汁、鲜芦根汁、麦冬汁、藕汁（或蔗汁）均为甘凉或甘寒清凉的果汁，尤

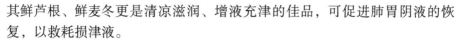

其鲜芦根、鲜麦冬更是清凉滋润、增液充津的佳品，可促进肺胃阴液的恢复，以救耗损津液。

尤在泾："芦根、梨汁、蔗浆之属，味甘凉而性濡润，能使肌热除而风自息，即《内经》'风淫于内，治以甘寒'之旨也。"（《伤寒贯珠集》）

方药中等："如何扶正？除药物以外，最重要的就是饮食营养，认为它是巩固疗效，恢复健康的根本所在。这也就是《素问·五常政大论》中所述：'谷肉果菜，食养尽之。'本条所提出的五汁饮、雪梨浆正是吴氏在治疗温病中继承《内经》重视食养的具体体现，应予高度评价，那种单纯强调'毒药攻邪'忽视治养结合的方法是不够全面的。"（《温病条辨讲解》）

【方剂歌括】五汁甘寒想可知，化原无力水难支。

芦荠麦藕梨同捣，喜服温凉任汝之。

9. 栀子豉汤（见《伤寒论》方剂第 39 方）

10. 瓜蒂散方（出于原文第 14 条）

【组成剂量】甜瓜蒂一钱（3 克）　赤小豆研，二钱（6 克）　山栀子二钱（6 克）

【方解方论】此方系《伤寒论》瓜蒂散去豆豉加栀子，用于太阴温病，心烦不安、痰涎壅盛、胸中痞塞欲吐之证。

方中瓜蒂味苦，长于涌吐痰涎宿食为主药，加山栀子苦寒、清泄胸膈之壅热为辅药，佐以赤小豆酸平，能祛湿除满，配合瓜蒂、山栀子之苦寒，酸苦涌泄，相须相助，能增强催吐之力，三者合用既涌吐痰涎宿食，又宣越胸膈壅滞之湿热，故吴鞠通称此方为"酸苦法"。

吴又可："温疫胸膈满闷，心烦喜呕，欲吐不吐，虽吐而不得大吐，腹大满，欲饮不能饮，欲食不能食，此疫邪留于胸膈，宜瓜蒂散吐。"（《温疫论》）

叶子雨："甜瓜蒂，本草言苦寒有毒，能上吐痰涎，下泻水湿，其性猛烈。"（《评注温病条辨》）

【方剂歌括】病在胸中气分乖，痰涎壅盛痞难排。

苦酸涌泄君当记，赤豆瓜蒂栀最佳。

11. 银翘散去豆豉加细生地丹皮大青叶倍元参方（出于原文第16条）

【组成剂量】即于前银翘散内去豆豉，加：细生地四钱（12 克）　大青

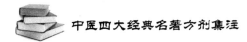

叶三钱（9克）　牡丹皮三钱（9克）　元参加至一两（30克）

【方解方论】此方用于温病邪入营血，里热未至炽盛，重在表热而皮肤发疹的证候。方中以银翘为主清透表热，去豆豉之温，加细生地、丹皮、大青叶、元参以清营凉血，甘寒清热。吴鞠通方论谓"考温病中发疹者，十之七八……疹系红点高起，麻、痦、痧皆一类，系血络中病，故主以芳香透络，辛凉解肌，甘寒清血也。"

【方剂歌括】温热营血肤发疹，银翘散中去豆豉。

　　　　　　地丹青加倍元参，甘寒清热又凉血。

12. 化斑汤（出于原文第16条）

【组成剂量】石膏一两（30克）　知母四钱（12克）　生甘草三钱（9克）元参三钱（9克）　犀角二钱（6克）（水牛角30克代）　白粳米一合（60克）

【方解方论】此即白虎汤加犀角、元参而成。用于阳明胃经热毒内郁营血，外充肌表，逼迫营血而致斑疹显露的证候。用白虎汤清气解肌、泄热救阴；加犀角、元参清营凉血，以解毒化斑。吴鞠通在方论中非常精辟地指出"此热淫于内，治以咸寒，佐以苦甘法也。前人悉用白虎汤作化斑汤者，以其为阳明证也。阳明主肌肉，斑家遍体皆赤，自内而外，故以石膏清肺胃之热，知母清金保肺而治阳明独胜之热，甘草清热解毒和中，粳米清胃热而保胃液，白粳米阳明燥金之谷也。本论独加元参、犀角者，以斑色正赤，木火太过、其变最速，但用白虎燥金之品，清肃上焦，恐不胜任，故加元参启肾精之气，上交于肺，庶水天一气，上下循环，不致泉源暴绝也。犀角咸寒，禀水木火相生之气，为灵异之兽，具阳刚之体，主治百毒蛊疰．邪鬼瘴气，取其咸寒，救肾水以济心火，托斑外出，而又败毒辟瘟也；再病至发斑，不独在气分矣，故加二味凉血之品"。犀角可用水牛角30克替代。

叶子雨："夫斑乃热邪入营，血液受劫，必心神不安，夜甚无寐，当撤去气药。如从风热陷入者，宜犀角、竹叶、石膏、连翘、栀、芩之属。如从湿热陷入者，宜鲜生地、银花、犀角、人中黄、大青叶、元参、丹皮、芩、连之类，透营解毒。其斑虽出，热不解，又当甘寒育阴，以回津液。"（《评注温病条辨》）

【方剂歌括】化斑汤法理须明，邪郁阳明血分中。

　　　　　　白虎燥金难胜任，元参犀角佐成功。

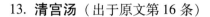

13. 清宫汤（出于原文第 16 条）

【组成剂量】元参心三钱（9 克） 莲子心五分（3 克） 竹叶卷心二钱
（6 克） 连翘心二钱（6 克） 犀角尖磨冲，二钱（6 克）（水牛角屑 30 克代）
连心麦冬三钱（9 克）

【方解方论】此方用于热陷心包、神昏谵语的证候。方中犀角咸寒，灵
异之性清心凉营、醒神开窍，现在临床都用水牛角替代之。元参心、莲子
心、连心麦冬，甘寒养阴，入心宁神，可清心滋液；连翘心、竹叶卷心辛凉
入心，清心通窍，共奏泄热凉营、清心开窍、醒神滋液之功。

吴鞠通在方论中说："此咸寒甘苦法，清膻中之方也。谓之清宫者，以
膻中为心之宫城也。俱用心者，凡心有生生不已之意，心能入心，即以清秽
浊之品，便补心中生生不已之生气，救性命于微茫也。火能令人昏，水能令
人清，神昏谵语，水不足而火有余，又有秽浊也。且离以坎为体，元参味
苦，补离中之虚；犀角灵异味咸，辟秽解毒，所谓灵犀一点通，善通心气，
色黑补水，亦能补离中之虚，故以二物为君。莲心甘苦咸，倒生根，由心走
肾，能使心火下通于肾，又回环上升，能使肾水上朝于心，故以为使。连翘
像心，心能退心热。竹叶心锐而中空，能通窍清心，故以为佐。麦冬所以用
心者，本经称其主心腹结气，伤中伤饱。胃脉络绝，试问去心，焉能散结
气，补伤中，通伤饱，续胃脉络绝哉？……此方独取其心，以散心中秽浊之
结气，故以为臣。"

曹炳章："麦冬不宜多煎，不独系上焦药，多煎恐味重，以火煎过头成
胨，无论如何制度不能融化，此屡验也。"（《增补评注温病条辨》）

【方剂歌括】清宫汤治语谵昏，翘竹麦莲概用心。
犀角元参为督帅，补离交坎是规箴。

14. 安宫牛黄丸（出于原文第 16 条）

【组成剂量】牛黄 郁金 黄连 朱砂 山栀 雄黄 黄芩 犀角各一
两（各 30 克）（犀角可用水牛角 60 克代） 麝香 冰片各二钱五分（各 7 克） 珍
珠五钱（15 克）上为极细末，炼老蜜为丸，每丸一钱（3 克），金箔为衣，腊护。脉虚
者人参汤下，脉实者银花、薄荷汤下，每服一丸

【方解方论】此方用于热毒内陷心包、痰热蒙蔽清窍之高热神昏、烦躁
谵语的证候。方中牛黄味苦寒凉，清心解毒、息风定惊、豁痰开窍；麝香辛
温通经，开窍醒神，两味相协清心开窍，共为主药。辅以犀角（水牛角代）

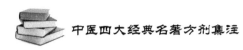

清心解毒凉血；黄连、黄芩、栀子清热泻火解毒，助牛黄以清心包之热；冰片、郁金芳香辟秽，通窍开闭，共助麝香开窍醒神之功。上述配合正是凉开方剂的特点，共达吴氏所指"使邪火随诸香一齐俱散也"。佐以珍珠、朱砂镇心安神，雄黄解毒豁痰，共除烦躁谵语。用蜂蜜为丸以和胃安中，金箔为衣以镇静安神共为使药。吴鞠通指出"此芳香化秽浊而利诸窍，咸寒保肾水而安心体，苦寒通火腑而泻心用之方也。牛黄得日月之精，而通神明，合犀角补水救火。郁金草之香，梅片木之香，雄黄石之香，麝香乃精血之香，合四香以为用，使闭固之邪热温毒深在厥阴之分者，一齐从内透出，而邪秽自消，神明可复也。黄连泻心火，栀子泻心与三焦之火，黄芩泻胆、肺之火；使邪火随诸香，一齐俱散也。朱砂补心体，泻心用，合金箔坠痰而镇固，再合珍珠、犀角为一督战之主帅也"。

陆守先："珍珠重镇，犀角通灵，病至谵语神昏，投药极宜审慎，究竟是邪入心包、是阳明谵语，极须辨别。"（《增评温病条辨》）

【方剂歌括】安宫牛黄丸最凉，麝香犀角栀二黄。

朱珠雄冰蜜箔丸，高热神昏用最长。

15. 紫雪丹方（出于原文第 16 条）

【组成剂量】滑石　石膏　寒水石各一斤（500 克）　磁石水煮二斤（1000克）　捣煎去渣入后药　羚羊角　木香　犀角　沉香各五两（150 克）　丁香一两（30 克）　升麻一斤（500 克）　元参一斤（500 克）　炙甘草半斤（250 克）以上八味，并捣剉，入煎药汁中煎，去渣入后药　朴硝　硝石各二斤（1000克），提净，入煎药汁中，微火煎，不住手将柳木搅，候汁欲凝，再加入后二味　辰砂研细，三两（90 克）　麝香研细，一两二钱（36 克），入煎药拌匀。合成退火气，冷水调服一二钱（3～6 克）

【方解方论】本方用于热毒炽盛、内陷心包、高热动风之证。方中用犀角善清心热，凉血解毒，羚羊角长于凉肝息风止痉，麝香辛温香窜，开窍醒神，三者同用，则清心凉肝，开窍息风，止痉醒神为主药；生石膏、寒水石、滑石大寒甘凉，清热不伤津，玄参甘凉养阴生津，升麻清热透邪，共用于热盛津伤为辅药；木香、丁香、沉香行气通窍，可协助麝香增强开窍醒神之功。辰砂清心安神，磁石重镇肝阳，可助犀、羚二角息风止痉、安神之效。朴硝、硝石泄热散结、泻腑通下、引热毒下行。甘草调和诸药，益气和胃，共为佐使药。吴鞠通说："诸石利水火而通下窍，磁石、元参补肝肾之阴而上济君火，犀角、羚羊角泻心胆之火，甘草和诸药而败毒，且缓肝急。

诸药皆降，独用一味升麻，盖火欲降先升也。诸香化秽浊，或开上窍，或开下窍，使神明不致坐困于浊邪，而终不克复其明也。丹砂色赤补心而通心火，内含汞而补心体，为坐镇之用。诸药用气，硝独用质者，以其水卤结成，性峻而易消，泻火而散结也。"

【方剂歌括】紫雪犀羚朱朴硝，磁滑寒水硝石膏。

沉木丁麝升元草，神昏谵语痉厥消。

16. 局方至宝丹方（出于原文第16条）

【组成剂量】犀角镑，一两（30克）　朱砂飞，一两（30克）　琥珀研，一两（30克）　玳瑁镑，一两（30克）　牛黄五钱（15克）　麝香五钱（15克）以安息重汤炖化，和诸药为丸，一百丸，腊护

【方解方论】此方用于热邪亢盛、痰浊内闭心包的神昏谵语、痰盛气粗、身热惊厥之证。方中犀角清心凉血解毒，麝香辛香开窍醒神，二者相配，清心开窍为主药；牛黄清心豁痰开窍，玳瑁清热解毒定惊，共为辅药；朱砂、琥珀镇心安神，安息香芳香辟秽共为佐使。诸药相伍，共达清热解毒、化浊开窍之功。吴鞠通指出："此方荟萃各种灵异，皆能补心体、通心用、除邪秽、解热结，共成拨乱反正之功。"

安宫牛黄丸、紫雪丹、至宝丹，合称"三宝"。从清热解毒功效分析，吴鞠通指出："大抵安宫牛黄丸最凉，紫雪次，至宝又次之。"但从方剂功能全面分析，则各有所长：安宫牛黄丸长于清热解毒豁痰；紫雪丹善于息风凉血止痉；至宝丹擅长芳香辟秽开窍。

杨进等："安宫牛黄丸、至宝丹、紫雪丹三方皆有清热解毒、透络开窍、苏醒神志之功，属凉开之剂，是传统治疗温病神昏之要药，俗称'三宝'。三方药物组成不同，其功效也各有差异：安宫牛黄丸药性最凉，长于清热兼能解毒，主要用于高热昏迷之症；紫雪丹药性偏凉，长于止痉息风，泻热通便，多用于高热惊厥之症；至宝丹则长于芳香辟秽，多用于窍闭谵语之症。"（《全国高等中医院校教材·温病学》）

【方剂歌括】局方至宝麝息香，犀朱琥玳加牛黄。

神昏窍闭又谵语，芳香辟秽是其长。

17. 普济消毒饮去升麻柴胡黄芩黄连方（出于原文第18条）

【组成剂量】连翘　银花　元参　苦桔各一两（30克）　薄荷　芥穗各三钱（各9克）　马勃四钱（12克）　牛蒡子六钱（18克）　僵蚕　板蓝根　甘

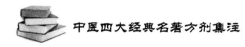

草各五钱（各15克）　　上共为粗末，每服六钱（18克），重者八钱（24克），鲜芦根汤煎，去渣服，约二时一服，重者一时许一服

【方解方论】此方治"温毒咽痛喉肿，耳前耳后肿，颊肿，或喉不痛，但外肿，甚则耳聋，宿命大头瘟"。方中重用连翘、银花、板蓝根辛凉清热解毒，上行头目消肿为主药；配桔梗、元参清利咽喉，消肿消痛；加马勃、僵蚕上行清气，消肿解毒；佐以薄荷、荆芥穗辛凉辛温相伍，且芳香透肺泄热，以疏散上焦风热；甘草解毒调和诸药为使。共奏清热解毒、疏风散邪、利咽消肿之功。吴氏自注："其方之妙，妙在以凉膈散为主，而加化清气之马勃、僵蚕、银花，得轻可去实之妙；再加元参、牛蒡、板蓝根，败毒而利肺气，补肾水以上济邪火；去柴胡、升麻者，以升腾飞越太过之病，不当再用升也，说者谓其引经，亦甚愚矣！凡药不能直至本经者，方用引经药作引，此方皆系轻药，总走上焦，开天气、肃肺气，岂须用升、柴直升经气耶？去黄芩、黄连者，芩、连里药也，病初起未至中焦，不得先用里药，故犯中焦也。"

余霖："头为诸阳之首，头面肿大，此毒火上攻，宜本方增石膏、玄参，加银花、马勃、僵蚕、板蓝根、紫花地丁、归尾。脉实者，量加酒洗生大黄。"（《疫诊一得》）

陆守先："今鞠通畏升麻之升腾飞越，并除去，虽加牛蒡、马勃，而上壅之温毒，何以宣泄？此方之升麻，犹之画龙点睛，精神全在此一点，畏其飞腾，少用可也。即有元参、银花、板蓝根之铃制，少许升麻，决不至于偾事，我敢断言。盖天地造化之机，全在升降出入，病在头面、不升何能宣泄，惟不能过事升提，致酿他变，立方者谨慎可耳。"（《增评温病条辨》）

【方剂歌括】普济消毒去升麻，芩连不用防陷邪。

　　　　　　银翘元桔薄荆草，勃蒡僵蓝头肿消。

18. 水仙膏（出于原文第19条）

【组成剂量】水仙花根不拘多少，剥去老赤皮与根须，入石臼捣如膏，敷肿处，中留一孔出热气，干则易之，以肌肤上生黍米大小黄疮为度

【方解方论】此治温毒的外治法。水仙花苦寒清火败毒，又辛散热结之温邪，取其根部暖汁引毒外泄，不致内传。因其无毒，故可用于面颈耳前后皮肤，不致刺激皮肤引起颜面皮肤溃破有损颜容。故一切皮肤痈肿疮疡均可外敷应用。吴氏自按："水仙花金火之精，隆冬开花，味苦微辛，寒滑无毒，苦能升火败毒，辛能散邪热之结，寒能胜热，滑能利痰，其妙全在汁之

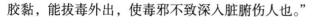

胶黏，能拔毒外出，使毒邪不致深入脏腑伤人也。"

朱武曹："此治温毒第一捷径法门也。"（《温心堂温病条辨》）

【方剂歌括】水仙花根捣如膏，温毒外敷肿疡消。

19. 三黄二香散（出于原文第20条）

【组成剂量】黄连一两（30克）　黄柏一两（30克）　生大黄一两（30克）乳香五钱（15克）　没药五钱（15克）　上为极细末，初用细茶汁调敷，干则易之，继则用香油调敷

【方解方论】方中用黄连、黄柏、生大黄苦寒泻火解毒；乳香、没药活血散瘀、消肿止痛。吴氏指出："三黄取其峻泻诸火，而不烂皮肤，二香透络中余热而定痛。故称为苦辛芳香法。"

【方剂歌括】三黄二香柏连黄，乳香没药研为散。

　　　　　　茶汁调敷肿痛处，清热解毒泻火良。

20. 清暑益气汤（出于原文第23条）

【组成剂量】黄芪一钱（3克）　黄柏一钱（3克）　麦冬二钱（6克）青皮一钱（3克）　白术一钱五分（4.5克）　升麻三分（1克）　当归七分（2.5克）　炙甘草一钱（3克）　神曲一钱（3克）　人参一钱（3克）　泽泻一钱（3克）　五味子八分（2.5克）　陈皮一钱（3克）　苍术一钱五分（4.5克）葛根三分（1克）　生姜二片　大枣二枚

【方解方论】此方是吴氏借用李东垣方治暑温气阴两虚及湿热未去的证候。方中用党参、黄芪、炙甘草益气固表、扶正敛汗为主；苍、白术健脾燥湿；泽泻利水渗湿而不伤阴；麦冬、五味子养阴生津，黄柏清热泻火以存阴为辅；升麻、葛根升清化湿，青陈皮理气和中。神曲和胃化湿，当归养血和阴，姜枣调胃和中，共为佐使。共奏补益气阴、清化暑湿、和中理气之效。故吴氏指此方为"辛甘化阳，酸甘化阴复法"。

李东垣："《内经》曰：阳气者，卫外而为固也。炅则气泄，今暑邪干卫，故身热自汗，以黄芪甘温补气为君；人参、橘皮、当归、甘草，甘、微温，补中益气为臣；苍术、白术、泽泻，渗利而燥湿，升麻、葛根甘苦平，善解肌热，又以风胜湿也。湿胜则食不消而作痞满，故炒曲甘辛，青皮辛温，消食快气；肾恶燥，急食辛以润之，故以黄柏苦辛寒，借甘味泻热补水；虚者滋其化源，以人参、五味子、麦门冬酸甘，微寒，救天暑之伤于庚金为佐，名曰清暑益气汤。"（《脾胃论》）

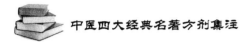

薛雪："湿热证，湿热伤气，四肢困倦，精神减少，身热气高，心烦溺黄，口渴自汗，脉虚者，用东垣清暑益气汤主治。"（《湿热论》）

【方剂歌括】清暑益气参草芪，麦味青神曲柏奇。

二术葛归升泽泻，暑伤元气此为宜。（陈修园括）

21. 新加香薷饮方（出于原文第24条）

【组成剂量】香薷二钱（6克）　银花三钱（9克）　鲜扁豆花三钱（9克）厚朴二钱（6克）　连翘二钱（6克）

【方解方论】此方是吴鞠通在局方香薷饮的基础上加减化裁后，用治暑温表实无汗的证候。香薷饮由香薷、白扁豆、厚朴三味组成，用于暑天风寒客表，暑湿阻里的暑湿证，是一首清暑、解表化湿的代表方。方中香薷辛温，可解在表之寒，芳香以透在表之暑温，为发汗、解暑、利湿之药。故李时珍称其为"夏月之香薷，犹如冬月之用麻黄"。暑湿之邪入里难解，而辅用厚朴苦温燥湿调中。配以银花、连翘辛凉解表，扁豆花辛凉清暑，合用以清凉解暑透表为佐使。共奏解表散寒、清暑化湿之功。吴氏称其为"辛温复辛凉法"。并指出："按：香薷辛温芳香，能由肺之经而达其络。鲜扁豆花，凡花皆散，取其芳香而散，且保肺液。以花易豆者，恶其呆滞也。夏日所生之物，多能解暑，惟扁豆花为最，如无花时，用鲜扁豆皮，若再无此，用生扁豆皮。厚朴苦温，能泄食满，厚朴皮也，虽走中焦，究竟肺主皮毛，以皮从皮，不为治上犯中。若黄连、甘草，纯然里药，暑病初起，且不必用，恐引邪深入，故易以连翘、银花，取其辛凉达肺经之表，纯从外走不必走中也。"

李士材："香薷辛温入肺，发散暑邪，通利小便，定霍乱，散水肿，世医治暑，概用香薷，殊不知香薷为辛温发散之剂，如纳凉、饮冷，阳气为阴邪所遏，以致恶寒发热，头痛烦渴，或霍乱吐泻者，与之相宜。"（《本草图解》）

王绵之："香薷不但发汗，还可以祛水，所以必须要见到恶寒、无汗，才可以用它。外边受凉，里边有暑热，又夹有湿，在这三种因素并存的时候，才用新加香薷饮。新加香薷饮之所以用扁豆花，之所以用银花、连翘，是为了着重清暑邪，就是刚才提到治暑就是清气之邪。加扁豆花芳香化浊，与厚朴合用可以化湿。如果舌苔不白腻，舌苔不厚而是白滑，舌质是红的，就可以不用厚朴。"（《王绵之方剂学讲稿》）

【方剂歌括】香薷饮里记新加，豆花连翘朴银花。

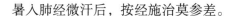

暑入肺经微汗后，按经施治莫参差。

22. 白虎加苍术汤（出于原文第 26 条）

【组成剂量】即白虎汤（见《伤寒论》方剂 58 方）内加苍术三钱（9克）

【方解方论】此方用于治暑温挟湿的证候，吴氏指出"手太阴暑温……身重者，湿也，白虎加苍术汤主之"。应以身热胸痞、汗多、舌红苔白腻等为应用指征。是方取白虎汤清热解暑、生津益阴，加苍术苦温燥湿，治疗湿温病湿比热轻，即热重湿轻之证。此方首见于朱肱的《类证活人书》。近来有人用治风湿热等病。

【方剂歌括】白虎汤内加苍术，暑温挟湿身重尝。

23. 生脉散（出于原文第 26 条）

【组成剂量】人参三钱（9克）　麦冬（不去心）二钱（6克）　五味子一钱（3克）

【方解方论】此方用于暑热耗气伤液所致"汗多脉散大，喘喝欲脱者"。方中人参甘温补益气阴、生津补肺为主药；麦冬甘寒养阴清热、润肺生津为辅药，二者合用加强益气养阴之功。五味子酸甘化阴、敛肺止汗、生津止渴为佐药。三药合用，补润敛相助，共奏益气养阴、生津止渴、敛阴止汗之效。适用于气阴外脱之证。以气短、汗多、口渴、咽干、舌红舌干、脉虚脉细为证治要点。此方首见于张元素《医学启源》。现代有人用于肺结核、慢性支气管炎、神经衰弱的咳喘、心烦、不寐证，及心脏病心律不齐等属于气阴两虚之证。

薛雪："暑月热伤元气，气短倦怠，口渴多汗，肺虚而咳者，宜人参、麦冬、五味子等味。"（《湿热论》）

王绵之："在这里特别要强调五味子收敛心气的作用，正由于这三味药的互相配合，既能够补气，又能够补阴，这样宗气足了，阴也得到了恢复，因此脉就能恢复。这里的生脉并不是指脉已经全无，而是脉虚数、脉微。"（《王绵之方剂学讲稿》）

【方剂歌括】生脉味冬与人参，敛汗生津益气阴。

汗多口渴气欲散，酸甘化阴脉自生。

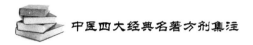

24. **清络饮**（出于原文第 27 条）

【组成剂量】鲜荷叶边二钱（6 克）　鲜银花二钱（6 克）　西瓜翠衣二钱（6 克）　鲜扁豆花一枝（6 克）　丝瓜皮二钱（6 克）　鲜竹叶心二钱（6 克）

【方解方论】吴氏指出此方"凡暑伤肺经气分之轻证，皆可用之"。以低热、头目不清、昏眩微胀、口渴不甚、脉濡、苔薄腻为应用指征。方中用西瓜翠衣甘凉清暑利尿、导热下行，丝瓜皮、鲜银花辛凉芳香清暑解毒为主药；鲜荷叶边、扁豆花清暑化湿为辅药；鲜竹叶心清心利水、清泄暑热为佐使。共奏辛凉清暑芳香化湿、清利余邪之功。吴氏称此方为"辛凉芳香法"。

叶子雨："治暑病除邪，此方轻清可服。"（《评注温病条辨》）

【方剂歌括】清络饮法是辛凉，丝瓜竹叶翠衣襄。

银荷扁豆花同煎，肺络轻伤暑症尝。

25. **清络饮加甘桔甜杏仁麦冬汤方**（出于原文第 28 条）

【组成剂量】即于清络饮内，加甘草一钱（3 克）　桔梗二钱（6 克）　甜杏仁二钱（6 克）　麦冬三钱（9 克）

【方解方论】此方用于暑温热伤肺阴、燥伤津液而致燥咳无痰之证。方中用清络饮清肺络之热，加甘草、桔梗清肺开提，甜杏仁宣肺化痰，麦冬、知母清热养肺。吴氏原注谓"即于清络饮，清肺络中无形之热，加甘、桔开提，甜杏仁利肺而不伤气，麦冬、知母保肺阴而制火也"。原书中条文内有知母，而方中无知母，应补知母三钱（9 克）。

【方剂歌括】暑热伤肺咳无痰，清络饮内味加尝。

桔梗甜杏草知麦，清热保肺又养阴。

26. **小半夏加茯苓再加厚朴杏仁方**（出于原文第 29 条）

【组成剂量】半夏八钱（24 克）　茯苓块六钱（18 克）　厚朴三钱（9 克）生姜五钱（15 克）　杏仁三钱（9 克）　甘澜水八杯煮取三杯，温服，日三

【方解方论】此方用于暑温肺脾同病，而兼有水饮的证治。方用小半夏加茯苓汤治暑湿伤脾，淡渗化饮，调脾祛湿；再加厚朴、杏仁辛温宣肺，化湿祛痰。吴鞠通称其为"辛温淡法"。并自注说："故以小半夏加茯苓汤，蠲饮和中，再加厚朴、杏仁，利肺泻湿，须夺其喘满之路，水用甘澜，取其走而不守也。"

叶子雨："因于脾湿酿痰而咳者，此方可服。分量太重，临时斟酌可也。"（《评注温病条辨》）

【方剂歌括】小半夏加茯苓汤，生姜厚朴杏仁匡。

和中蠲饮兼泻湿，喘满须防计划长。

27. 清营汤（出于原文第 30 条）

【组成剂量】犀角三钱（9 克）　生地五钱（15 克）　元参三钱（9 克）竹叶心一钱（3 克）　麦冬三钱（9 克）　丹参二钱（6 克）　黄连一钱五分（5 克）　银花三钱（9 克）　连翘（连心用）二钱（6 克）

【方解方论】吴氏用此方治疗邪热入营、耗伤心阴、心神扰乱的证候。方中用犀角苦咸性寒，清热凉血，解毒散瘀，以清心神为君药，现多以水牛角 30～60 克代之；生地甘凉滋阴凉血，麦冬清热养阴生津，元参滋阴降火解毒，三药合用共奏清营凉血解毒而为臣药；佐以银花、连翘轻宣透邪，清热解毒，使营热透出气分而解；用竹叶心清心解热，黄连苦寒清泻心火，丹参活血凉血，散热清心，此三者入心清心而为使药。全方共奏清营泄热、养阴解毒之功，吴鞠通称其为"咸寒苦甘法"，能"急清宫中之热，而保离中之虚也"。

方药中等："清营汤就是治疗热入营分的代表方剂，方中以犀角、竹叶、黄连、银花、连翘、丹参清热透邪，以生地、麦冬、元参养心阴。其使用指征为舌红绛，脉细数，及热扰心神的症状。"（《温病条辨讲解》）

【方剂歌括】清营须辨舌红干，邪热蒸营水不欢。

犀地连冬银竹叶，元丹参协连翘安。

28. 清络饮加杏仁薏仁滑石汤（出于原文第 32 条）

【组成剂量】即于清络饮内加杏仁二钱（6 克）　滑石末三钱（9 克）　薏苡仁三钱（9 克）

【方解方论】此方用于暑温兼湿热在肺经气分，肺络受伤，而致吐血，舌白口不渴的"暑瘵"证。方中用清络饮清肺络之热，加杏仁清肺宣气宁血，薏仁、滑石清化湿热，使肺络之暑湿热邪得以清化则血络清宁而血可止。吴鞠通注文谓："故以清络饮清血络中之热，而不犯手；加杏仁利气，气为血帅故也；薏仁、滑石，利在里之湿；冀邪退气宁而血可止也。"

【方剂歌括】暑瘵吐血肺络伤，清络饮加杏薏滑。

清宣肺络化暑湿，血络清宁血自止。

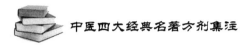

29. 加减生脉散（出于原文第41条）

【组成剂量】沙参三钱（9克）　麦冬二钱（6克）　五味子一钱（3克）　丹皮二钱（6克）　细生地三钱（9克）

【方解方论】此方用于伏暑邪在血分而出现表虚的口渴汗多、舌赤的证候。此方即于生脉散中去甘温之人参，易以甘凉补阴之沙参，再加甘寒之丹皮、细生地养阴清暑，滋液生津。全方酸甘化阴，补阴救液，既清解伏于血分、过时而发的暑热之邪，又能滋阴生津，解渴止汗。

【方剂歌括】伏暑口渴汗出多，急投加减生脉散。

丹地沙参与麦味，清暑补液救阴津。

30. 三仁汤（出于原文第43条）

【组成剂量】杏仁五钱（15克）　飞滑石六钱（18克）　白通草二钱（6克）　白蔻仁二钱（6克）　竹叶二钱（6克）　厚朴二钱（6克）　生薏苡仁六钱（18克）　半夏五钱（12克）　甘澜水八碗，煮取三碗，每服一碗，日三服

【方解方论】此方治疗湿温初起、邪在气分、湿重于热的证候。吴氏指出其证为"头痛恶寒，身重疼痛，舌白不渴，脉弦细而濡，面色淡黄，胸闷不饥，午后身热"。方中用杏仁宣利上焦肺气，以化湿邪，白蔻仁芳香化湿，调脾行气，薏苡仁甘淡性寒，清利湿热为君药；配以竹叶、通草甘寒淡渗、清利湿热，滑石甘淡性寒、利湿清热共为臣药；用辛苦性温的厚朴、半夏，行气化湿，调脾利肺，既使寒凉不碍湿，又助行气化湿之力，为佐使之用。共奏辛苦芳香、轻宣淡渗、畅行气机、清热利湿之效。吴氏指出："湿为阴邪，自长夏而来，其来有渐，且其性氤氲黏腻，非若寒邪一汗而解，温热之一凉则退，故难速已。……惟以三仁汤轻开上焦肺气，盖肺主一身之气，气化则湿易化也。"

王绵之："有人把三仁说成是分治上、中、下三焦，那是错的。而这个方子的特点是宣中焦，舒肺气。……而湿邪若在气分，气机运行失常，水道就难以通调，而要通调水道，重点就在于降肺气。所以，用杏仁来降肺气。薏苡仁是入肺脾经的药，也有降肺气的作用，兼有清热的作用。而本方中蔻仁是行于中焦，用以芳香化浊，而且本方中蔻仁的用量不小。厚朴、通草、半夏、竹叶与蔻仁都是疏畅脾气的，所以这里要看到，滑石的用量大，薏仁的用量大，杏仁的用量也大。有一些药，用到二钱就相当不少了，通草用了二钱，蔻仁用了二钱，竹叶用了二钱，这些药都很轻，所以在这里通过宣中

焦，通肺气，使气化的功能得到恢复。在此基础上，用厚朴、用半夏，可以宣中化湿，都是燥湿的药，半夏是辛燥之品，厚朴是温燥之品，又都是下气的药，所以对于胸闷有很好的效果。既要使温邪下行，同时又要防止燥湿之品助热，在方中用了滑石、竹叶，还有通草。滑石甘寒，滑窍利小便，而且可以清热。"（《王绵之方剂学讲稿》）

【方剂歌括】杏蔻薏苡谓三仁，肺气轻开主一身。
夏厚滑通与竹叶，气行湿化法通神。

31. 银翘马勃散（出于原文第 45 条）

【组成剂量】连翘一两（30 克）　牛蒡子六钱（18 克）　银花五钱（15 克）射干三钱（9 克）　马勃二钱（6 克）　　上杵为散，服如银翘散法。不痛但阻甚者，加滑石六钱（18 克）　桔梗五钱　苇根五钱（15 克）

【方解方论】此方治湿温出现喉阻咽痛的证候。咽喉属肺，喉阻即吞咽不利，似物梗阻，在湿温发病时出现多属湿热蕴肺，易化为痰热，方中用银花连翘辛凉轻透肺窍，射干辛苦宣化肺气，配以牛蒡子化痰利窍，共同清化肺系痰热，宣泄上壅湿热之邪；佐以马勃轻清宣气透湿解毒，助上药共奏宣散痰热之结，清利壅闭之阻，则咽痛自除。吴氏称其为"辛凉微苦法"。叶霖认为此方是吴鞠通从《临证指南》周姓案窃来，编者以为吴氏应用叶氏验方，应是从临床到理论上的升华，再指导临床，这就是传承的发扬。

附叶氏医案：

叶天士："周。病起旬日，犹然头胀，渐至耳聋。正如《内经·病能篇》所云：'因于湿，首如裹。'此呃忒鼻衄，毕邪混气之象，况舌色带白，咽喉欲闭，邪阻上窍空虚之所，谅非苦寒直入胃中可以治病，病名湿温，不能自解，即有昏痉之变，医莫泛称时气而已，连翘、牛蒡子、银花、马勃、射干、金汁。"（《临证指南医案》）

【方剂歌括】银翘马勃散清开，气化刑金火自衰。
牛蒡射干成一剂，咽喉阻痛倩君裁。

32. 宣痹汤（出于原文第 46 条）

【组成剂量】枇杷叶二钱（6 克）　郁金一钱五分（5 克）　射干一钱（3克）　白通草一钱（3 克）　香豆豉一钱五分（5 克）

【方解方论】此方用于湿温，湿邪郁滞于肺系，痰气不宣，咽喉不利，而出现干呕或呃逆的证候。方中用枇杷叶辛凉宣肺祛痰，郁金辛平开结，化

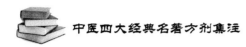

痰利气共为主药，配以射干利咽开肺，行气开结为辅药，佐以白通草淡渗利湿清热，香豆豉轻透肺系湿热之邪。全方共奏宣肺祛痰、利湿清热之功。吴氏指出"上焦清阳膹郁，亦能致哕，治法故以轻宣肺痹为主"，故用此"苦辛通法"。

叶天士："呃逆一证，古无是名，其在《内经》，本谓之哕。因其呃逆连声，故今人以呃逆名之。……先生谓肺气郁痹，及阳虚浊阴上逆亦能为呃，每以开上焦之痹，及理阳驱阴，从中调治为法，可谓补前人之不逮。某。面冷频呃，总在咽中不爽，此属肺气膹郁，当开上焦之痹。盖心胸背部，须借在上，清阳舒展，乃能旷达耳。枇杷叶、炒川贝、郁金、射干、白通草、香豉。"（《临证指南医案》）

【方剂歌括】湿郁清阳呃逆生，轻宣肺痹有权衡。

郁金通草枇杷叶，豆豉射干五共烹。

33. 千金苇茎汤加滑石杏仁汤（出于原文第47条）

【组成剂量】苇茎五钱（15克）　薏苡仁五钱（15克）　桃仁二钱（6克）冬瓜仁二钱（6克）　滑石三钱（9克）　杏仁三钱（9克）

【方解方论】此方治湿温中湿热壅酿成痰化热，痰热相搏，肺气不得宣降，发生呼吸喘促的证候。千金苇茎汤为《备急千金要方》用于肺痈身热咳吐脓血，胸痛之证。《金匮要略》肺痿肺痈咳嗽上气病篇，附方载此方用于肺痈病。方中用苇茎甘寒轻浮，清化肺经痰热，冬瓜仁甘淡清热利湿，化痰排脓共为君药；辅以薏苡仁甘淡微寒，清肺化痰，利湿清热，滑石辛寒渗湿清热，共为臣药；佐以桃仁活血化湿，杏仁化痰清肺。全方共奏清热利湿、宣肺化痰、利窍平喘之功。吴氏指出："《金匮要略》谓喘在上焦，其息促，太阴湿蒸为痰，喘息不宁，故以苇茎汤轻宣肺气加杏仁、滑石利窍而逐热饮。"

王绵之："这个方剂确实有它的特点，用苇根、用苡仁，本来是用甜瓜子，就是我们吃的甜瓜。甜瓜子是祛脏腑痈脓的要药，但甜瓜子不是四季都有，后来发现没有这个东西可改用冬瓜子。因为用瓜子的方剂有两个，一在肺，一在大肠（大黄牡丹汤，治肠痈），而冬瓜子是肺兼大肠两经的药，祛痰通大便，实在没有的时候也可以用丝瓜子。"（《王绵之方剂学讲稿》）

【方剂歌括】湿气蒸痰喘不宁，苇茎汤可为模型。

杏桃薏滑冬瓜子，辛散淡渗饮不停。

34. 一物瓜蒂散（见《金匮要略》方剂第 5 方）

吴鞠通原注谓："此热少湿多，阳郁致病之方法也。瓜蒂涌吐其邪，暑湿俱解，而清阳复辟矣。"

35. 桂枝姜附汤（出于原文第 49 条）

【组成剂量】桂枝六钱（18 克）　干姜三钱（9 克）　白术（生）三钱（9 克）　熟附子三钱（9 克）

【方解方论】此方是针对湿温中的寒湿证，因寒生湿，或因湿伤阳，阳虚生寒所致的证候。方中桂枝辛温通阳行表，白术苦温燥湿散寒共为主药，佐以干姜辛热温中散寒，熟附子辛热温阳散寒，共奏温中燥湿散寒之功。吴氏自注："载寒湿，所以互证湿温也。按：寒温伤表阳中经络之证，《金匮要略》论之甚详，兹不备录。独录叶案一条，以见湿寒，湿温不可混也。形寒脉缓，舌白不渴，而经络的拘束，全系寒证，故以姜附温中，白术燥湿，桂枝通行表阳也。"

雷丰："伤湿又兼寒，名曰寒湿。盖因先伤于湿，又伤生冷也。夫寒湿之证，头有汗而身无汗，遍身拘急而痛，不能转侧，近之则痛剧，脉缓近迟，小便清白，宜以辛热燥湿法（苍术、防风、甘草、羌活、独活、白芷、草豆蔻、干姜）治之。"（《时病论》）

【方剂歌括】燥湿温中救表阳，桂枝姜附术频襄。
　　　　　　形寒脉缓君须记，经络拘张此最良。

36. 白虎加桂枝汤（见《金匮要略》方剂第 25 方）

37. 杏仁汤（出于原文第 52 条）

【组成剂量】杏仁三钱（9 克）　黄芩一钱五分（5 克）　连翘一钱五分（5 克）　滑石三钱（9 克）　桑叶一钱五分（5 克）　茯苓块三钱（9 克）　白蔻皮八分（2.5 克）　梨皮二钱（6 克）

【方解方论】此方是吴氏用治暑热伏肺、暑湿在表的肺疟，其症见"舌白渴饮，咳嗽频仍，寒从背起（指恶寒先从背部开始）"。方中苦寒之杏仁、辛凉之连翘，轻宣肺气、清化暑热为主；配用滑石、茯苓之甘淡，白蔻仁之苦温，利湿化湿为辅；佐以苦寒之黄芩、甘凉之桑叶、梨皮，清化肺热。全方共奏轻宣肺气、清暑化湿之效。吴鞠通称此方是"苦辛寒法""故以杏仁

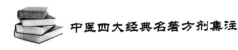
汤轻宣肺气，无使邪聚则愈"。

叶子雨："疟者风寒之气不常也，邪入脏腑膜原之间，干于脏腑，则为五脏六腑之疟；涉于三阴三阳，则为六经之疟。经言：'肺疟令人心寒，寒甚热，热间善惊'，如有所见者是也。此则暑伏于肺，寒伤太阳之经气耳，故宜此方。"（《评注温病条辨》）

【方剂歌括】杏仁汤法苦辛寒，翘蔻梨皮许共参。

桑叶黄芩苓滑石，轻宣肺气疟能安。

38. 加减银翘散（出于原文第53条）

【组成剂量】连翘十分（3克）　银花八分（2.5克）　元参五分（1.5克）麦冬五分（不去心）（1.5克）　犀角五分（1.5克）　竹叶三分（1克）　共为粗末，每服五钱（15克），煎成去渣，点荷叶汁二三茶匙。日三服

【方解方论】此方吴氏用来治肺中伏热不解、逆犯心包的高热神昏、谵语烦渴、舌赤苔黄之"心疟"。取银翘散之半，银花、连翘、竹叶清宣肺经之伏热，从肺卫之表外出；再加元参、麦冬、犀角（可用水牛角30克代）清解心包之邪热。吴鞠通自注"心疟者，心不受邪，受邪则死，疟邪始受在肺，逆传心包络。其受之浅者，以加减银翘散清肺与膈中之热，领邪出卫"。

叶天士："乐，二九。热多昏谵，舌边赤，舌心黄，烦渴脉弱，是心经热症。医投发散消导，津劫液涸，痉厥至矣。犀角、竹叶、连翘、玄参、麦冬、银花。"（《临证指南医案》）

【方剂歌括】心疟加减银翘散，肺卫之热心包传。

银翘竹叶透肺热，元麦犀用包邪清。

39. 桑杏汤（出于原文第54条）

【组成剂量】桑叶一钱（3克）　杏仁一钱五分（5克）　沙参二钱（6克）象贝一钱（3克）　香豉一钱（3克）　栀皮一钱（3克）　梨皮一钱（3克）

【方解方论】此方用于秋燥中之温燥、肺津受灼之轻症。方中用桑叶甘凉轻宣燥热，杏仁辛苦清化肺热、润燥止咳，而为君药；香豉辛凉解表，沙参甘凉润肺生津，象贝清肺化痰，共为臣药；加栀皮质轻入上焦，清解肺热，梨皮甘凉润燥清肺、化痰止咳为佐使之用，共奏轻宣上焦燥热，凉润肺经津液。此方特点为诸药用量皆轻，吴氏在方后强调"轻药不得重用，重用必过病所"。

王绵之："因为它是'温燥'，要用凉润，不能再用苏叶的辛温了，故首先用了桑叶的甘寒，加上杏仁的苦温，这样去肺中温燥之邪。由于这些药宣散力量还不够，所以配合用豆豉。……由于温燥所化的黏痰是热的，所以要用凉药，故加沙参，加梨皮，主要是清肺润肺。"（《王绵之方剂学讲稿》）

【方剂歌括】秋燥病才治不难，邪侵气分肺卫间。

　　　　　　栀豉梨皮沙参贝，桑杏汤中见一斑。

40. **沙参麦冬汤**（出于原文第56条）

【组成剂量】沙参三钱（9克）　玉竹二钱（6克）　生甘草一钱（3克）冬桑叶一钱五分（5克）　麦冬三钱（9克）　生扁豆一钱五分（5克）　花粉一钱五分（5克）

【方解方论】此方是吴氏用于秋燥较久、邪热耗伤肺胃阴津，症见低热干咳，痰少而黏，口咽干燥，微渴舌红，苔少而燥白的证候。方中用沙参、麦冬、玉竹甘寒生津、润肺养胃、清燥生津为君药；辅以花粉甘凉，清解燥热，桑叶轻清，宣散余热为主药；佐以生扁豆、生甘草甘平调和胃气，以生津液。全方共奏润养肺胃、清燥生津之功。此方是吴鞠通用于秋燥的第三方，与原文中第54条桑杏汤、第55条桑菊饮，在病程上有浅深，在病情上有轻重之别，故其自注云："此条较上二条则病深一层矣，故以甘寒救其津液。"

曹炳章："此较上二条之病为深，故用药则多取救液。"（《增补评注温病条辨》）

方药中等："本条言外感秋燥，症见发热或咳嗽，治以养阴为主。与前条比较，病深一层。从临床比较，秋燥初起，咳嗽不重，咳痰不多者，用桑杏汤；秋燥初起，咳嗽有痰者，用桑菊饮；秋燥迁延，不但肺阴受损，胃阴亦有损伤，症见或热或咳，因燥伤津的现象明显者，用沙参麦冬汤，以养阴生津。"（《温病条辨讲解》）

【方剂歌括】阴分燥伤热咳频，甘寒妙法救其津。

　　　　　　沙参麦冬竹桑豆，甘草天花七共珍。

41. **翘荷汤**（出于原文第57条）

【组成剂量】薄荷一钱五分（5克）　连翘一钱五分（5克）　生甘草一钱（3克）　黑栀皮一钱五分（5克）　桔梗二钱（6克）　绿豆皮二钱（6克）

【方解方论】此方用于外感秋燥，燥热化火，上扰清窍引起的发热口渴、耳鸣、目赤、龈肿咽痛等证。方中用薄荷辛凉芳香，宣散清窍燥热；连翘辛凉宣散郁火为主药；配以黑栀皮苦凉散热；绿豆衣甘凉清火；佐以桔梗、甘草清利咽喉，以消龈肿。全方共奏宣透清窍郁火，轻清上焦燥热之功。故吴氏自注："清窍不利，如耳鸣目赤，龈肿咽痛之类。翘荷汤者，亦清上焦气分之热也。"

曹炳章："燥气上干清窍，见头目之病，此时虽用养液之药，尚觉隔膜一层，故用药则先轻宣凉散兼导之下降。"（《增补评注温病条辨》）

杨进等："本方重点在于祛除上焦燥热邪气，但燥热化火上扰，又要避免使用苦重之品。以上药物共同组成辛凉泄火之轻剂，体现了'治上焦如羽，非轻不举'的治疗原则。"（《全国高等中医药院校教材·温病学》）

【方剂歌括】翘荷汤里有山栀，绿豆桔甘六共施。

目赤耳鸣窍不利，丁茶鲜菊后增之。

42. **清燥救肺汤**（出于原文第58条）

【组成剂量】石膏二钱五分（8克）　甘草一钱（3克）　霜桑叶三钱（9克）　人参七分（2克）　杏仁（泥）七分（2克）　胡麻仁（炒研）一钱（3克）　阿胶八分（3克）　麦冬（不去心）二钱（6克）　枇杷叶（去净毛，炙）六分（2克）

【方解方论】此方是吴氏引用喻嘉言《医门法律》方治温燥伤肺所致身热头痛，干咳无痰，咽干气喘，口渴鼻燥，胸满胁痛，舌红苔燥的证候。方中重用霜桑叶质轻性凉，清透肺中燥热，石膏质重辛寒，清泄肺胃郁热为君药；麦冬甘寒，清肺养阴，胡麻仁、阿胶滋阴润燥，人参益气养肺共为臣药；杏仁、枇杷叶苦凉清肺降气，化痰降逆，以治咳喘而为佐药；甘草甘平益肺，调和诸药而为使。全方共奏清燥润肺、养阴清热之功。吴氏称此方为"辛凉甘润法"。

陆廷珍："秋燥烦热口渴，舌赤无苔，咳唾痰血，此热伤肺络，宜用喻氏清燥（救肺）汤，育阴清热也。"（《六因条辨》）

柯琴："古方用香燥之品以治气郁不获奏效者，以火就燥也。惟缪仲醇知之，故用甘凉滋润之品以清金保肺立法。喻氏宗其旨，集诸润剂而制清燥救肺汤，用意深，取药当，无遗蕴矣。石膏、麦冬禀西方之色，多液而甘寒，培肺金主气之源而气可不郁。土为金母，子病则母虚，用甘草调补中宫生气之源，而金有所持。金燥则水无以食气而相生，母令子虚矣。取阿胶、胡麻黑色通肾者滋其阴，以上通生水之源而金不孤。西方虚，则东方实矣，木实金平之。二叶禀东方之色，入通于肝，枇杷叶外应毫毛，因肝家之肺药，而经霜之桑叶，非肺家之肝药乎？损其肺者益其气，人参之甘以补气。气有余便是火，故杏仁之苦以降气，气降火亦降，而治节有权，气行则不郁，诸痿喘呕自除矣。要知诸气膹郁，则肺气必大虚，若泥于肺热伤肺之说，而不用人参，必郁不开而火愈炽，皮聚毛落，喘而不休。此名之救肺，凉而能补之谓也。若谓实火可泻而久服芩、连，反从火化，亡可立待耳。愚所以服膺此方而深赞之。"（《古今名医方论》）

【方剂歌括】救肺汤中参草麻，石膏胶杏麦枇杷。

经霜收下干桑叶，清燥润肺效可夸。（陈修园括）

（二）补秋燥胜气论篇方剂

43. 杏苏散（出于原文第2条）

【组成剂量】苏叶（9克） 半夏（9克） 前胡（9克） 苦桔梗（6克） 枳壳（6克） 甘草（3克） 生姜（3片） 大枣（去核）（3枚） 橘皮（6克） 杏仁（9克）

【方解方论】此方出自吴氏在论述秋燥之后的补文中，是用于治疗外感秋燥中寒凉之轻者，即外感凉燥证，也就是原文中所谓"燥为小寒"者。其表现为恶寒头痛，鼻塞咽干，咳嗽稀痰，无汗苔白等。方中用苏叶辛温发表，宣肺解肌，使凉燥从表而解，杏仁苦温宣肺，化痰止咳，共为君药；桔梗宣肺升气，枳壳降气利肺，前胡散寒化痰，三者宣肺达表化痰共为臣药；半夏、橘皮苦温理气化痰，茯苓甘淡化痰共为佐用；生姜、大枣、甘草调和营卫，通行津液而为使。吴氏称此方"苦温甘辛法也。外感燥凉，故以苏叶、前胡辛温之轻者达表；……甘、桔从上开，枳、杏、前、苓从下降，则嗌塞鼻塞宣通而咳可止。橘、半、茯苓，逐饮而补肺胃之阳"。

雷丰："凡治初患之燥气，当宗属凉拟法。夫秋燥之气，始客于表，头微痛，畏寒咳嗽，无汗鼻塞，舌苔白薄者，宜用苦温平燥法（杏仁、陈橘皮、紫苏叶、荆芥穗、桂枝、白芍、前胡、桔梗）治之。"（《时病论》）

【方剂歌括】苦温甘辛杏苏散，前苓橘枳半夏陈。

姜枣草调治凉燥，肺宣痰化身痛除。

44. 桂枝柴胡各半汤加吴萸楝子茴香木香汤（出于原文第4条）

【组成剂量】桂枝（9克） 吴茱萸（6克） 黄芩（9克） 柴胡（12克） 人参（9克） 广木香（9克） 生姜（9克） 白芍（9克） 大枣

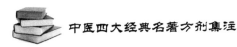

（去核）（4枚） 川楝子（9克） 小茴香（6克） 半夏（9克） 炙甘草（6克）

【方解方论】 此方是吴氏用于秋燥寒邪侵于太阳之表，燥湿内传少阳，肝木之气郁滞，表现为湿、燥寒同病，太阳与少阳合病，头痛恶寒发热，胸胁痛，甚则疝瘕痛，症状出现如伤寒太阳少阳合病，故取桂枝柴胡各半汤加味治疗。方中用桂枝汤解太阳表经之寒邪，取小柴胡汤调达肝木之气，疏散少阳燥湿之邪，再加苦温之川楝子、茴香、木香，辛温之吴茱萸舒肝散寒、行气止痛以治疝瘕之疾。吴鞠通自注云：“此金胜克木也。木病与金病并见，表里齐病，故以柴胡达少阳之气，即所以达肝木之气，合桂枝而外出太阳，加芳香定痛，苦温通降也。湿燥寒同为阴邪，故仍从足经例。”

曹炳章：“桂枝柴胡方内无治疝瘕之药，故须加吴萸、楝子等。”（《增补评注温病条辨》）

【方剂歌括】 桂枝柴胡各半汤，再加萸楝茴木香。
寒湿秋燥表里病，热寒痛除功效嘉。

45. 化癥回生丹（出于原文第7条）

【组成剂量】 人参六两（180克） 安南桂二两（60克） 两头尖二两（60克） 麝香二两（60克） 片子姜黄二两（60克） 公丁香三两（90克） 川椒炭二两（60克） 虻虫二两（60克） 京三棱二两（60克） 蒲黄炭一两（30克） 藏红花二两（60克） 苏木三两（90克） 桃仁三两（90克） 苏子霜二两（60克） 五灵脂二两（60克） 降真香二两（60克） 干漆二两（60克） 当归尾四两（120克） 没药二两（60克） 白芍四两（120克） 杏仁三两（90克） 香附米二两（60克） 吴茱萸二两（60克） 元胡索二两（60克） 水蛭二两（60克） 阿魏二两（60克） 小茴香炭三两（90克） 川芎二两（60克） 乳香二两（60克） 良姜二两（60克） 艾炭二两（60克） 益母草膏八两（240克） 熟地黄四两（120克） 鳖甲胶一斤（500克） 大黄八两（240克）（共为细末，以高米醋一斤半熬浓，晒干为末，再加醋熬，如是三次，晒干，末之） 共为细末，以鳖甲、益母、大黄三胶和匀，再加炼蜜为丸，重一钱五分（5克），蜡皮封护。同时温开水和，空心服；瘀甚之证，黄酒下

【方解方论】 此方是吴鞠通用治凉燥不解，久积下焦，与血搏结而成癥瘕积聚的证候。其自注讲述甚为详尽而精到，节录附后。“化癥回生丹法，系燥淫于内，治以苦温，佐以甘辛，以苦下之也。方从《金匮要略》鳖甲煎丸与回生丹脱化而出。此方以参、桂、椒、姜通补肝气，而消癥瘕，余俱

芳香入络而化浊。且以食血之虫，飞者走络中气分，走者走络中血分，可谓无微不入，无坚不破。又以醋熬大黄三次，约入病所，不伤他脏，久病坚结不散者，非此不可。或者病其药味太多，不知用药之道，少用独用，则力大而急；多用众用，则功分而缓。古人缓化之方皆然，所谓有制之师不畏多，无制之师少亦乱也。此方合醋与蜜共三十六味，得四九之数，金气生产之数也。"

【方剂歌括】化癥回生破血癥，诸香四九走络行。

参桂椒姜补阳道，地芍鳖益守阴珍。

46. 复亨丹（出于原文第 8 条）

【组成剂量】倭硫黄十分（按：倭硫黄者，石硫黄也，水土硫黄断不可用）鹿茸（酒炙）八分　枸杞子六分　人参四分　云茯苓八分　淡苁蓉八分　安南桂四分　全当归（酒浸）六分　小茴香六分（酒浸，与当归同炒黑）　川椒炭三分　萆薢六分　炙龟板四分　益母膏和为丸，小梧桐子大，每服二钱（6 克），日再服，冬日渐加至三钱（9 克），开水下

【方解方论】此方是吴氏针对燥邪入里，不与血搏结，未形成癥瘕，且针对年老体弱，经脉空虚者的治疗。方中用石硫黄温养、补益下焦元阳，辅以人参、鹿茸、枸杞、茯苓、肉苁蓉，甘温补益奇经八脉，温养肝肾为主药，佐以当归、肉桂、小茴、川椒、萆薢，温通冲任经脉为辅助之用，配以龟板、益母膏滋养营血，以涵养经脉为佐使。全方共奏气充血和，经脉恢复。此方与上方化癥回生丹的应用有虚实之分。吴鞠通自注阐述甚详，指出："其方以温养温燥兼用，盖温燥之方，可暂不可久，况久病虽曰阳虚，阴亦不能独足，至老人八脉空虚，更当预护其阴，故以石硫黄补下焦真阳而不伤阴之品为君，佐以鹿茸、枸杞、人参、茯苓、肉苁蓉补正，而但以归、茴、椒、桂、丁香、萆薢，通冲任与肝肾之邪也。"此方药量"分"为"份"，即比例之意，故以服药丸之量为准。

【方剂歌括】复亨丹用补奇经，络脉气虚血不荣。

硫黄参枸温阳气，龟归桂蓉益营阴。

47. 霹雳散（出于原文第 8 条下方）

【组成剂量】桂枝六两（180 克）　公丁香四两（120 克）　草果二两（60 克）　川椒（炒）五两（150 克）　小茴香（炒）四两（120 克）　韭白四两（120 克）　良姜三两（90 克）　吴茱萸四两（120 克）　五灵脂二两（60 克）

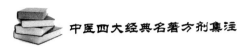

降香五两（150克）　　乌药三两（90克）　　干姜三两（90克）　　石菖蒲二两（60克）　　防己三两（90克）　　槟榔二两（60克）　　荜澄茄五两（150克）　　附子三两（90克）　　细辛二两（60克）　　青木香四两（120克）　　薏仁五两（150克）雄黄五钱（15克）　　上药共为细末，开水和服。大人每服三钱（9克），病重者五钱（15克）；小人减半。再病重者，连服数次，以痛止厥回，或泻止筋不转为度

【方解方论】此方是吴氏用于燥邪入里，寒湿燥三气搏结，出现的急重危证。表现为"吐泻腹痛，甚至四肢厥逆、转筋、腿痛、肢麻、起卧不安、烦躁不宁，甚则六脉全无、阴毒发斑、疝瘕等证，并一切凝寒固冷积聚"。方中用桂枝、川椒、茴香、韭白、吴萸、草果、薏仁，辛温苦燥，驱寒化湿，以治凉燥入里，寒气搏结为主；辅以丁香、五灵脂、降香、石菖蒲、细辛，辛热芳香，驱散里结寒湿之气，以通降回厥；配乌药、干姜、荜澄茄、附子温中散寒止痛；佐以防己利湿，雄黄辟秽化疫。全方共奏驱寒、化湿、回阳、辟秽之功，以达止吐、止泻、止痛、回厥之效。

吴鞠通在方论中指出："此证乃燥金寒湿之气，直犯筋经，由大络别络，内伤三阴脏真，所以转筋，入腹即死也。既吐且泻者，阴阳逆乱也。……故立方荟萃温三阴经刚燥苦热之品，急温脏真，保住阳气。又重用芳香，急驱秽浊。一面由脏真而别络大络，外出经筋经络以达皮毛；一面由脏络腑络以通六腑，外达九窍。俾秽浊阴邪，一齐立解。大抵皆扶阳抑阴，所谓离照当空，群阴退避也。"

【方剂歌括】霹雳散驱阴秽寒，桂果椒韭萸脂姜。
　　　　　　　乌薏防槟荜附黄，细菖丁茴降木香。

（三）中焦篇方剂

48. 大承气汤（见于《伤寒论》方剂第63方）

49. 减味竹叶石膏汤（出于原文第8条下方）

【组成剂量】竹叶五钱（15克）　　石膏八钱（24克）　　麦冬六钱（18克）甘草三钱（9克）　　水八杯，煮取三杯，一时服一杯，约三时令尽

【方解方论】此方是吴鞠通治温热病入阳明，肺胃热甚，耗伤心阴，出现脉浮而促的证候。其借用《伤寒论》阳明病篇的竹叶石膏汤去半夏、人参、粳米三味。方中用石膏辛寒清透阳明之热，以竹叶辛凉清解心热，麦冬甘凉养益心阴，甘草和胃养心。其自注云："脉促，谓数而时止，如趋者遇

急忽一蹶然，其势甚急，故以辛凉透表重剂，逐邪外出则愈。"因其势急，故此方服法要求："一时服一杯，约三时令尽。"即一个时辰服一杯，6个小时要求服完1剂（一个时辰为2个小时）。与现在的一日2次或3次的常规服法就不一样了。其实这种热病的服药法源自于仲景。

方药中等："关于温病出现促脉的治疗，仍以清热为本。吴鞠通谓'余一生治病，凡促脉主以石膏……盖促为阳属火，故以石膏清肺胃之阳'。他还主张生石膏用量不必拘于常量。"（《温病条辨讲解》）

【方剂歌括】竹叶石膏减味之，麦冬甘草此同班。
脉浮而促君须辨，剂重辛凉透表关。

50. 小承气汤（见于《伤寒论》方剂第62方）

51. 调胃承气汤（见于《伤寒论》方剂第61方）

52. 承气合小陷胸汤（出于原文第10条）

【组成剂量】生大黄五钱（15克）　厚朴二钱（6克）　枳实二钱（6克）半夏三钱（9克）　栝楼三钱（9克）　黄连二钱（6克）　水八杯，煮取三杯，先服一杯，不下，再服一杯，得快利，止后服，不便再服

【方解方论】此方是用于温病热壅三焦，痰热结胸的热急证候。其表现为上焦肺热痰涎壅盛的咳喘胸闷，中焦阳明经热的大渴大热，舌燥苔黄，并有热迫下焦，消耗肾液之急。故吴氏取小承气汤的生大黄、枳实、厚朴为主药的清泄阳明壅盛之热而下行，配以小陷胸汤的半夏、黄连、栝蒌清降肺经壅滞之痰涎。使阳明里热清泻于下，肺胃壅滞之痰热清降宣肃而解，重点解决了上中二焦之热，保存津液，不使热伤下焦之阴。故吴鞠通重点强调："三焦俱急，谓上焦未清，已入中焦阳明，大热大渴，肠躁苔焦，阳土燥烈，煎熬肾水，不下则阴液立见消亡，下则引上焦余邪陷入，恐成结胸之证，故以小陷胸合承气汤，涤三焦之邪，一齐俱出，此因病急，故方亦急也，然非审定是证，不可用是方也。"

何秀山："肺伏痰水，则胸膈痞满而痛，甚则神昏谵语。肺气失降，则大肠滞气亦痹，胸痹则腹满便秘。故君以蒌仁、半夏，辛滑开降，善能宽胸启膈。医以枳实、川连苦辛通降，善能清痞泄满。然下即不通，必壅乎上，又佐以硝黄，咸苦达下，使痰火一齐通解，此为开肺通肠，痰火闭结之良方。"（《重订通俗伤寒论》）

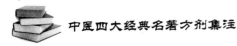
方药中等："本方是小承气汤和小陷胸汤的合方。两方均源于《伤寒论》。小陷胸汤是治疗小结胸病的方剂。本条用小承气清泄阳明里实，用小陷胸汤清化肺中痰热，两方合用，共奏清上泄下、肺胃两清之功效。由于是清法和下法合用，逐邪力胜，所以吴鞠通强调只有在'三焦俱急'的情况下才可使用。"（《温病条辨讲解》）

【方剂歌括】三焦俱急方难裁，承气陷胸两小该。

枳朴夏黄连栝蒌，痰涎燥热一齐捐。

53. 增液汤（出于原文第 11 条）

【组成剂量】元参一两（30 克）　　麦冬（连心）八钱（24 克）　　细生地八钱（24 克）

【方解方论】此方是吴氏用于阳明温病无上焦表热证出现了大便秘结，阳明腑实证，当用承气攻下，但"其人阴素虚"，有口干舌红，脉细数，便干结等热伤阴津的证候，特设立增液润下之法，"作增水行舟之计"。方中用元参苦咸微寒，入肺、胃、肾经，清热养阴，生津润肠，启肾水而滋肠燥为君药；麦冬甘微苦寒，入肺、胃、心经，能滋养肺胃津液，以增液润燥，细生地甘苦寒，入心、肝、肾经，能滋养肝肾，养阴润燥共为臣使药。此三药性味甘凉，质地滋腻，且大量应用，共奏濡润通便之功。吴鞠通指出："独取元参为君药，元参味苦咸微寒，壮水制火，通二便，启肾水上潮于天，其能治液干，固不待言，本经称其主治腹中寒热积聚，其并能解热可知。麦冬主治心腹结气，伤中伤饱，胃络脉绝，羸瘦短气，亦系能补能润能通之品，故以为之佐。生地亦主寒热积聚，逐血痹，用细者，取其补而不腻，兼能走络也。三者合用，作增水行舟之计，故汤名增液，但非重用不为功。……妙在寓泻于补，以补药之体，作泻药之用，既可攻实，又可防虚。余治体湿之温病，与前医生误伤津液，不大便，半虚半实之证，专以此法救之，无不应乎而效。"增液汤为吴鞠通用于温病养阴增液生津的代表方，其根据病情的变化又扩大增设了增液承气汤、护胃承气汤、新加黄龙汤、冬地三黄汤等方剂。后世引用此方扩大了应用范围，对阴血亏虚的便秘、习惯性便秘、老年性气阴亏虚的便秘、复发性口腔溃疡等病，在增液汤的基础上，加减治疗，均取得了一定的疗效。

娄杰："凡温病大便不通，皆宜先服此方，万不可遽用承气，盖此方通便生津，而不伤气也。"（《温病指南》）

【方剂歌括】误伤津液不更衣，增水行舟法亦奇。

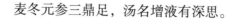

麦冬元参三鼎足，汤名增液有深思。

54. 益胃汤（出于原文第12条）

【组成剂量】沙参三钱（9克）　麦冬五钱（15克）　冰糖一钱（3克）细生地五钱（15克）　玉竹（炒香）一钱五分（5克）

【方解方论】此方是吴氏用于阳明温病，用泻下剂后，汗出伤耗胃阴，出现口干咽燥，不能饮食的证候。方中重用麦冬、生地甘寒清热养阴，润燥生津，甘凉益胃，共为君药；配以玉竹、麦冬，甘凉滋阴生津，养胃润燥为臣药；用冰糖濡养肺胃阴津，引上药入胃经为使。全方药仅五味，药专力宏，共奏养阴、润燥、益胃之功。故其指出："温热本伤阴之病，下后邪解汗出，汗亦津液之化，阴液受伤，不待言矣，故方当复其阴。此阴指胃阴而言，盖十二经皆禀气于胃，胃阴复而气降得食，则十二经之阴皆可复矣。欲复其阴，非甘凉不可。汤名益胃者，胃体阳而用阴，取益胃用之义也。"

后世医家临床将此方作为补养胃阴的基本方，扩大应用到部分糖尿病、慢性胃炎、萎缩性胃炎、小儿厌食症等病属胃阴亏虚者，皆有一定疗效。

张秉成："夫伤寒传入阳明，首虑亡津液，而况温病传入阳明，更加汗、下后者乎？故虽邪解，胃中之津液枯槁已盛，若不急复其阴，恐将来液亏燥起，干咳身热等证有自来矣。阳明主津液，胃者五脏六腑之海。凡人之常气，皆禀于胃，胃中津液一枯，则脏腑皆失其润泽。故以一派甘寒润泽之品，使之饮入胃中，以复其阴，自然输精于脾，脾气散精，上输于肺，通调水道，下输膀胱，五经并行，津自生而形自复耳。"（《成方便读》）

【方剂歌括】液亏燥起要先防，汗下施行益胃汤。
　　　　　　麦地沙玉加冰糖，六经阴液复随强。

55. 银翘汤（出于原文第13条）

【组成剂量】银花五钱（15克）　连翘三钱（9克）　竹叶二钱（6克）生甘草一钱（3克）　麦冬四钱（12克）　细生地四钱（12克）

【方解方论】此方用于阳明温病经泻下后表热未解且津液耗伤，表现为无汗而脉浮的证候。因无汗而脉浮，说明表热未除，还须辛凉解表轻宣表热。然此时的表热与温病初起的表证不同，阳明温病为里实热证，况又经攻下，已耗伤津液。故方中用银花、连翘辛凉芳香透表清热，助以竹叶寒凉清热，加麦冬、生地甘寒养阴生津以助汗源。甘草甘平调和诸药，共奏清透表热、养阴生津之功。此方与银翘散仅一字之别，却大相径庭。二者方中同有

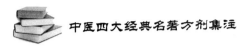

银花、连翘、竹叶、甘草，但此方加入麦冬、生地甘寒养阴生津助液以助汗源。人体出汗水由阳气蒸化阴液而成，就是《黄帝内经》说的"阳加于阴谓之汗"。而银翘散方中加用荆芥穗、淡豆豉辛而微温，发汗解表，以散表邪。

王绵之："银翘汤和银翘散的区别：银翘汤是由于阳明温病用了下法以后，没有汗，脉仍浮，在温病中叫作邪还于表。泻后，里热已经去了，但是热没有退尽，里的热邪也要从表出，因为脉浮，说明腑气已通，邪要出来已经到表可是没透，原因是津伤气虚，所以加了一点养阴的药、清热透表的药。……银花、连翘在这里还是有透表的作用，只不过作用差一些，所以要加薄荷、牛蒡子，还要用适当的荆芥、豆豉，帮助开皮毛，用桔梗宣肺气，作为芦根，纯粹是因为热伤了津液，有渴，有咽痛。之所以咳嗽，也是因为风热之邪在肺。"（《王绵之方剂学讲稿》）

【方剂歌括】银翘汤法不雷同，作汗还须增液功。

近导脉浮宣表气，生甘地竹麦门冬。

56. 清燥汤（出于原文第14条）

【组成剂量】麦冬五钱（15克）　　知母二钱（6克）　　人中黄一钱五分（5克）　　细生地五钱（15克）　　元参三钱（9克）

【方解方论】此方是吴鞠通仿吴又可柴胡清燥汤制方之法而未用其方，用于"下后无汗，脉不浮而数"的里热未解、津液已伤的证候。方中用麦冬甘凉清热润燥滋阴，知母甘寒泄火清热滋阴共为主药，细生地、元参甘凉滋阴润燥，增液通便同为辅药，人中黄甘咸性寒，清热解毒为佐使。方中麦冬、生地、元参即增液汤法增液通便。全方有清热润燥、通便泄火之功。故吴氏指出："无汗而脉数，邪之未解可知，但不浮，无领邪外出之路，既下之后，又无连下之理，故以清燥法，增水敌火，使不致为灾，一半日后相机易法，即吴又可下后间服缓剂之法也。但又可清燥汤中用陈皮之燥，柴胡之升，当归之辛窜，津液何堪！燥清燥，有是理乎？此条乃用其法而又不用其方。"

石寿棠："此证类近白虎，但热渴既除，又非白虎所宜也。若舌苔不退或退不净，无汗而脉数，邪之未解可知，但脉不浮，无领邪外出之路，既下之后，又无连下之理，清燥汤主之，增水敌火，使不致为灾。即吴又可所谓下后间服缓剂之法也，服后再相机易法，总以得汗后脉静身凉，舌净，为病退之的候。"（《温病合编》）

【方剂歌括】清燥甘凉制火邪，不浮脉数此方夸。

人中麦地元知母，咳有胶痰药再加。

57. 护胃承气汤（出于原文第 15 条）

【组成剂量】生大黄三钱（9克）　元参三钱（9克）　细生地三钱（9克）丹皮二钱（6克）　知母二钱（6克）　麦冬（连心）三钱（9克）

【方解方论】此方用于阳明热结用攻下剂后，热结盛实而正气未虚的"热不退，或退不尽，口燥咽干，舌苔干黑，或金黄色，脉沉而有力"等证候。方中用生大黄苦寒清热泄结，通下去实，麦冬甘凉滋阴清热，增液润燥共为主药，吴氏称此为"苦甘法"；元参、细生地甘凉滋阴，润燥护胃为辅药；知母甘寒清胃热，润燥热，丹皮苦甘寒清阴分伏热共为佐使。共奏清热润燥、缓下热结之功。此方取法大黄泻下热结，依赖增液汤加丹、知滋阴润燥，增液护胃为后盾，而创立"护胃承气汤"方。故吴氏指出："温病下后，邪气已净，必然脉静身凉。邪气不净，有延至数日邪气复聚于胃，须再通其里者，甚至屡下而后净者，诚有如吴又可所云，但正气日虚一日，阴津日耗一日，须加意防护其阴，不可稍有卤莽，是在任其责者临时斟酌尽善耳。吴又可于邪气复聚之证，但主以小承气汤，本论于此处分别立法。"

【方剂歌括】承气新加护胃名，脉沉有力热难清。

元参麦地丹知母，加入西军里始通。

58. 新加黄龙汤（出于原文第 17 条）

【组成剂量】细生地五钱（15克）　生甘草二钱（6克）　人参一钱五分，另煎（5克）　生大黄三钱（9克）　芒硝一钱（3克）　元参五钱（15克）麦冬五钱（连心）（15克）　当归一钱五分（5克）　海参二条，洗（2条）　姜汁六匙（6匙）　水八杯，煮取三杯，先用一杯，冲参汁五分，姜汁二匙，顿服之

【方解方论】此方是由陶节庵（《伤寒六书》）黄龙汤加减化裁而成。黄龙汤是由大承气汤加甘草、人参、当归组成，吴鞠通去枳、朴加麦冬、生地、海参、元参组成。用于温病应下失下，热结里实、气阴不足的危急证候。方中用大黄苦寒，芒硝咸寒共泻热软坚，攻下燥屎；麦冬、生地、元参三味甘凉滋阴生津，增液润燥，为增液汤；人参补气固元，当归养血益阴，海参咸寒软坚，滋补阴液，加姜汁鼓舞胃气，助参、归宣通药力，并制海参之腥。全方共达滋阴补气、通腑泻热之功。吴鞠通在方论阐述甚明，"旧方用大承气加参、地、当归。须知正气久耗，而大便不下者，阴阳俱备，尤重

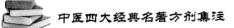

阴液消亡，不得再用枳、朴，伤气而耗液，故改用调胃承气，取甘草之缓急，合人参补正，微点生姜，宣通胃气，代枳、朴之用。合人参最宜胃气，加麦、地、元参，保津液之难保，而又去血结之积聚。姜汁为宣气分之用，当归尾宣血中气分之用，再加海参者，海参咸能软坚，甘能补正。按海参之液，数倍于其身，其能补液可知，且蠕动之物能走络中血分，病久者，必人络，故以之为使也。"

吴瀛江："下之不通是正虚不能运药，《内经》云：下之不通者死。正气久耗，大便不下是阴阳俱惫。故用人参补正，甘草缓急，姜汁宣胃气，麦冬、生地、元参保津液又能去血结之积聚，当归为宣血中气分之用，海参味咸软坚，甘补正，其液数倍其身，又能补液，此皆为调胃承气汤之佐使也。"（《新括温病条辨方歌诀》）

王绵之："新加黄龙汤主治的症，情况比较严重。由于应下失下，病的变化非常快，以致正虚不能运药，因为药要发挥作用还要依靠人体的正气，当人体的正气虚以后，再强烈的药也产生不了应有的作用，在这样的情况下，就需要加适当的补药，更主要的是补气，因为正虚指正气、元气，所以在这里要用人参，既用了生地，也用了玄参、麦冬，这就是增液汤。在增液承气汤的基础上又加了人参、当归。用人参大补元气，用当归补血、活血以润肠，用海参来滋阴。"（《王绵之方剂学讲稿》）

【方剂歌括】参草硝黄麦地元，当归姜汁海参煎。

阴阳俱惫证危险，勉拟黄龙是医贤。

59. 宣白承气汤（出于原文第 17 条）

【组成剂量】生石膏五钱（15 克）　生大黄三钱（9 克）　杏仁粉二钱（6 克）　栝楼皮一钱五分（5 克）

【方解方论】此方用于肺经痰热壅闭，肠腑热结不通的肺肠并病证，以喘促不宁、痰涎壅盛、潮热便秘、脉右寸实大、苔黄滑或黄腻为指征。方中用生石膏清解肺胃积热；佐以杏仁、瓜蒌皮宣肺降气，化痰定喘；配以生大黄通腑泻热，攻下腑实之邪，全方共奏宣肺化痰、泻热通下之效。吴氏指出"其因肺气不降，而里证又实者，必喘促寸实，则以杏仁、石膏宣肺气之痹，以大黄逐肠胃之结，此脏腑合治法也"。

【方剂歌括】宣白承气杏蒌膏，西军又见逞英豪。

痰涎壅滞气难顺，宣肺通肠法最高。

60. 导赤承气汤（出于原文第 17 条）

【组成剂量】赤芍三钱（9 克）　　细生地五钱（15 克）　　生大黄三钱（9 克）　　黄连二钱（6 克）　　黄柏二钱（6 克）　　芒硝一钱（3 克）

【方解方论】此方用于小肠热盛，大肠热积不通的小便赤痛，时烦渴甚，左尺脉牢坚的证候。方中用黄连、黄柏苦寒清泄小肠火热；大黄、芒硝苦咸寒攻下大肠热结；加赤芍、细生地养阴凉血清热。全方取用了导赤散、调胃承气汤加减组成。故吴鞠通指出："则以导赤去淡通之阳药，加连、柏之苦通火腑，大黄、芒硝承胃气而通大肠，此二肠同治法也。"

【方剂歌括】连柏硝黄地芍联，小溲滴痛尺脉坚。

　　　　　　二肠同治君须记，导赤又同承气兼。

61. 牛黄承气汤（出于原文第 17 条）

【组成剂量】即用前安宫牛黄丸二丸，化开，调生大黄末三钱（9 克），先服一半，不知再服

【方解方论】此方用于热闭心包兼阳明腑实而出现身热神昏，舌蹇肢厥，饮不解渴，便秘伴腹部硬痛的证候。方中用安宫牛黄丸芳香开窍，清心醒神，加生大黄末泻下热结，攻下腑实。吴鞠通自注指出："其因邪闭心包，内窍不通者……阳明大实不通，有消亡肾液之虞，其势不可少缓须臾，则以牛黄丸开手少阴之闭，以承气急泻阳明，救足少阴之消，此两少阴合治法也。"

【方剂歌括】热闭心包腑不通，急施牛黄承气汤。

　　　　　　安宫牛黄用二丸，大黄末调服下安。

62. 增液承气汤（出于原文第 17 条）

【组成剂量】即增液汤内，加大黄三钱（9 克）　　芒硝一钱五分（5 克）

【方解方论】此方用于阳明热盛耗伤津液，热结阴亏的燥屎不行，下之不通，口干唇燥，苔黄的证候。方中重用元参甘凉滋阴生津，清燥通便为君药；生地、麦冬甘寒清热生津，滋阴润燥为臣药，君臣相合滋阴清热，增液通便，即成增液汤；大黄、芒硝苦咸寒，泄热软坚，通便润燥，共成滋阴增液、泄热通便的"增水行舟"之剂。故吴鞠通谓："其因阳明太热，津液枯燥，水不足以行舟，而结粪不下者，非增液不可。服增液两剂，法当自下，其或脏躁太甚之人，竟有不下者，则以增液合调胃承气汤，缓缓与服，约二

时服半杯沃之，此一腑中气血合治法也。"

再小峰："方中生地、玄参、麦冬，甘寒、咸寒，滋阴增液；配伍大黄、芒硝，苦寒、咸寒，泄热通便，合为滋阴增液，泄热通便之剂。"（《历代名医良方注释》）

王绵之："增液承气汤，就是增液汤和调胃承气汤去甘草合起来，但是要注意生地、玄参、麦冬的用量要大，如果用量小就谈不上增液润燥的作用，所以在增液汤的同时加上芒硝、大黄，增加人体的阴液，更好地润燥泻积除热。"（《王绵之方剂学讲稿》）

【方剂歌括】麦地元参增液汤，承气汤内取硝黄。

热结阴亏便不行，增水行舟腑积通。

吴鞠通在《伤寒论》三首承气汤的基础上，结合温热病的发病、传变、病机特征，创立了六首承气汤，现分析其证药异同，以示区别。

	药证同		药证异	
护胃承气汤	大黄	阳明腑实	元参、麦冬、生地、知母、丹皮	胃热未除，阴液燥伤
新加黄龙汤			芒硝、甘草、元参、麦冬、生地、人参、当归、海参、姜汁	气阴不足，正虚不能运药
宣白承气汤			生石膏、杏仁、瓜蒌皮	痰热壅闭肺经
导赤承气汤			赤芍、生地、黄连、黄柏、芒硝	小肠热盛
牛黄承气汤			安宫牛黄丸	热闭心包
增液承气汤			芒硝、元参、麦冬、生地	津液枯燥，阴虚水亏

63. 栀子豉汤（出于原文第 18 条，见《伤寒论》方剂第 39 方）

64. 栀子豉加甘草汤（出于原文第 18 条）

【组成剂量】即于栀子豉汤内，加甘草二钱（6 克），煎法如前。

65. 栀子豉加姜汁方（出于原文第 18 条）

【组成剂量】即于栀子豉汤内，加姜汁五匙（5 匙）。

【方解方论】上三方吴氏用于下后胸膈热邪未除出现"心中懊憹"、烦闷、"反复颠倒"、坐卧不安的证候。

用栀子豉汤清宣胸膈以除烦热。如再出现气短则加甘草益气和中调气；若又出现恶心呕吐，则加姜汁降逆和胃止呕。吴鞠通阐述甚详，指出："邪气半至阳明，半犹在膈，下法能除阳明之邪，不能除膈间之邪，故证现懊憹虚烦，栀子豉汤涌越其上之邪也。少气加甘草者，误下固能伤阴，此则以误下而伤胸中阳气，甘能益气，故加之。呕者加姜汁，胃中未至甚热燥结，误下伤胃中阳气，木来乘之，故呕，加姜汁，和肝而降胃也，胃气降，则不呕矣。"

【方剂歌括】下后虚烦心懊憹，栀子豉汤除热烦。

如若少气加甘草，降逆止呕姜汁擅。

66. 黄连黄芩汤（出于原文第 19 条）

【组成剂量】黄连二钱（6 克）　黄芩二钱（6 克）　郁金一钱五分（4.5 克）　香豆豉二钱（6 克）

【方解方论】此方用于阳明温病，热邪兼挟秽浊之邪阻滞于中焦，而致胃气上逆，而出现干呕口苦的证候。方用黄连、黄芩苦寒清热燥湿，香豆豉、郁金芳香辟秽化浊。四药合用，苦寒之性加芳香之气以达清热燥湿、宣化秽浊之功，热清湿化，胃气下调，干呕口苦自除。故吴鞠通自注谓："温热，燥病也，其呕由于邪热夹秽，扰乱中宫而然，故以黄连、黄芩彻其热，以芳香蒸变化其浊也。"

柳宝诒："阳明则壮热鼻干，不得卧，治宜豉、芩合葛根、知母等味。少阳往来寒热，口苦胁痛，治以芩、豉合柴胡、山栀等味。"（《温热逢源》）

石寿棠："若呕而烦渴，身热不恶寒者，邪在阳明也，葛根黄芩汤；寒热往来而呕者，邪在少阳也，小柴胡加减；若呕而舌黄，心下脐上满痛拒按者，大柴胡汤。"（《温病合编》）

【方剂歌括】热邪夹秽扰中宫，口苦舌干干呕侵。

香豉郁金芳化浊，苦寒撤热有连芩。

67. 栀子柏皮汤（出于原文第 27 条，见《伤寒论》方剂第 69 方）

68. 茵陈蒿汤（出于原文第 28 条，见《伤寒论》方剂第 68 方）

69. 冬地三黄汤（出于原文第29条）

【组成剂量】麦冬八钱（24克）　黄连一钱（3克）　苇根汁半酒杯（冲）元参四钱（12克）　黄柏一钱（3克）　银花露半酒杯（冲）　细生地四钱（12克）　黄芩一钱（3克）　生甘草三钱（9克）

【方解方论】此方用于阳明温病热炽小肠，火腑闭塞，且热伤阴液而出现小便不利的证候。方中用黄连、黄柏、黄芩，苦寒清泄小肠热结；配麦冬、元参、生地即增液汤，甘寒清热养阴，且麦冬重用以强阴津，增化源；佐以苇根汁、银花露甘凉濡润以滋养阴液，且银花露气味芳香，既清热养阴，又醒胃悦脾以启化源。全方苦寒与甘寒合用共奏泄热结、滋阴液之功。且苦寒能化甘寒濡腻之性，甘寒又能制苦寒燥烈之气。故吴鞠通指出："大凡小便不通，有责之膀胱不开者，有责之上游结热者，有责之肺气不化者。温热之小便不通，无膀胱不开证，皆由上游（指小肠而言）热结，与肺气不化而然也。小肠火腑，故以三黄苦药通之；热结则液干，故以甘寒润之；金受火刑，化气维艰，故倍用麦冬以化之。"

叶子雨："小便不利而渴者，热在上焦，法当淡渗。小便不利而不渴者，热在下焦，法当苦寒。若屡经汗下，小便不利者，阴竭也，法当育阴，则渗利苦燥又非所宜矣。审证处方，不可误也。"（《评注温病条辨》）

吴藻江："此方主治阳明病无汗，下证未剧，只宜泻火腑，通小便。金受火刑，乏化气之力，以致小便不通，乃上游热结之不通，非膀胱之不开症，只宜苦甘化阴，非淡渗八正辈所可治也。"（《新括温病条辨症方歌诀》）

【方剂歌括】冬地三黄芩柏连，银花苇草元参焉。

苦甘合化君须记，火腑通行肺自宣。

70. 小陷胸加枳实汤（出于原文第38条）

【组成剂量】黄连二钱（6克）　栝蒌三钱（9克）　枳实二钱（6克）半夏五钱（15克）

【方解方论】此方用于温病阳明热盛而兼痰饮湿邪，成为结胸证，表现但热不寒，口渴欲饮，得水则呕，按之胸下痛，小便短，大便闭等。小陷胸汤见于《伤寒论》第47方，是用于痰热结于心下的小结胸证。方中重用半夏辛燥化饮祛痰，黄连苦寒清热化湿，二者辛苦通降，开泄胸中痰热，配以栝蒌甘凉化痰开胸，泄热化结。再加枳实苦辛微寒，入肺胃经，苦泄辛散，降下气锐力猛，为破气消积，泻痰除结之要药，在此意在行气开结，导痰湿下行以除结胸。吴氏自注云："故以黄连、栝蒌清在里之热痰，半夏除水痰而强胃，加枳实者，取其苦辛通降，开幽门而引水下行也。"

邹澍："栝蒌实之里无形攒聚有形，使之滑润而下则同。能使之下，似是治实之方，仅能使之下，不能使其必通，又非纯于治实之道矣。何以知不能使之必通，盖有停饮痛甚，至不得卧，即当加半夏；若兼胸满胁下逆抢心，则仍加枳、朴、桂枝。……是知栝蒌实之治，大旨在火与痰结于阳位，不纯乎虚，亦不纯乎实者，皆能裹之而下，此其擅长矣。"（《伤寒金匮方解》）

吴藻江："水不下行反来上逆，则呕；胃气不降，则大便闭。加枳实一味，取其苦辛通降，开幽门而引水下行也。"（《新括温病条辨症方歌诀》）

方药中等："小陷胸汤加枳实汤，从药物性味分析，属于苦辛寒合用，即辛温药和苦寒药合用，如半夏配黄连、干姜配黄连、黄连配厚朴等等。辛温药可宣气化湿，苦寒药可以清热燥湿，辛可开，苦可降。凡湿热阻于中焦，如暑湿、湿温等，吴氏均大量使用了苦辛寒法。"（《温病条辨讲解》）

【方剂歌括】小陷胸汤夏蒌连，热邪湿气结胸前。

胸痛舌白渴兼呕，引水下行加枳煎。

71. 半夏泻心汤去干姜甘草加枳实杏仁方（出于原文第39条）

【组成剂量】半夏一两（30克）　黄连二钱（6克）　黄芩三钱（9克）枳实二钱（6克）　杏仁三钱（9克）

【方解方论】此方用于阳明暑温痰湿中阻而致"脉滑数，不食不饥不便，浊痰凝聚，心下痞"的证候。半夏泻心汤见于《伤寒论》方剂第49方，有半夏、黄芩、黄连、人参、干姜、大枣、甘草。其方辛开苦降，寒热并用，甘温益脾，补泻同施，用于误下所致的心下痞。此方用于阳明暑温热挟痰湿之痞，且无误下伤脾之变，故吴鞠通去了甘温补脾阳的人参、干姜、大枣、甘草。方中重用辛温半夏以开痰结，化湿浊，配苦寒之黄连、黄芩清热降浊，三者配合辛开苦降，清暑热化痰浊；加枳实行气开痞，杏仁宣肺降气。全方共奏苦辛通降、清热化湿、开结除痞之功。吴氏指出："不饥不便，而有浊痰，心下痞满，湿热互结而阻中焦气分，故以半夏、枳实开气分之湿结；黄连、黄芩开气分之热结；杏仁开肺与大肠之气痹；暑中热甚，故去干姜；非伤寒误下之虚痞，故去人参、甘草、大枣，且畏其助湿作满也。"

吴藻江："伤寒用干姜是欲其温中，此是暑温之症，故去之而不用。此症之痞满是湿热互结之痞满，非伤寒误下之虚痞，故去人参、甘草、大枣，恐其助湿作满。化裁古方，在此等处资学识。"（《新括温病条辨症方歌诀》）

此方与上方小陷胸加枳实汤皆用于阳明暑温而兼痰湿证，却药证各有异同，列表以示区别。

	药证同		药证异	
半夏泻心去姜草加枳实杏仁汤	黄连枳实半夏	阳明暑温兼痰湿	黄芩杏仁	心下痞按之不痛
小陷胸加枳实汤			栝蒌	结在胸按之痛

【方剂歌括】半夏泻心师古裁，芩连枳杏苦辛开。

参甘姜枣何须用，不是伤寒误下灾。

72. 三石汤（出于原文第41条）

【组成剂量】飞滑石三钱（9克）　生石膏五钱（15克）　寒水石三钱（9克）　杏仁三钱（9克）　竹茹（炒）二钱（6克）　银花三钱（9克）（花露更妙）　金汁一酒杯（1酒杯）（冲）　白通草二钱（6克）

【方解方论】此方用于暑温弥漫三焦，气分湿热均盛所致的身热，舌滑苔黄腻，头眩耳聋，胸脘痞闷，咳嗽呕恶便溏尿赤证候。方中重用石膏辛甘性寒入肺、胃经，清化中上二焦暑热，滑石、寒水石清利下焦湿热，三石共为君药；辅以杏仁宣开上焦肺气，"气化则暑湿俱化"（吴鞠通语），竹茹清泄中焦，白通草通利下焦湿热共为臣药；佐以银花芳香以化暑湿，金汁咸寒清暑解毒。全方共奏清宣上、中、下三焦暑湿之邪。吴氏称："此微苦辛寒兼芳香法也。盖肺病治法，微苦则降，过苦反过病所，辛凉所以清热，芳香所以败暑而化浊也。按：三石，紫雪丹中之君药，取其得庚金之气，清热退暑利窍，兼走肺胃者也；杏仁、通草为宣气分之用，且通草直达膀胱，杏仁直达大肠；竹茹以竹之脉络，而通人之脉络；金汁、银花，败暑中之热毒。"

方药中等："宣通三焦气机，首先要清宣肺气，肺气得清，一身之气就能够宣通，虽然暑热之邪弥漫三焦，也随之而宣通，方用三石汤。该方以滑石、生石膏、寒水石之石为君，大清气热；以杏仁、通草宣通肺气，竹茹清肺胃痰热，银花解毒清热。金汁，即粪清，又称金汁露，黄龙汤，还原水，是取人粪或过滤粪汁入缸封好埋入土中，一至三年后取出，取汁冲服。金汁性味苦寒无毒，据历代本草书所载，认为有很强的清热、解毒作用。三石汤是一首大清暑热蔓延三焦气分的代表方剂。……三石汤对热盛挟湿的一些病证均可采用，笔者曾用三石汤减味合疏肝药物治疗急性肝炎里热盛而挟湿者，疗效满意。辨证时要掌握舌苔黄腻方可应用。"（《温病条辨讲解》）

【方剂歌括】三石汤中寒滑膏，杏仁通草竹茹熬。

银花金汁冲来服，肺气通调邪自消。

73. 加味清宫汤（出于原文第 41 条）

【组成剂量】清宫汤内加知母三钱（9 克）　银花二钱（6 克）　竹沥五茶匙冲入（约 5ml）

【方解方论】此方用于暑热之邪蔓延三焦，由气分而泻入血分，耗伤心阴，出现舌绛少苔之证。方中用清宫汤咸寒甘苦泄热凉营，清心滋液，加知母清肺滋阴，银花解毒清暑，竹沥清热化暑，消渴止烦。全方共清心包之暑热。

吴鞠通方论谓："此苦辛寒法也。……知母泻阳明独胜之热，而保肺金；银花败毒而清络；竹沥除胸中大热，止烦闷消渴；合清宫汤为暑延三焦血分之治也。"

【方剂歌括】加味清宫知银花，竹沥五匙冲入加。

暑热三焦入血分，舌绛苔少服之佳。

74. 杏仁滑石汤（出于原文第 42 条）

【组成剂量】杏仁三钱（9 克）　滑石三钱（9 克）　黄芩二钱（6 克）橘红一钱五分（5 克）　黄连一钱（3 克）　郁金二钱（6 克）　通草一钱（3 克）厚朴二钱（6 克）　半夏三钱（9 克）

【方解方论】此方用于暑温、伏暑，三焦俱受，湿热并重所致的潮热汗出、胸脘痞闷、呕恶、烦渴、自利、溺短、舌苔灰白而滑等证候。方中用杏仁清宣上焦肺气，滑石清利中下二焦湿热为主药；辅以苦寒黄芩、黄连清热化湿；佐以辛温半夏、厚朴化湿消痞、行气消满；助以橘红化痰化湿，郁金芳香宣化气机，通草甘淡通利小便。吴鞠通自注云："以杏仁、滑石、通草，先宣肺气，由肺而达膀胱以利湿，厚朴苦温而泻湿满，芩、连清里而止湿热之利，郁金芳香走窍而开闭结，橘、半强胃而宣湿化痰，以止呕恶，俾三焦混处之邪各得分解矣。"并称其为"苦辛寒法"。

　　三石汤、杏仁滑石汤、三仁汤均用于湿热胸闷脘痞，但三方药证各有异同，列表以示区别。

	药证同		药证异	
三仁汤	杏仁滑石通草	湿热壅滞，胸闷，脘痞，身热	半夏、白蔻、竹叶、薏仁、厚朴	湿重于热，头痛恶寒，舌苔白，不渴
三石汤			寒水石、竹茹、石膏、银花、金汁	湿热俱盛，头眩耳聋，咳嗽，呕恶，苔黄腻
杏仁滑石汤			黄芩、黄连、橘红、郁金、厚朴、半夏	湿热并重，烦渴，汗出，舌苔灰白

　　【方剂歌括】杏仁滑石与连芩，橘半郁金通朴群。

　　　　　　　　胸痞潮热舌色白，便溏溺短此为君。

75. 半苓汤（出于原文第44条）

　　【组成剂量】半夏五钱（15克）　茯苓块五钱（15克）　川连一钱（3克）厚朴三钱（9克）　通草八钱（24克）（煎汤煎前药）

　　【方解方论】此方用于寒湿郁困脾胃，脾阳阻滞，胃失降和，饮食与寒湿之邪互壅而停滞难化而出现胸脘痞满，纳呆不饥不食的证候。方中用辛温之半夏散寒化湿，茯苓之调脾利湿，二者配伍"培阳土以吸阴土之湿"，二者与半夏相伍，苦辛通降，以除胸腹痞满，共泻壅滞之湿邪。佐通草通利小便，淡渗利湿，使"泻有出路"。故吴鞠通指出："痞结胸满，仲景列于太阴篇中，乃湿郁脾阳足太阴之气，不为鼓动运行。脏病而累及腑，痞结于中，故亦不能食也。故以半夏、茯苓培阳土，以吸阴土之湿，厚朴苦温以泻湿满，黄连苦以渗湿，重用通草以利水道，使邪有出路也。"

　　曹炳章："病名寒湿而方中用川连，正以取其苦燥也，不知者则以其寒而弃之。"（《增补评注温病条辨》）

　　方药中等："半苓汤以半夏、厚朴与黄连同用，辛开苦降，以除痞结消胸满，以茯苓健脾利湿，重用通草，淡渗以利湿，使湿从小便而出。由于通草质轻体膨，大量应用时宜先煎取汤煎药。本方是用苦辛通降与淡渗利湿合用，所以称'苦辛淡渗法'。"（《温病条辨讲解》）

【方剂歌括】苦辛淡法半苓汤，通草川连厚朴襄。

湿郁脾阳气不运，胸前痞满食难尝。

76. 四苓加厚朴秦皮汤（出于原文第44条）

【组成剂量】苍术三钱（9克）　厚朴三钱（9克）　茯苓块五钱（15克）猪苓四钱（12克）　秦皮二钱（6克）　泽泻四钱（12克）

【方解方论】此方用于寒湿困阻脾阳，出现在中焦的脘腹胀满，在下焦的小便不利，大便溏而不爽，里急后重的证候。四苓散出自《明医指掌》，主治内伤饮食与湿邪，大便溏泄，小便赤少。吴鞠通在此取其"辛淡渗湿，使膀胱开而出邪"。即用苍术苦温调脾化湿，猪茯苓、泽泻辛淡利湿，从小便利排其湿邪。加厚朴苦温燥湿，泄满除胀，秦皮苦辛寒，清肝导滞，以除里急后重。吴氏指出："经谓太阴所至，发为䐜胀，又谓厥阴气至为䐜胀，盖木克土也。太阴之气不运，以致膀胱之气不化，故小便不利。四苓辛淡渗湿，使膀胱开而出邪，以厚朴泻胀，以秦皮洗肝也。"

吴藻江："按：四苓辛淡渗湿，使膀胱开而出邪，用厚朴泻寒湿之腹胀，用秦皮泻肝家之实热。"（《新括温病条辨症方歌诀》）

方药中等："如果有腹胀、小便不利、大便溏薄不爽、里急后重感时，此为寒湿困脾。治以温阳利水兼清泄肝热，方用四苓加厚朴秦皮汤。以四苓健脾利湿，厚朴燥湿除满，加秦皮一味意在清肝泻热，以制肝胜乘脾。"（《温病条辨讲解》）

【方剂歌括】四苓加朴与秦皮，苍术茯猪泽泻施。

腹胀尿难下利滞，泻肝消胀有深思。

77. 五苓散（见于《伤寒论》方剂第22方）

按：半苓汤、四苓加厚朴秦皮汤、五苓散三方均是吴氏用于治足太阴寒湿证，然三者药证各有异同，予列表以示区别。

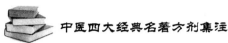

	药证同		药证异	
半苓汤			半夏、川连、厚朴、通草	食滞纳呆不知饥
四苓加厚朴秦皮汤	茯苓	脘腹痞胀	苍术、厚朴、猪苓、秦皮、泽泻	小便不利，大便溏而不爽，里急后重
五苓散			猪苓、苍术、泽泻、桂枝	肝气不热，无里急后重感，小便不利、大便溏

78. 四苓加木瓜厚朴草果汤（出于原文第 46 条）

【组成剂量】生干白术三钱（9 克）　　猪苓三钱五分（10 克）　　泽泻一钱五分（5 克）　　赤苓块五钱（15 克）　　木瓜一钱（3 克）　　厚朴一钱（3 克）　　草果八分（2.5 克）　　半夏三钱（9 克）

【方解方论】此方用于寒湿困脾，阻遏脾阳而出现"四肢乍冷、自利、目黄、舌滑、甚则灰、神倦不语、舌謇语重"等证。方中用四苓之苍术、猪、茯苓健脾燥湿，泽泻淡渗利湿为主药；加厚朴苦温燥湿，草果苦辛热祛寒除湿，半夏辛温降逆，通阳除痞，三味相伍，温阳散寒除湿为辅；佐以木瓜酸温，入肝脾经，泻肝散结，温脾化湿。全方共奏温阳调脾，散寒化湿。以驱散寒湿所致晦暗之"阴黄"。吴氏自注指出："湿以下行为顺，故以四苓散驱湿下行，加木瓜以平木，治其所不胜也。厚朴以温中行滞，草果温太阴独胜之寒，芳香而达窍，补火以生土，驱浊以生清也。"

吴藻江："四苓散即猪、茯苓，泽泻，白术，加厚朴温中行滞，草果温太阴独胜之寒，芳香达窍，补火生土。"（《新括温病条辨症方歌诀》）

方药中等："中焦寒湿，定位在脾。五脏中，对脾来说，肝为其'所不胜'之脏。由于湿困脾虚，肝可以来乘脾（木横克土），所以在健脾祛湿的同时，还要辅以平肝。根据《内经》五脏补泻用药的理论，肝以酸为泻，以辛为补。本方选用酸味的木瓜，就在于泻肝平肝，以减轻肝对脾的乘克，从而有助于脾运化功能的恢复。这也就是吴氏在注文中所说'加木瓜以平木，治其所不胜也'之意。"（《温病条辨讲解》）

【方剂歌括】下利目黄四肢冰，湿邪阻窍语迟重。

四苓为主行驱湿，半朴木瓜草果逢。

79. 草果茵陈汤 （出于原文第 47 条）

【组成剂量】草果一钱（3 克）　茵陈三钱（9 克）　茯苓皮三钱（9 克）　厚朴二钱（6 克）　广皮一钱五分（5 克）　猪苓二钱（6 克）　大腹皮二钱（6 克）　泽泻一钱五分（5 克）

【方解方论】此方用于寒湿停滞中焦，致脾阳不振出现脘腹痞满、舌苔灰滑、面目黄暗、尿少便溏等证。方中用苦温之草果散寒，芳香化浊，开结除痞为主药；辅以苦辛温之厚朴、大腹皮、广陈皮温脾化湿、行气除满；茵陈化湿宣气，退黄泄痞；大腹皮、茯苓皮调脾行滞，泻实除满，猪苓、泽泻淡渗利湿，导浊下行，共为佐使。故吴氏指其"湿滞痞结，非温通而兼开窍不可，故以草果为君。茵陈因陈生新，生发阳气之机最速，故以之为佐。广皮、大腹、厚朴，共成泻痞之功。猪苓、泽泻，以导湿外出也"。

【方剂歌括】草果茵陈腹橘皮，二苓泽朴凑成之。

　　　　　　中焦痞滞舌灰白，导湿温通法亦奇。

80. 茵陈四逆汤 （出于原文第 47 条）

【组成剂量】附子三钱（炮）（9 克）　干姜五钱（15 克）　炙甘草二钱（6 克）　茵陈六钱（18 克）

【方解方论】此方出于元代《卫生宝鉴》，是罗谦甫在仲景四逆汤基础上加茵陈而成，用于阴黄肤冷、背寒身重、神倦食少的证候。吴鞠通用来治疗寒湿滞结、脾阳不振而致面色黄晦、四肢厥冷之证。其称："故以四逆回厥，茵陈宣湿退黄也。"按：上面四苓加木瓜厚朴草果汤、草果茵陈汤、茵陈四逆汤三首方剂均为吴鞠通用来治疗足太阴寒湿困郁脾阳所致的"阴黄"。然三方所治证候有轻重缓急之分。四苓加木瓜厚朴草果汤用于寒湿程度较轻者，其"舌白滑"。草果茵陈汤用于寒湿程度较重者，故其"舌灰滑"。而茵陈四逆汤则用于寒湿伤阳程度较重较急者，故其"四肢常厥"。

【方剂歌括】四逆汤中草附姜，茵陈冠首也名汤。

　　　　　　脾阳湿郁四肢厥，认证须知是阴黄。

81. 椒附白通汤 （出于原文第 48 条）

【组成剂量】生附子三钱，炒黑（9 克）　川椒二钱，炒黑（6 克）　淡干姜二钱（6 克）　葱白三茎（3 根）　猪胆汁半烧酒杯（半酒杯），去渣后调入

【方解方论】此方用于寒湿凝聚中焦，脾阳不振，且阻遏三焦阳气而出

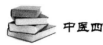

现腹胀腹痛，大便不通，脘痞不食，不寐，甚至腹痛肢厥等证。方中用辛热之附子温阳散寒，配辛燥之川椒燥湿除胀散满，辅以干姜甘温温脾祛寒，葱白通经散寒，宣通三焦阳气，四药相伍回阳散寒，通阳化湿，治脘痞腹胀，除腹痛肢厥。佐猪胆汁苦寒，对上述四药辛热之性的反佐，治阴盛格阳之变证，可防止辛热药入胃之格拒，并对上证有清肠通便之功。吴鞠通称"此苦辛热法复方也。苦与辛合，能降能通，非热不足以胜重寒而回阳。附子益太阳之标阳，补命门之真火，助少阳之火热。……故用附子以为君，火旺则土强。干姜温中逐湿痹，太阴经之本药，川椒燥湿除胀消食，治心腹冷痛，故以二物为臣。葱白由内而达外，中空通阳最速，亦主腹痛，故以为使。浊阴凝聚不散，有格阳之势，故反佐以猪胆汁，猪水畜，属肾，以阴求阴也，胆乃甲木，从少阳，少阳主开泄，生发之机最速。此用仲景白通汤，与许学士椒附汤，合而裁制者也"。

【方剂歌括】椒附白通合一方，苦寒胆汁佐葱姜。

三焦阴浊驱应急，腹痛脉迟快煮尝。

82. 附子理中汤去甘草加厚朴广皮汤（出于原文第49条）

【组成剂量】生茅术三钱（9克）　人参一钱五分（5克）　炮干姜一钱五分（5克）　厚朴二钱（6克）　广皮一钱五分（5克）　生附子一钱五分（5克）（炮黑）

【方解方论】此方用于寒湿困伤胃肠阳气而出现的脘痞腹满、肛门坠痛、大便不爽、不欲食或食不化、舌苔白腻等证。附子理中汤出自《伤寒论》太阴病篇的理中丸及用法中的加减方，"腹满者，去术加附子一枚。"为温中健脾的代表方剂，用于治疗中焦虚寒的腹痛呕吐、自利不渴、不欲饮食。吴鞠通在此用来治疗寒湿困伤胃肠的证候。因寒湿阻困脾胃，出现中满腹胀，故去甘草，用苍术易白术，取其味辛性燥，燥湿作用较白术强而不易壅中。此汤方取辛温之苍术，温运脾阳，燥湿散寒为主药；辛热之炮姜，甘苦温之，厚朴温胃散寒，除满化湿为臣药；辛热之炮附子温阳驱寒，人参甘温补脾阳为辅助之用；广陈皮行气调胃为佐使。全方共奏温阳散寒、燥湿除满之功。吴氏自注指出："理中之人参补阳明之正，苍术补太阴而渗湿，姜、附运坤阳以劫寒，盖脾阳转而后湿行，湿行而后胃阳复。去甘草，畏其满中也。加厚朴、广皮，取其行气。合而言之，辛甘为阳，辛苦为通之义也。"

征保："仲景理中汤原方中用术，今易以苍术燥湿而兼解郁，不似白术之呆滞也。丹溪制越鞠丸方，以苍术治湿郁，以上见证，皆郁证也，故用苍术。古书只有术名，而无苍白之分。至唐本草始分赤白，后世又谓赤术为苍术矣。"（《温心堂温病条辨》）

【方剂歌括】附子理中参术姜，广皮厚朴好商量。

坤阳转运兼扶正，行气驱寒加减良。

83. 苓姜术桂汤（出于原文第50条）

【组成剂量】茯苓块五钱（15克）　生姜三钱（9克）　炒白术三钱（9克）　桂枝三钱（9克）

【方解方论】此方用于寒湿困伤脾胃两阳，出现胸脘痞闷，腹中胀满，畏寒怕冷，纳呆不饥，吞酸嗳气等证。方中用茯苓、炒白术，苦温健脾调胃，淡渗利湿，加以桂枝、生姜辛温运化脾阳以散寒，并宣散在表之寒湿。四药合用共达温运脾阳、驱散里寒、宣化表湿之功。吴氏称此方为"兼运脾胃，宣通阳气之轻剂也"。

按：此方与《金匮要略》苓桂术甘汤，甘草干姜茯苓白术汤各仅一味药之异，但三名主治各有不同，列表以示区别。

方名	主治	药证同		药证异	
苓姜术桂汤	寒湿伤脾，脘痞不饥	茯苓白术	寒湿困阳	桂枝生姜	寒湿脘痞
苓桂术甘汤	痰饮胸满，眩晕心悸			桂枝甘草	痰饮胸满
甘草干姜茯苓白术汤	肾着病，身重，腰下冷痛			干姜甘草	肾着腰痛

【方剂歌括】苓姜术桂此名汤，只为中焦湿伤阳。

借此宣通寒自却，何愁寒热痞难尝。

84. 理中汤（见《伤寒论》方剂第81方）

85. 五苓散（见《伤寒论》方剂第22方）

86. 四逆汤（见《伤寒论》方剂第85方）

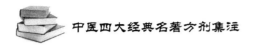

87. 五苓散加防己桂枝薏仁方（出于原文第52条）

【组成剂量】即于前五苓散内，加防己一两（30克）　桂枝一两半（45克）　足前成二两（60克）　薏仁二两（60克）　寒甚者加附子大者一枚，杵为细末，每服五钱（15克），百沸汤和，日三，剧者日三夜一，得卧则勿令服

【方解方论】此方用于寒湿伤及肝脾，出现吐泻交作两小腿肌肉，痉挛拘急的"霍乱兼转筋"的证候。吴氏取《伤寒论》五苓散以通利膀胱气化，使湿热从小便而泄。此因寒湿伤及肝脾，故加重桂枝以温通肝脾、散寒除湿；再加防己、薏仁，利湿调脾、扶土抑木，以缓解肝筋挛急。如寒重伤阳，则加附子温阳通经以防厥逆。因霍乱转筋、病情急重、危变较多，故强调"日三，剧者日三夜一"的服法。吴氏自注指出"加桂枝温筋，防己急驱下焦血分之寒湿，薏仁主湿痹脚气，扶土抑木，治筋急拘挛。甚寒脉紧，则非纯阳之附子不可"。

【方剂歌括】五苓散是淡温甘，温筋更加桂枝参。

　　　　　　防己薏苡更纳入，霍乱转筋日夜观。

88. 蜀椒救中汤（出于原文第53条）

【组成剂量】蜀椒（炒出汗）三钱（9克）　淡干姜四钱（12克）　厚朴三钱（9克）　槟榔二钱（6克）　广皮二钱（6克）　兼转筋者加桂枝三钱（9克），防己五钱（15克），薏苡仁三钱（9克），厥者加附子二钱（6克）

【方解方论】此方用于寒湿浊邪阻塞脾胃及全身血脉中阳气，致寒湿没有出路而出现"眩冒欲绝，腹中绞痛，脉沉紧而迟，甚则伏，欲吐不得吐，欲利不得利，甚则转筋，四肢欲厥"等证，吴鞠通称其为"干霍乱"，因寒湿秽浊之邪内侵，没有出路，病情危急，故取蜀椒救中汤急救脾胃阳气以驱泄湿浊之邪。方中重用蜀椒苦辛热通阳理中，驱寒散浊，干姜辛温暖胃散寒共为主药；辅以苦温之厚朴，辛微温之槟榔，调脾化湿，二者苦辛通降以泻湿满，散浊阴；佐以广陈皮理气调脾，泄除浊邪。吴鞠通是在《金匮要略》大建中汤基础上化裁，而制成此方。其指出"以大建中之蜀椒，急驱阴浊下行，干姜温中，去人参、胶饴者，畏其满而守也，加厚朴以泻湿中浊气，槟榔以散结气，直达下焦，广皮通行十二经之气，改名救中汤，急驱浊阴，所以救中焦之真阳也"。

吴藻江："此方一改大建中暖中补虚为温阳通降法也。如转筋加桂枝以温之，加防己驱下焦血分之寒湿；加薏米主治湿痹脚气，扶土抑木；四肢厥

者加附子以回厥。"（《新括温病条辨症方歌诀》）

【方剂歌括】救中汤中用川椒，广橘槟榔姜朴绕。

腹痛脉迟肢欲厥，驱寒行气法高超。

89. 九痛丸（出于原文第53条）

【组成剂量】附子三两（90克）　生狼牙一两（30克）　人参一两（30克）干姜一两（30克）　吴茱萸一两（30克）　巴豆（去皮心，熬碾如膏）一两（30克）　蜜丸梧子大，酒下，强人初服三丸，日三服，弱者二丸

【方解方论】此方用于寒湿与秽浊阴邪困阻中阳，致干霍乱发作，腹中绞痛，肢厥转筋的危证。方中用附子辛热回阳驱寒，干姜辛温暖中散寒，共为主药；助以辛热之巴豆，生狼牙温中散结，通阳破积，人参补气温阳，扶正驱邪；佐以吴茱萸辛苦温通阳降浊，泄肝辟秽。共奏回阳救逆、散寒止痛、扶正泻邪之功。吴氏在方论中指出："《内经》有五脏胃腑心痛，并痰虫食积，即为九痛也。心痛之因，非风即寒，故以干姜、附子驱寒壮阳。吴茱萸能降肝脏浊阴下行，生狼牙善驱浮风，以巴豆驱逐痰浊陈滞之积，人参养正驱邪，因其药品气血皆入，补泻攻伐皆备，故治中恶腹胀痛等证。"

方药中等："九痛丸出自宋代《和剂局方》，是一张温中散寒、治疗年久积冷引起的心胸脘腹疼痛的方剂。方中狼牙、巴豆虽有散结破积、攻下的功效，但毒性较大，所以现在一般已不备成药。"（《温病条辨讲解》）

【方剂歌括】九痛丸方首治寒，痰食虫积也能安。

人参狼附姜巴豆，降浊吴萸为入肝。

90. 走马汤（出于原文第53条后附录）

【组成剂量】巴豆（去心皮，熬）二枚（2粒）　杏仁二枚（2粒）　上二味，以绵缠槌令碎，热汤二合，捻取白汁饮之，当下。老小强弱量之。通治飞尸鬼疰病

【方解方论】此方用于阴寒秽浊之气壅塞心胸而致心痛腹胀、大便不通的绞肠痧证。方中取辛热大毒之巴豆，峻猛攻泻心胸壅塞之阴寒浊气，苦温之杏仁泻肺，通利大肠，使阴寒秽浊之邪从大便一扫而尽，以古代"走马救人"之义，愈病于顷刻之间。吴氏指出："故用巴豆极热大毒峻猛之剂，急攻其邪，佐杏仁以利肺与大肠之气，使邪从后阴，一扫尽除，则病得愈。若缓须臾，正气不通，营卫阴阳机息则死，是取通则不痛之意也。"

【方剂歌括】走马汤方出外台，杏仁巴豆不须裁。

乌痧腹痛阴毒盛，利肺攻邪便自开。

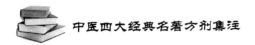

91. **立生丹**（出于原文第 53 条后附录）

【组成剂量】母丁香一两二钱（36 克）　沉香四钱（12 克）　茅苍术一两二钱（36 克）　明雄黄一两二钱（36 克）　上为细末，用蟾酥八钱（24 克），铜锅内加火酒一小杯，化开，入前药末，丸绿豆大。每服二丸，小儿一丸，温水送下。又下死胎如神。凡被蝎蜂蜇者，调涂之效，惟孕妇忌之

【方解方论】此方用于"伤暑、霍乱、痧证、疟、痢、泄泻、心痛、胃痛、腹痛、吞吐酸水，及一切阴寒之证，结胸，小儿寒痉"。方中丁香、沉香，辛温散寒、化浊辟秽，苍术苦温燥湿，调脾醒胃，雄黄辟秽解毒，加蟾酥，以攻泄阴毒之气。全方熔温燥、芳香、辟秽、攻毒于一炉，故能治"一切阴毒之证"。所以吴鞠通称"此方妙在刚燥药中加芳香透络。蟾乃土之精，上应月魄，物之浊而灵者，其酥入络，以毒攻毒，而方又有所监制，故应手取效耳"。

【方剂歌括】立生腹痛霍寒痧，泄泻吞酸疟痢加。

　　　　　　苍术丁沉黄四味，蟾酥入络也堪夸。

92. **独胜散**（出于原文第 53 条后附录）

【组成剂量】马粪年久弥佳，不拘分两，瓦上焙干为末，老酒冲服二三钱，不知，再作服

【方解方论】此方用于"绞肠痧痛急，指甲唇俱青，危在顷刻"的证候。马性刚烈，其粪为浊阴杂草凝结而成，瓦上火焙干为灰末，老酒送服，能荡泻秽浊阴寒之气，从大便而泄。此方出自晋葛洪《肘后方》，系古代医家取之民间验方，用于临床的应急措施。

叶子雨："此方妙在以浊攻浊。马性刚善走，在卦为乾，粪乃浊阴所结，其象圆，其性通，故能摩荡浊阴之邪，仍出下窍。"（《评注温病条辨》）

【方剂歌括】绞肠痧痛甲唇青，嚎叫命亡顷刻中。

　　　　　　我有灵丹名独胜，焙干马粪立奇功。

93. **人参泻心汤**（出于原文第 54 条）

【组成剂量】人参二钱（6 克）　干姜二钱（6 克）　黄连一钱五分（5 克）黄芩一钱五分（5 克）　枳实一钱（3 克）　生白芍二钱（6 克）

【方解方论】此方用于湿热在上焦未清化，而陷入中焦脾胃，致脾阳虚陷，湿热郁蒸而出现神识障碍的精神蒙眬，似清非清，舌滑脉缓等证。方中

用甘温之人参补脾通阳，以鼓动脾阳，散化内陷之湿邪为主药；辅以辛温之干姜，调脾泄湿，苦寒之黄连、黄芩清热燥湿，且三者相配，辛通苦降，湿热自有出路，神识可清；佐枳实泻满化湿，白芍顾护阴液，防湿热伤燥伤津。故吴氏指出"里虚故用人参以护里阳，白芍以护真阴，湿陷于里，故用干姜、枳实之辛通；湿中兼热，故用黄芩、黄连之苦降。此邪已内陷，其势不能还表，法用通降，从里治也"。

此方与《伤寒论》半夏泻心汤（见《伤寒论》方剂第49方）同样用了人参、干姜、黄连、黄芩四药，但二方主治各异，现列表以示区别。

	主治	药证同		药证异	
人参泻心汤	湿热陷里 神识如蒙	人参 干姜 黄连 黄芩	热 邪 里 结	枳实 生白芍	湿与热结 神识蒙
半夏泻心汤	寒热互结 心下痞			半夏 甘草 大枣	寒与热结 心下痞

【方剂歌括】人参泻心苦辛甘，芩连白芍枳实姜。
神识昏瞀邪内陷，通降湿热此为长。

94. 三香汤（出于原文第55条）

【组成剂量】栝蒌皮三钱（9克）　桔梗三钱（9克）　黑山栀二钱（6克）枳壳二钱（6克）　郁金二钱（6克）　香豉二钱（6克）　降香末三钱（9克）

【方解方论】此方用于湿热邪气由口鼻吸入，经膜原初入中焦，出现清窍壅塞、胃脘不开的头目口鼻不清爽不灵活，胃纳呆滞，不思饮食等证。方中重用瓜蒌皮微辛微苦，开上透窍，清热化浊为主药；辅以香豉、郁金、降香轻宣透表，芳香开郁，以化浊辟秽于上；佐以枳壳行气开窍，山栀清热达表，桔梗轻气，载药上行。全方共奏清热开郁、芳香透窍，使湿热邪气从上焦宣散而出。故吴氏指出："此邪从上焦来，还使上焦去法也。……故用蒌皮、桔梗、枳壳微苦微辛开上，山栀轻浮微苦清热，香豉、郁金、降香化中上之秽浊而开郁。"

【方剂歌括】三香汤是叶裁之，香豆降香枳桔栀。
栝蒌郁金共七味，邪从上去食能思。

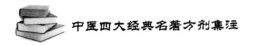

95. 茯苓皮汤（出于原文第56条）

【组成剂量】茯苓皮五钱（15克）　生薏仁五钱（15克）　猪苓三钱（9克）　大腹皮三钱（9克）　白通草三钱（9克）　淡竹叶二钱（6克）

【方解方论】此方用于湿热挟秽浊邪气弥漫三焦，出现热蒸头胀，身痛呕逆，小便不通，舌白，渴不多饮，神识昏迷等证。在先用安宫牛黄丸芳香开窍醒神，继用此方清利湿热，以治其本。方中用甘淡利水的茯苓皮、猪苓、薏仁利湿清热；微寒甘淡的白通草、淡竹叶利尿清心；佐以微辛微凉的大腹皮分消行气，利水化湿。全方共奏淡渗利湿，辛凉清热，使湿热分消而去。故吴氏称此方为"淡渗兼微辛微凉法"。

吴鞠通对上述三首方剂，从叶天士医案中取用到创制，体用持重，分析中肯，从其方论中可见。其曰："上条（人参泻心汤）以下焦为邪之出路，故用重；此条（三香汤）以上焦为邪之出路，故用轻；以下（茯苓皮汤）三焦均受者，则用分消。彼此互参，可以知叶氏之因证制方，心灵手巧处矣；惜散见于案中而人多不察，兹特为拈出，以概其余。"

【方剂歌括】大腹白通生薏仁，二苓竹叶此相逢。

尿难身热呕头胀，湿浊分消此为雄。

96. 新制橘皮竹茹汤（出于原文第57条）

【组成剂量】橘皮三钱（9克）　竹茹三钱（9克）　柿蒂七枚（7枚）姜汁三茶匙（3茶匙）（冲）　水五杯，煮取二杯，分二次温服；不知，再作服。有痰火者，加竹沥、栝蒌霜。有瘀血者，加桃仁

【方解方论】此方用于湿热壅阻中焦、胃气不得通降而上逆发生呃逆呕哕的证候。橘皮竹茹汤见于《金匮要略》方剂第152方，由橘皮、竹茹、生姜、人参、甘草、大枣组成，适用于胃虚挟热、气逆上冲的呕哕证。吴鞠通对于阳明湿温所致的湿热壅遏，胃气上逆引起的实哕，在其原方基础上除去温补的人参、甘草、大枣三味，加柿蒂而成。方中用柿蒂苦涩微温，入脾胃经，通降胃气，为上呃逆呕哕之主药；与橘皮、生姜之辛温合用，不仅苦辛通降，降逆止哕，且能宣泄壅滞之湿气；再加竹茹清泄胃热。共奏清泄壅遏之湿热，通降胃逆之呕哕的功效。吴氏自注亦有明示："《金匮》橘皮竹茹汤，乃胃虚受邪之治，今治湿热壅遏胃气致哕，不宜用参甘峻补，故改用柿蒂。按：柿成于秋，得阳明燥金之主气，且其形多方，他果未之有也，故治肺胃之病有独胜。柿蒂乃柿之归来出，凡花皆散，凡子皆降，凡降先收，

从生而散而收而降，皆一蒂为之也，治逆呃之能事毕矣。"

吴藻江："金匮橘皮竹茹汤是胃虚受邪主治，故用人参、甘草以补之，此乃湿热壅遏胃气致哕，故改用柿蒂。有痰火者加竹沥、栝蒌霜，有瘀血者加桃仁。"（《新括温病条辨症方歌诀》）

【方剂歌括】新制橘皮竹茹汤，七枚柿蒂三生姜。

                    阳明湿热气蕴哕，莫当胃虚用补良。

97. 一加减正气散 （出于原文第 58 条）

【组成剂量】藿香梗二钱（6 克）   厚朴二钱（6 克）   杏仁二钱（6 克）茯苓皮二钱（6 克）   广皮一钱（3 克）   神曲一钱五分（15 克）   麦芽一钱五分（5 克）   绵茵陈二钱（6 克）   大腹皮一钱（3 克）

【方解方论】藿香正气散出自宋代《太平惠民和剂局方》，是治疗外感风寒，内伤湿浊而致发热恶寒，腹痛吐泻证的方剂，由藿香、厚朴、陈皮、茯苓、大腹皮、紫苏、白芷、桔梗、甘草、白术、半夏曲组成。吴鞠通用此方化裁，根据湿温病情轻重及兼证的不同，加减制成了一至五加减正气散五首方剂，成为治疗湿温病中气逆乱的系列方。其中藿香、茯苓、厚朴、陈皮四味是基础药，取其藿香芳香化湿，理气止呕，用藿香叶则解表化湿力强，用藿香梗则行气和胃较长。茯苓甘淡，调脾利湿，用茯苓皮则利水行湿力著。陈皮行气健脾，厚朴除湿散满。此方在上述四味药基础上加茵陈宣化湿热，大腹皮运脾行气，化湿除胀，杏仁宣疏肺气，神曲、麦芽调胃消食。全方共奏苦辛宣降、清热化湿、调胃行气、消食除胀之功。吴氏在方论中指出："正气散本苦辛温兼甘淡，今加减之，乃苦辛微寒法也，去原方之紫苏、白芷，无须发表也。去甘桔，此证以中焦为扼要，不必提上焦。只以藿香化浊、厚朴、广皮、茯苓、大腹泻湿满，加杏仁利肺与大肠之气，神曲、麦芽升降脾胃之气，茵陈宣湿郁而动生发之气，藿香但用梗，取其走中不走外也。茯苓但用皮，以诸皮皆凉，泻湿热独胜也。"

【方剂歌括】藿香正气一加裁，扼要中焦闭不开。

                    杏朴茯苓麦曲橘，茵陈大腹病能摧。

98. 二加减正气散 （出于原文第 59 条）

【组成剂量】藿香梗三钱（9 克）   广皮二钱（6 克）   厚朴二钱（6 克）茯苓皮三钱（9 克）   木防己三钱（9 克）   大豆黄卷二钱（6 克）   川通草一钱五分（5 克）   薏苡仁三钱（9 克）

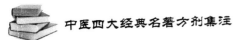

【方解方论】此方用于三焦湿郁，湿滞经络的脘闷、便溏、身痛、舌白、脉象模糊的证候。方中在藿香梗、茯苓皮、厚朴、陈皮四味基础药上，加木防己苦淡通利经络湿气，薏苡、通草淡渗利湿，大豆黄卷清化壅滞之湿热。全方熔苦辛通降、淡渗利湿于一炉，而达通利经络中湿气之功。吴氏于此方与上方比较指出："上条中焦病重，故以升降中焦为要。此条脘闷便溏，中焦证也，身痛舌白，脉象模糊，则经络证矣，故加防己急走经络中湿郁；以便溏不比大便不爽，故加通草、薏仁，利小便所以实大便也；大豆黄卷从湿热蒸变而成，能化酝酿之湿热，而蒸变脾胃之气也。"

【方剂歌括】藿香正气再商量，橘朴苓皮是主张。

防己白通豆卷薏，湿伤经络此能襄。

99. 三加减正气散（出于原文第60条）

【组成剂量】藿香（连梗叶）三钱（9克）　茯苓皮三钱（9克）　厚朴二钱（6克）　广皮一钱五分（5克）　杏仁三钱（9克）　滑石五钱（15克）

【方解方论】此方用于湿浊邪气由表入里，郁久化热而出现舌黄脘痞的证候。方中在藿香、厚朴、茯苓、陈皮四药基础上，加重用滑石，甘寒清利在里湿热，使从小便排出。杏仁苦辛，宣气化浊，全方苦辛通降与甘寒利湿合用，共奏清热利湿之功。吴氏以此方与上二方比较，分析指出："前两法，一以升降为主，一以急宣经隧为主；此则以舌黄之故，须知其内已伏热，久必化热，而身亦热矣，故加杏仁利肺气，气化则湿热俱化，滑石辛淡而凉，清湿中之热，合藿香所以宣气机之不宣也。"

【方剂歌括】藿香正气又三迁，橘朴苓皮仍旧煎。

湿久酿成舌不白，杏仁滑石此方添。

100. 四加减正气散（出于原文第61条）

【组成剂量】藿香梗三钱（9克）　厚朴二钱（6克）　茯苓三钱（9克）广皮一钱五分（5克）　草果一钱（3克）　楂肉（炒）五钱（15克）　神曲二钱（6克）

【方解方论】此方用于湿邪重困脾阳，阻滞气分而无热象，舌白而滑的证候。方中在藿香、厚朴、茯苓、陈皮四药基础上，加草果辛温通阳运脾，行气燥湿、山楂肉、神曲健脾消食，化湿导滞。吴鞠通指出："以右脉见缓之故，知气分之湿阻，故加草果、楂肉、神曲，急运坤阳，使足太阴之地气不上蒸手太阴之天气也。"

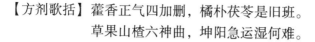

【方剂歌括】藿香正气四加删，橘朴茯苓是旧班。

　　　　　　草果山楂六神曲，坤阳急运湿何难。

101. 五加减正气散（出于原文第62条）

【组成剂量】藿香梗二钱（6克）　广皮一钱五分（5克）　茯苓块三钱（9克）　厚朴二钱（6克）　大腹皮一钱五分（5克）　谷芽一钱（3克）　苍术二钱（6克）

【方解方论】此方用于湿邪留滞于里而伤脾胃致脘闷、便泄的证候。在藿梗、茯苓、陈皮、厚朴四药基础上，加大腹皮苦温燥湿、行气除满，苍术苦辛温，健脾燥湿止泄，谷芽健胃消食。吴氏指出："秽湿而致脘闷，故用正气散之香开，便泄而知脾胃俱伤，故加大腹运脾气，谷芽升胃气也。"

【方剂歌括】藿香正气五更新，橘朴苓皮仍旧循。

　　　　　　谷芽腹皮苍术纳，运升脾胃病回春。

　　按：上述五首加减正气散，均用于湿温病湿邪郁遏三焦气分，阻塞脾胃，气机升降逆乱的证候。然在药物配伍，主治范围又有区别。予列表以示异同。

	药证同	药证异	
一加减正气散	藿香茯苓厚朴陈皮	湿郁三焦脾胃气机逆乱	杏仁、大腹皮、茵陈、神曲、麦芽	脘腹胀，大便不爽
二加减正气散			防己、大豆黄卷、通草、薏苡仁	便溏，身痛，脉模糊
三加减正气散			杏仁、滑石	舌黄，脘闷
四加减正气散			草果、楂肉、神曲	舌白滑，脉右缓
五加减正气散			大腹皮、谷芽、苍术	脘闷，便泄

　　其中一至三加减正气散侧重用于湿热并重证，四至五加减正气散侧重用于有湿无热证。

　　吴鞠通在创制了上述五首加减正气散后，又特别强调了他的看法。他说："今人以藿香正气散，统治四时感冒，试问四时止一气行令乎？抑各司一气，且有兼气乎？况受病之身躯脏腑，又各有不等乎？历观前五法，均用正气散，而加法各有不同，亦可知用药非丝丝入扣，不能中病，彼泛论四时

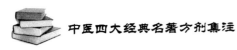

不正之气，与统治一切诸病之方，皆未望见轩岐之堂室者也，乌可云医乎！"

102. 黄芩滑石汤（出于原文第 63 条）

【组成剂量】黄芩三钱（9 克）　滑石三钱（9 克）　茯苓皮三钱（9 克）大腹皮三钱（9 克）　白蔻仁一钱（3 克）　通草一钱（3 克）　猪苓三钱（9 克）

【方解方论】此方用于湿温困阻中焦，表里同病，湿热两停而出现身痛、脉缓、口渴不多饮或不欲饮，汗出热解，继而复热的证候。方中用苦寒的黄芩清热燥湿为主药；以辛温的白蔻仁、大腹皮行气宣泄化湿为臣药；佐以甘淡性寒的滑石、茯苓、猪苓渗湿清热，健脾利水；通草淡渗利小便为使。全方清热与利湿并用，使表里之邪均除。故吴鞠通指出："徒清热则热不退，徒祛湿则热愈炽……湿热两伤，不可偏治。故以黄芩、滑石、茯苓皮清湿中之热，蔻仁、猪苓宣湿邪之正，再加腹皮、通草，共成宣气利小便之功，气化则湿化，小便利则火腑通而热自清矣。"

曹炳章："汗出热解，继而复热，此湿温中常见之证，亦庸医所最无主见者。发表攻里，两不可施，则治法必宜治中可知，治中则不外宣气化湿。如兼热者多，则凉多温少，如兼寒者多，则温多凉少，用药在乎活法。"（《增补评注温病条辨》）

吴藻江："汗后热解，继而复热，此是湿温不因汗衰之真认法。若遇不学无术之庸辈仅知以辛温发汗，冀其退热，则病者危矣。此方主义苦辛寒淡化气利湿以小便为驱邪之出路。"（《新括温病条辨症方歌诀》）

【方剂歌括】黄芩滑石二苓均，大腹白通并蔻仁。

　　　　　　脉缓身痛汗复热，清宣湿热法超伦。

103. 小半夏加茯苓汤（出于原文第 64 条）

【组成剂量】半夏六钱（18 克）　茯苓六钱（18 克）　生姜四钱（12 克）

【方解方论】小半夏加茯苓汤见于《金匮要略》方剂第 106 方，用于水气上逆所致的头眩心悸。吴鞠通取此方治疗湿温水饮之邪壅滞中焦，致胃中水饮上逆出现呕吐而不渴的证候。因"呕而不渴"，说明胃中水饮上逆而无热象，故用半夏、生姜调胃降逆，散饮止呕，加茯苓淡渗利水，而驱胃中水饮之邪。

【方剂歌括】小半夏汤只有姜，茯苓导水加成汤。

湿邪阻逆中焦呕，检出经方是医良。

104. 半夏泻心汤去人参干姜甘草大枣加枳实生姜方（出于原文第64条）

【组成剂量】半夏六钱（18克）　黄连二钱（6克）　黄芩三钱（9克）枳实三钱（9克）　生姜三钱（9克）

【方解方论】此方用于湿温湿热壅滞中焦，致胃中水饮停聚与热邪互结出现呕吐而且心下痞满的证候。半夏泻心汤见于《伤寒论》方剂第49方，是治疗寒热错杂、虚实互结的心下痞证。由半夏、黄芩、干姜、人参、甘草、黄连、大枣等7味药组成。吴鞠通取此方，是因"呕其兼痞，热邪内陷，与饮相搏，有固结不通之患，故以半夏泻心，去参、姜、甘、枣之补中，加枳实、生姜之宜胃也"。此方是取半夏泻心汤清湿热、泻痞满，去其人参、大枣、干姜、甘草之温补壅滞于湿热不利之性，加枳实、生姜宣散水饮，通降胃气，以止呕除痞。

曹炳章："呕而不渴则用半夏加茯苓，呕甚而痞则用泻心去人参，是真能读《伤寒论》者。人言《伤寒论》与温病毫不相涉，吾言《伤寒论》与温病交相为济，热邪呕痞则如此。"（《增补评注温病条辨》）

【方剂歌括】半夏泻心去参枣，更删甘草与干姜。

湿温呕痞热欲结，再加枳实与生姜。

105. 宣痹汤（出于原文第65条）

【组成剂量】防己五钱（15克）　杏仁五钱（15克）　滑石五钱（15克）连翘三钱（9克）　山栀三钱（9克）　薏苡五钱（15克）　半夏（醋炒）三钱（9克）　晚蚕砂三钱（9克）　赤小豆皮三钱（9克）（赤小豆乃五谷中之赤小豆，味酸，肉赤，凉水浸取皮用。非药肆中之赤小豆，药肆中之赤小豆乃广中野豆，赤皮蒂黑肉黄，不入药者也）　水八杯，煮取三杯，分温三服。痛甚加片子姜黄二钱，海桐皮三钱

【方解方论】此方用于湿热壅滞经络，痹阻关节所致的寒战热炽，骨节烦疼，面目萎黄，舌色灰滞的证候。方中用辛苦微寒的防己清宣经络之湿热为主药；苦微温之杏仁宣肺行气，化湿化痰，薏仁甘淡清渗湿热为臣药；佐以滑石清热利湿，晚蚕砂祛湿化浊，半夏辛通苦降，行水化湿，连翘清气化湿，栀子清热燥湿；赤小豆皮透皮走络以清化血分之湿热，而为引经之使。吴氏着重指出："寒痹热重而治反易，热痹势缓而治反难，实者单病躯壳易

治，虚者兼病脏腑夹痰饮腹满等证，则难治矣。犹之伤寒而感也。此条以舌灰目黄，知其为湿中生热；寒战热炽，知其在经络；骨骱疼痛，知其为痹证。若泛用治湿之药，而不知循经入络，则罔效矣。故以防己急走经络之湿，杏仁开肺气之先，连翘清气分之湿热，赤豆清血分之湿热，滑石利窍而清热中之湿，山栀肃肺而泻湿中之热，薏苡淡渗而主挛痹，半夏辛平而主寒热，蚕砂化浊道中清气，痛甚加片子姜黄、海桐皮者，所以宣络而止痛也。"

吴藻江："此方主治湿聚热蒸，蕴于经络，寒战热炽，骨骱烦疼，舌色灰滞，面目痿黄，病名湿痹。湿热痹于经脉，身痛甚者加片子姜黄、海桐皮宣络而止痛。上焦篇之宣痹汤是湿郁太阴气分而致哕，与此中焦宣经络者法同而药异。"（《新括温病条辨症方歌诀》）

方药中等："吴鞠通在继承前人经验的基础上，有系统地论述了有关热痹的辨证论治。他指出：'寒痹势重而治反易，热痹势缓而治反难。'他提出对痹证辨证论治，以寒热为纲，从虚实论治，确有执简驭繁、简明实用的优点。他制订的宣痹汤至今仍是治疗湿热痹的代表方剂。吴氏对湿热痹的辨证论治较前人有了重要补充与发展。"（《温病条辨讲解》）

【方剂歌括】宣痹汤方防己先，栀翘薏滑杏仁联。

　　　　　　蚕砂赤豆又加夏，湿郁身痛以此宣。

此法与上焦篇第46条宣痹汤（第32方）同名而药异，证治各不相同，列表以示区别。

方名	法同	药物异	证候异
上焦篇 宣痹汤 （第32方）	苦辛通法	枇杷叶、郁金、射干、白通草、香豆豉	湿温：湿郁肺系，痰气不宣，咽喉不利致干呕或呃逆
中焦篇 宣痹汤 （第105方）		防己、杏仁、滑石、连翘、山栀、薏仁、半夏、蚕砂、赤小豆皮	湿温：湿热壅滞经络，痹阻关节，致寒战热炽，骨骱烦痛，面目痿黄，舌灰滞

106. 薏苡竹叶散（出于原文第66条）

【组成剂量】薏苡五钱（15克）　　竹叶三钱（9克）　　飞滑石五钱（15克）

白蔻仁一钱五分（5克）　　连翘三钱（9克）　　茯苓块五钱（15克）　　白通草一钱五分（5克）

【方解方论】此方用于湿热郁阻经脉，表里同病，出现湿热痹证的身热身痛，汗多自利，胸腹白疹等证。方中用辛淡薏苡仁，滑石利湿清里，连翘、竹叶辛凉清热，透湿出表；甘淡之茯苓调脾化湿，辛微温之白蔻振脾阳以止自利，且透白疹外发；佐以白通草淡渗利湿于下。全方辛凉透疹，化湿祛痹于外，甘淡渗湿，清热于里，使热郁湿滞，内外合邪之证得以解除。吴鞠通称此方为"辛凉淡法，亦轻以去实法"。并指出："汗多则表阳开，身痛则表邪郁，表阳开而不解表邪，甚为风温无疑，盖汗之解者寒邪也，风为阳邪，尚不能以汗解，况湿为重浊之阴邪，故虽有汗不解也。学者于有汗不解之证，当识其非风则湿，或为风湿相搏也。自利者小便必短，白疹者，风湿郁于孙络毛窍。此湿停热郁之证，故主以辛凉解肌表之热，辛淡渗在里之湿，俾表邪从气化而散，里邪从小便而驱，双解表里之妙法也。"

吴藻江："此方是辛凉解肌辛淡渗湿表里双解之法。"（《新括温病条辨症方歌诀》）

【方剂歌括】薏仁竹叶滑通翘，白蔻茯苓散共调。

身热身疼汗又利，解肌渗湿病能消。

107. 杏仁薏苡汤（出于原文第67条）

【组成剂量】杏仁三钱（9克）　　薏苡三钱（9克）　　桂枝五分（1.5克）生姜七分（2克）　　厚朴一钱（3克）　　半夏一钱五分（5克）　　防己一钱五分（5克）　　白蒺藜二钱（6克）

【方解方论】此方用于外感风暑寒湿错杂之邪，湿阻气机不得宣达，出现咳嗽头胀，不饥，舌白，肢体乏力，活动不便的证候。方中用苦辛微温杏仁、桂枝、白蒺藜宣达在表之寒湿，疏散在上之风暑，以治咳嗽头胀；以薏苡仁、防己利湿通络，行经除痹以治"肢体若废"。故吴氏指出："杂感混淆，病非一端，乃以气不主宣四字为扼要。故以宣气之药为君，既兼雨湿中寒邪，自当变辛凉为辛温。"可见此方实际是治疗湿痹而兼寒证。

【方剂歌括】杏仁薏苡汤桂枝，夏朴姜防白蒺施。

暑温风寒肢若废，咳嗽头胀不难医。

108. 加减木防己汤（出于原文第68条）

【组成剂量】防己六钱（18克）　　桂枝三钱（9克）　　石膏六钱（18克）

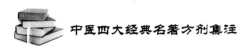

杏仁四钱（12克）　　滑石四钱（12克）　　白通草二钱（6克）　　薏仁三钱（9克）

【方解方论】此方是用以治疗湿热痹的通治方药。木防己汤，见《金匮要略》方剂第105方，是治疗虚寒错杂的膈间支饮重证的方剂，有木防己、桂枝、石膏、人参四味药。吴氏用其方去人参，加杏仁、滑石、通草、薏仁，用来作为治疗湿热痹的祖方。方中取防己配桂枝，苦辛相合，祛湿散热，行气通络，石膏辛凉清热透气；加辛凉之杏仁、薏苡仁宣气通经、利湿除痹，滑石、通草清热利湿。吴氏称此方是"辛温辛凉复法"，并提出以此方作为湿热痹证的基本方，又列风胜、湿胜、寒胜、热胜及兼汗、无汗、痰饮等加减法。其指出"此治痹之祖方也。风胜则引，引者加桂枝、桑叶。湿胜则肿，肿者加滑石、萆薢、苍术。寒胜则痛，痛者加防己、桂枝、姜黄、海桐皮。面赤口涎自出者，重加石膏、知母。绝无汗者，加羌活、苍术，汗多者，加黄芪、炙甘草。兼痰饮者加半夏、厚朴、广皮。"

【方剂歌括】防己汤中杏滑膏，苡仁通草桂共熬。

宣径渗湿知裁化，取法先贤是后豪。

宣痹汤、薏苡竹叶散、杏仁薏苡汤、加减木防己汤均是吴鞠通用来治疗湿热痹的方剂，但四方药物与证候各有异同，列表以示区别。

方名	药证同		药证异
宣痹汤	薏苡仁	防己、杏仁、滑石、连翘、山栀、半夏、蚕砂、赤小豆皮	湿热并重，寒战热炽，骨骱烦痛，面目萎黄
薏苡竹叶散	湿痹	竹叶、滑石、白蔻仁、连翘、茯苓、通草	湿热痹表里同病，身热身痛，汗多自利，胸腹白疹
杏仁薏苡汤		杏仁、桂枝、生姜、厚朴、半夏、防己、白蒺藜	湿痹兼寒，咳嗽头胀，不饥舌白，肢体若废
加减木防己汤		防己、桂枝、石膏、杏仁、滑石、白通草	暑湿痹痛治方

109. 二金汤（出于原文第70条）

【组成剂量】鸡内金五钱（15克）　　海金砂五钱（15克）　　厚朴三钱（9

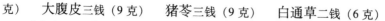

克）　　大腹皮三钱（9克）　　猪苓三钱（9克）　　白通草二钱（6克）

【方解方论】此方用于湿热黄疸失治后发展为肿胀证。方中用海金砂辛寒清热，利湿消肿，鸡内金消积化浊，运化水谷为主药；配以苦温之厚朴，辛散之大腹皮，苦辛通降，化湿行气；辛淡猪苓，甘淡之通草，淡渗利湿，行水消胀。吴氏称此方为"苦辛淡法"。并指出："此揭疸病之由，与治疸之法，失治之变，又因变制方之法也。"

吴藻江："此方是治黄疸病失治延久变成肿胀。"（《新括温病条辨症方歌诀》）

方药中等："临床所见，重症肝炎出现腹水，辨证为湿热者，用二金汤治疗具有较好的消退腹水的作用。不仅如此，对泌尿系结石辨证为湿热者，用本方加减也收到了较好的疗效。"（《温病条辨讲解》）

【方剂歌括】苦辛淡法二金汤，鸡金海砂配得良。
　　　　　　腹朴猪通六样药，湿蕴肿胀是伊长。

110. 茵陈五苓散（见《金匮要略》方剂第132方）

吴鞠通原注谓："此黄疸气分实证通治之方也。胃为水谷之海，营卫之源，风入胃家气分，风湿相蒸，是为阳黄；湿热流于膀胱，气郁不化，则小便不利，当用五苓散宣通表里之邪，茵陈开郁而清湿热。"

111. 杏仁石膏汤（出于原文第72条）

【组成剂量】杏仁五钱（15克）　　石膏八钱（24克）　　半夏五钱（15克）山栀三钱（9克）　　黄柏三钱（9克）　　枳实汁每次三茶匙（冲）（3茶匙）　　姜汁每次三茶匙（冲）（3茶匙）

【方解方论】此方用于湿热蕴结三焦，气机郁滞而出现黄疸、胸腹痞满、恶心、大便不下、小便黄赤等证。方中用杏仁、石膏辛寒清气开上；以半夏、枳实、姜汁苦辛通降，开中焦达下焦，通便除痞消满；以苦寒之栀子清宣三焦热郁，黄柏直清下焦，导热下行，使湿热从小便而出。全方共奏宣泄气机、清化湿热、导滞利尿、消退黄疸之功。吴氏自注指出："杏仁、石膏开上焦，姜、半开中焦，枳实则由中驱下矣，山栀通行三焦，黄柏直清下焦。凡通宣三焦之方，皆扼重上焦，以上焦为病之始入，且为气化之先，虽统宣三焦之方，而汤则名杏仁石膏也。"

【方剂歌括】尿红便结痞生黄，病遍三焦医莫慌。
　　　　　　夏柏山栀姜汁枳，上焦扼要杏膏汤。

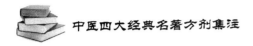
112. 连翘赤豆饮（出于原文第73条）

【组成剂量】连翘二钱（6克）　山栀一钱（3克）　通草一钱（3克）赤豆二钱（6克）　花粉一钱（3克）　香豆豉一钱（3克）

【方解方论】此方用于素积劳倦，再感湿温，表里同病，又误用发表而出现身面俱黄，不饥溺赤的证候。方中用连翘、香豆豉辛香微苦寒，轻宣表湿；苦寒之山栀清泄里热，辛淡之通草、赤豆、花粉，清化里郁之湿热。全方共奏轻宣表湿，清化里郁之湿热，宣导湿热表里清化而退黄疸。

【方剂歌括】连翘赤豆饮山栀，通草天花香豆豉。

　　　　　　劳倦内伤脾不运，身黄溺赤不知饥。

113. 保和丸（出于原文第73条）

【组成剂量】山楂六两（180克）　神曲二两（60克）　半夏　茯苓各三两（各90克）　陈皮　连翘　萝卜子各一两（各30克）　上为末，炊饼丸如梧桐子大，每服七八十丸（9克），食远白汤下

【方解方论】保和丸出自《丹溪心法》，此方剂量及服法也是出自《丹溪心法》，吴鞠通在《温病条辨》中只写下药名，未注写剂量及服法。此方原为朱丹溪用来治疗食积内停的脘腹痞满胀痛，恶食呕吐，或大便泄泻等证。方中重用山楂消食导滞为君；神曲健脾化食，莱菔子下气消食为臣药；用半夏、陈皮行气化滞和胃止呕，茯苓调脾渗湿，和中止泻，连翘清热散结，共为佐使。吴氏在此用于素积劳倦，湿热壅滞表里，脾气受损，而发黄疸，不饥不食之证。先用连翘赤豆饮，轻清宣化表里之湿热，再用保和丸健脾消食，行气化湿。故吴氏在自注中指出："证系两感，故方用连翘赤豆饮以解其外，保和丸以和其中，俾湿温、劳倦、治逆，一齐解散矣。保和丸苦温而运脾阳，行在里之湿；陈皮、连翘由中达外，其行湿固然矣。……劳虽自外而来，外阳既伤，则中阳不能独运。中阳不运，是人赖食湿以生者，反为食湿所困，脾阳困于食湿，安能不失牝马之贞，而上承乾健乎！古人善治劳者，前则有仲景，后则有东垣，均从此处得手。奈之何后世医者，但云劳病，辄用补阴，非惑于丹溪一家之说哉！本论原为外感而设，并不及内伤，兹特因两感而略言之。"

吴藻江："脾与胃谓夫妻，脾阳湿困，自必影响于胃，胃伤则失乾健之力，故不饥不食。"（《新括温病条辨症方歌诀》）

【方剂歌括】失贞牝马上承乾，湿困脾阳胃亦连。

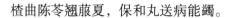

楂曲陈苓翘蒎夏，保和丸送病能蠲。

114. **苍术白虎汤加草果方**（出于原文第 75 条）

【组成剂量】白虎汤（见《伤寒论》方剂第 58 方）内加苍术、草果

【方解方论】此方用于疟疾湿重于热的疮疡患者。方中用辛凉重剂之白虎汤清里热而达表，加苦温之苍术、草果温脾散寒，燥湿抗疟。吴鞠通自注谓："以白虎辛凉重剂，清阳明之热湿，由肺卫而出；加苍术、草果，温散脾中重滞之寒湿，亦由肺卫而出。阳明阳土，清以石膏、知母之辛凉；太阴阴土，温以苍术、草果之苦温。"

【方剂歌括】疮家湿疟忌发散，白虎汤内加果苍。
　　　　　　辛凉苦温复合法，燥湿清热疟能抗。

115. **草果知母汤**（出于原文第 76 条）

【组成剂量】草果一钱五分（5 克）　　知母二钱（6 克）　　半夏三钱（9 克）厚朴二钱（6 克）　　黄芩一钱五分（5 克）　　乌梅一钱五分（5 克）　　花粉一钱五分（5 克）　　姜汁五匙（5 匙）（冲）

【方解方论】此方用于疟邪渐入阴分，阳气不振，不能托邪外出而出现"背寒、胸中痞结"的证候。吴鞠通称："此方即是又可之达原饮去槟榔，加半夏、乌梅、姜汁，治中焦热结阳陷之证，最为合拍。"达原饮出自《温疫论》，由槟榔、厚朴、草果、知母、芍药、黄芩、甘草组成，用于湿浊困阻膜原的寒热如疟，寒甚热微，身痛有汗，呕逆胀满等证。方中用辛温之草果振中阳、去寒湿、芳香化浊、除痞满；佐以花粉、知母清热生津，乌梅泻肝和肝，使以入阴而清散疟邪。吴鞠通方后注谓："此素积烦劳，未病先虚，故伏邪不肯解散，正阳羸弱，邪热固结。是以草果温太阴独胜之寒，知母泻阳明独胜之热，厚朴佐草果，泻中焦之湿蕴，合姜、半而开痞结，花粉佐知母而生津退热；脾胃兼病最畏木克，乌梅、黄芩清热而和肝；疟来日晏，邪欲入阴，其所以升之使出者，全赖草果。"

【方剂歌括】草果为先知母襄，天花夏朴芩梅姜。
　　　　　　背寒胸痞疟来晏，提出内邪法最良。

116. **加减人参泻心汤**（出于原文第 77 条）

【组成剂量】人参二钱（6 克）　　黄连一钱五分（5 克）　　枳实一钱（3 克）干姜一钱五分（5 克）　　生姜二钱（6 克）　　牡蛎二钱（6 克）

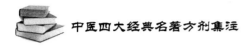

【方解方论】此方用于疟伤胃阳与胃阴而出现呕吐、哕、胀、满、不欲食、不便、口渴不饥等证。方中用苦平温之人参、枳实、干姜、生姜健脾温胃以恢复胃中阳气，用咸寒之牡蛎，苦寒之黄连以清热养阴，护胃存津。吴氏自注说："此虽阳气受伤，阴汁被劫，恰偏于阳伤为多。故救阳立胃基之药四，存阴泻邪热之药二，喻氏所谓变胃而不受胃变之法也。"

第93方人参泻心汤，用于湿热内陷、神识如蒙的证候，重在补脾化湿清热，突出苦降之连、芩；此方用于疟伤胃阳与胃阴，重在温胃健脾以复胃阳，侧重于辛温之生姜与干姜。

此方与草果知母汤均用于疟伤脾胃，同有脾虚肝乘的病机，但此方重在补脾以制肝，故用了人参、二姜温胃健脾；草果知母汤侧重泻肝以扶脾，故用了乌梅泻肝，黄芩清肝。

【方剂歌括】加减人参泻心汤，连牡枳实干生姜。

疟伤脾胃不饥便，实土制木调脾肝。

117. 麦冬麻仁汤（出于原文第78条）

【组成剂量】麦冬（连心）五钱（15克）　火麻仁四钱（12克）　生白芍四钱（12克）　何首乌三钱（9克）　乌梅肉二钱（6克）　知母二钱（6克）

【方解方论】此方用于疟伤胃阴，暑湿伤气而出现食欲不振、无饥饿感，勉强进食后，烦热加重、潮热、不大便等证。此方熔酸味与甘味药于一炉，酸甘化阴，以化生阴液与津气。方中白芍、乌梅酸涩敛阴生津，与麦冬、麻仁、何首乌甘缓和胃益阴，二者酸甘合用以复化胃阴。故吴氏指出："阴伤既定，复胃阴者莫若甘寒，复酸味者，酸甘化阴也。"

【方剂歌括】潮热不便疟伤阴，首乌乌梅麻麦冬。

知母又偕生白芍，酸甘化阴巧弥缝。

118. 黄连白芍汤（出于原文第79条）

【组成剂量】黄连二钱（6克）　黄芩二钱（6克）　半夏三钱（9克）枳实一钱五分（5克）　白芍三钱（9克）　姜汁五匙（5匙）（冲）

【方解方论】此方用于太阴脾疟，热聚心胸而出现四肢发凉，不渴多呕，偏于热甚等证。方中用苦寒之黄连、黄芩清泄肝胃之热为主药，配以半夏、生姜、枳实苦辛宣气化湿，调胃止呕；佐以白芍敛肝调脾之阴。吴氏指出："脾主四肢，寒起四末而不渴，故知其为脾疟也。热聚心胸多呕，中土病而肝木来乘，故方以两和肝胃为主，此偏于热甚，故清热之品重而以芍药收脾阴也。"

曹炳章："热聚心胸故用芩、连、枳、芍，论中兼有'不渴多呕'四字，故加姜、夏之辛温，配合恰当如此。呕必胃气上逆，所以致逆者，以其为肝木所乘。"（《增补评注温病条辨》）

【方剂歌括】黄连白芍苦辛寒，芩枳夏姜煎共餐。

　　　　　　热聚心胸多呕吐，两和肝胃疟能安。

119. 露姜饮（出于原文第80条）

【组成剂量】人参一钱（3克）　　生姜一钱（3克）　　水两杯半，煮成一杯，露一宿，重汤温服

【方解方论】此方用于太阴脾疟、寒湿伤脾出现"脉濡寒热，疟来日迟，腹微微满，四肢不暖"等证。方中用人参甘温补气，健脾益气，以扶正驱邪；生姜辛温散寒，温胃宣气。两者相配，补脾温胃，散寒滑湿，扶正逐邪。其煎服特别讲究，煎成后，放外露一宿，是取秋凉夜间露水入于药汁中，秋夜肃杀之水气禀凉润之性，既能滋养脾胃以清热，又可制参姜温燥之性，故吴氏取名"露姜饮"，称其为"甘温复甘凉法"之轻剂。所以吴鞠通于自注中指出："此偏于太阴虚寒，故以甘温补正。其退邪之妙，全在用露，清肃能清邪热，甘润不伤正阴，又得气化之妙谛。"

【方剂歌括】脉濡寒热疟来迟，腹满四肢冷不支。

　　　　　　法取人参姜与露，除邪妙谛有深思。

120. 加味露姜饮（出于原文第81条）

【组成剂量】人参一钱（3克）　　半夏二钱（6克）　　草果一钱（3克）生姜二钱（6克）　　广皮一钱（3克）　　青皮（醋炒）一钱（3克）　　水二杯半，煮成一杯，滴荷叶露三匙，温服，渣再煮一杯服

【方解方论】此方用于太阴脾疟，脾胃虚寒，肝气乘逆出现寒战、便溏、便泄、腹鸣、噫气、呕吐，脉弦而缓等证。此方在露姜饮的基础上，加苦辛温之草果、半夏温脾通阳，散寒降逆，以止呕止泄；加青皮、陈皮疏肝理气，和胃调脾。取三匙荷叶露水，以制半夏、草果温燥之性。

【方剂歌括】露姜饮里味频加，法变辛温泄木邪。

　　　　　　夏果青皮与广橘，冲服荷露莫参差。

121. 补中益气汤（出于原文第82条）

【组成剂量】炙黄芪一钱五分（5克）　人参一钱（3克）　炙甘草一钱（3克）　白术（炒）一钱（3克）　广皮五分（1.5克）　当归五分（1.5克）　升麻（炙）三分（1克）　柴胡（炙）三分（1克）　生姜三片（3片）　大枣（去核）二枚（2枚）

【方解方论】此方用于疟久气虚，正不胜邪出现"寒热久不止，气虚留邪"之证。补中益气汤出自李东垣《脾胃论》，是一首补中益气、升阳举陷的方剂。吴鞠通在此取用是针对疟久气虚，正气不足以驱邪，邪气留恋体内与正气交争，致寒热久不止。用补中益气汤以补气升阳、健脾运胃来达到祛邪止疟。吴鞠通于此处取法先贤，启迪后学。我们于此处更能得到认识：外感热病，不仅要注重祛邪护正，更要注意扶正祛邪。尤其对湿热久耗之疟疾，不能一味苦寒清热，截疟祛邪，务必扶正抗疟。

吴藻江："此方主治中焦疟，寒热久不止，气虚留邪。柯琴云：仲景有建中理中二法，风木内干于中气用建中汤，寒水内凌于中气用理中汤。至若劳倦形气衰少，阴虚而生内热，表颇同感，惟东垣知其为劳倦伤脾，谷气不盛，阳气下陷于阴而发热，故制补中之剂，得发表之品而中自安，益气之剂，赖清气之品而气益倍，此用药相须之妙也。是方也，用以补脾，使地道卑而上行；亦可以补心肺，损其肺者，益其气，损其心者，调其荣卫也；亦可以补肝，木郁则达之也；惟不宜于肾，阴虚于下者，不宜升，阳虚于下者，更不宜升也。"（《新括温病条辨症方歌诀》）

【方剂歌括】补中参草术归陈，芪得升柴用更神。
　　　　　　劳倦内伤疟不止，阳虚外感亦堪珍。（汪昂括）

122. 青蒿鳖甲汤（出于原文第83条）

【组成剂量】青蒿三钱（9克）　知母二钱（6克）　桑叶二钱（6克）　鳖甲五钱（15克）　丹皮二钱（6克）　花粉二钱（6克）

【方解方论】此方用于少阳疟热重伤阴出现夜热早凉，发热从下午至第二天早上汗出热退，口渴欲饮水，无明显恶寒，脉左弦等证。此方用青蒿味苦芳香，入肝胆经，可清肝胆之热，清热透络，并能使入阴分伏热疏达外透，鳖甲咸寒护阴潜阳，入至阴之分，咸寒护阴潜阳，滋阴退热，入络搜邪，二药相合为主药；配用丹皮清血分之热，桑叶清泄少阳气分之热；佐以辛寒之知母养阴清热，甘凉之花粉，生津止渴。吴氏指出："青蒿鳖甲汤以青蒿领邪，青蒿较柴胡力软，且芳香逐秽，开络之功则较柴胡有独胜。……暑热伤阴，故改用鳖甲护阴，鳖甲乃蠕动之物，且能入阴搜邪。……青蒿鳖甲汤以邪热伤阴，则用知母、花粉以清热邪而止渴，丹皮清少阳血分，桑叶清少阳络中气分。"

吴藻江："疟有寒邪伤阳，暑热伤阴之异，柴胡汤中用参甘姜皆护阳者也，青蒿鳖甲汤中改用鳖甲、知母、花粉、丹皮、桑叶是清热而滋阴者也。此方是叶氏仿小柴胡而一变者也。"（《新括温病条辨症方歌诀》）

方药中等："青蒿鳖甲汤是治疗疟疾热盛伤阴的有效方剂，而且对热性病夜热早凉，热伏阴分者，也十分有效。近年来，我国医务工作者根据青蒿具有良好抗疟退热作用，用冷提取的方法，研制成抗疟中药青蒿素。其对间日疟的疗效，在退热时间和血内疟原虫杀灭时间方面，均明显优于氯喹，特别是对脑型疟疾的疗效，居世界先进水平。同时，还用青蒿素试验性治疗各种原因引起的高热，也具有较明显的退热效果。……青蒿鳖甲汤不但具有抗疟解热的祛邪作用，而且具有滋阴潜阳的扶正作用。因此，青蒿鳖甲汤是一张治疗疟疾证见阴虚热盛的较好方剂。"（《温病条辨讲解》）

【方剂歌括】青蒿鳖甲与天花，知母丹皮桑叶加。

分得阴阳疟有异，时贤叶氏不虚夸。

123. 小柴胡汤（见《伤寒论》方剂第73方）

124. 小柴胡加干姜陈皮汤（出于原文第84条）

【组成剂量】即于小柴胡汤内，加干姜二钱（6克）　陈皮二钱（6克）

【方解方论】此方用于少阳疟寒重热轻，寒滞中阳而出现"脉弦迟"之证。小柴胡汤用微辛苦性微寒的柴胡配苦寒的黄芩以苦辛开降，和解表里之邪，清泄少阳之疟；用人参、甘草、生姜、大枣甘温扶阳，益气调脾；佐以半夏配生姜调胃和肝；加辛温之干姜，甘温之陈皮以温中通阳，调气行滞。全方共奏解表和胃、通阳调脾、行滞抗疟之功。故吴鞠通在自注中指出："脉弦迟则寒更甚矣，金匮谓脉弦迟者，当温之，故于小柴胡汤内，加干姜、陈皮温中，具能由中外达，使中阳得伸，逐邪外出也。"

【方剂歌括】少阳疟用小柴胡，疏泄表里在调和。

寒滞中阳脉弦迟，再加姜陈温行之。

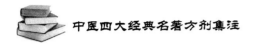

125. 厚朴草果汤（出于原文第85条）

【组成剂量】厚朴一钱五分（5克）　杏仁一钱五分（5克）　草果一钱（3克）　半夏二钱（6克）　茯苓块三钱（9克）　广皮一钱（3克）

【方解方论】此方用于湿疟寒湿困脾而致寒起四末，胸脘痞闷，口渴喜热饮，舌苔白滑等证。方中用苦温之草果燥湿截疟为主药；辅用厚朴、半夏苦辛温燥湿调脾为臣药；佐以茯苓调脾利湿，陈皮和胃行气，杏仁辛温宣降气机以助燥湿。全方苦辛通降，共奏温阳散寒、行气燥湿之功。吴氏指出："此方以苦辛通降，纯用温开，而不必苦寒也。"

【方剂歌括】厚朴草果汤陈皮，杏半茯苓此有之。
　　　　　　喜饮热汤舌色白，苦辛温降法能施。

综述分析，草果知母汤用于疟入阴分证，加减人参泻心汤用于疟伤胃阳证，麦冬麻仁汤用于疟伤胃阴证，黄连白芍汤用于太阴脾疟热聚心胸证，加味露姜饮用于太阴脾疟脾虚肝乘证，青蒿鳖甲汤用于少阳疟热重寒轻证，小柴胡汤用于少阳疟寒重热轻证，小柴胡加干姜陈皮汤用于少阳疟寒滞中阳证，厚朴草果汤用于湿疟湿多热少证，补中益气汤用于久疟气虚证。从上述10首方剂可以看出吴鞠通从论疟证治中，明辨了病邪的寒、湿、热，病性的实、虚、阴、阳，脏腑的脾、胃、肝、肺，重点突出了湿热论治，脾肝论治，创制了青蒿鳖甲汤，对后世启迪影响甚大。

126. 四苓合芩芍汤（出于原文第87条）

【组成剂量】苍术二钱（6克）　猪苓二钱（6克）　茯苓二钱（6克）泽泻二钱（6克）　白芍二钱（6克）　黄芩二钱（6克）　广皮一钱五分（5克）厚朴二钱（6克）　木香二钱（6克）

【方解方论】此方用于泄泻湿阻大肠，气滞不行，欲转痢疾而致自利不爽，欲作滞下，腹中拘急，小便短少等证。四苓散即五苓散去桂枝。方中用四苓、苍术、茯苓苦甘温健脾利湿；猪苓、泽泻淡渗利水，通利小便而止泻；加黄芩、白芍苦辛寒，清热燥湿；佐厚朴、木香、陈皮辛温行气，燥湿导滞。此方仅适用于泄泻湿阻大肠小便不利，欲转痢疾的证候。吴鞠通强调"久痢不在用之"。其指出"故以四苓散分阑门、通膀胱、开支河，使邪不直注大肠，合芩芍法宣气分，清积滞，预夺其滞下之路也。此乃初起之方，久痢阴伤，不可分利，故方后云：久痢不在用之"。

曹炳章："滞下症，有因暑者，有因湿者，有因表邪下陷者，有因暑湿

而兼积滞者，有在气分者，有在血分者，有脾胃之气下溜者。此条则言湿热之滞下。"（《增补评注温病条辨》）

【方剂歌括】猪茯泽苍谓四苓，橘皮芍朴木香芩。

　　　　　　湿伤气滞阑门闭，疏泄支河医有箴。

127. 活人败毒散（出于原文第88条）

【组成剂量】羌活　独活　茯苓　川芎　枳壳　柴胡　人参　前胡　桔梗以上各一两（各30克）　甘草五钱（15克）　共为细末，每服二钱，水一杯，生姜三片，煎至七分，顿服。热毒冲胃噤口者，本方加陈仓米各等份，名仓廪散，服法如前，加一倍，噤口属虚者勿用之

【方解方论】此方用于暑湿风寒杂感，既出现恶寒发热的表证，又出现下利脓血，腹痛里急后重的里证，属于表里同病，表里俱急之证。方中用羌活、独活辛温表散，解除全身风寒湿邪为君药；柴胡疏散解肌，川芎行气祛风，前胡祛痰化湿，助羌、独活解除外邪为臣药；用茯苓调脾渗湿，人参甘温扶正益气，而为辅助；桔梗宣气、枳壳降气，二者宣通气滞，治利缓痛，甘草、生姜调中和胃共为佐使。全方共奏散寒祛湿、表里同治。此方出自钱乙的《小儿药证直诀》，后来喻嘉言用此方治疗外邪陷里而成痢疾之证。疏散表邪，表气疏通，里滞亦除，其痢自止。称为"逆流挽舟"法。吴鞠通参考了前贤的经验，用此方治疗"内伤水谷之酿湿，外受时令之风湿，中气本自不足之人，又气为湿伤，内外俱急。立方之法，以人参为君，坐镇中州，为督战之帅；以二活、二胡合芎藭从半表半里之际，领邪外出，喻氏所谓逆流挽舟者此也；以枳壳宣中焦之气，茯苓渗中焦之湿，以桔梗开肺与大肠之痹，甘草和合诸药，乃陷者举之之法，不治痢而治致痢之源，痢之初起，憎寒壮热者，非此不可也"。

王绵之："'逆流挽舟'是喻嘉言在《医门法律》的'痢疾论'中治法上一个形象化的比喻，并在方后指出：'活人此方，全不因病痢而出，但昌所为逆挽之法，推重此方，盖借人参之大力，而后能逆挽之耳。'治痢疾用败毒散就是'逆流挽舟'。痢疾有一种情况，表证未解，痢疾又比较重，'逆流挽舟'法就在这样的情况下用。有一种暑湿证，是不可能用的，如果有汗的痢疾，没有表证，没有恶寒、无汗，绝不可用。"（《王绵之方剂学讲稿》）

吴鞠通在此方后服法中还指出："热毒冲胃噤口者，本方加陈仓米各等份，名仓廪散，服法如前，加一倍，噤口属虚者物用之。"治疗噤口痢，用

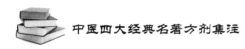

陈仓米主要是用来养胃气，对外有表邪不解，内有热毒逆气上冲，汤水不能入，食入即吐而用之。还是属于"逆流挽舟"法。

【方剂歌括】暑湿风寒表病初，不和下利滞难舒。

柴前枳桔参苓草，羌独抚芍败毒乎。

128. 加减芩芍汤（出于原文第 89 条）

【组成剂量】白芍三钱（9 克）　黄芩二钱（6 克）　黄连一钱五分（5 克）厚朴二钱（6 克）　木香（煨）一钱（3 克）　广皮二钱（6 克）

【方解方论】此方用于湿热郁阻、气滞血瘀所致下利脓血的初痢实证。方中用白芍苦酸微寒，入肝脾经，能和肝调脾，缓急止痛，为治肝脾失调、泻利腹痛的要药；配苦寒之黄芩、黄连清热燥湿；佐以厚朴燥湿泻满，木香、陈皮行气导滞，共疏利肠腑湿热之邪。方后并附加减法：肛门下坠，即里急后重加槟榔行气导滞；白滞，即脓液多血少，加附子、酒炒大黄；红滞即血多脓液少，加肉桂、酒炒大黄；红积赤痢加当归尾、红花、桃仁；食积加山楂肉、神曲、枳壳；湿重目黄加茵陈、通草、滑石。

【方剂歌括】芩芍汤中朴与连，木香广橘气能宣。

已成滞痢腹中痛，疏利肠间湿热煎。

129. 滑石藿香汤（出于原文第 91 条）

【组成剂量】飞滑石三钱（9 克）　通草一钱（3 克）　猪苓二钱（6 克）茯苓皮三钱（9 克）　藿香梗二钱（6 克）　厚朴二钱（6 克）　白蔻仁一钱（3 克）　广皮一钱（3 克）

【方解方论】此方用于暑湿内伏三焦气机阻塞而致赤白痢疾、小便不利、口渴不多饮、舌苔灰黄之证。方中用藿香芳香化湿，宣气开上；厚朴、蔻仁、陈皮辛温行气，宣通中焦；用茯苓、猪苓、滑石、通草淡渗利湿，通利小便。全方共奏宣通三焦、清利湿热之功。吴氏称此为"暑湿内伏，三焦气机阻窒，故不可见积治积，乃以辛辣渗湿宣气，芳香利窍，治所以致积之因，庶积滞不期愈而自愈矣"。

【方剂歌括】滑石藿香通茯猪，广皮厚朴白蔻珠。

小溲不利红白滞，湿热分消痢自除。

130. 五苓散加寒水石方（出于原文第 92 条）

【组成剂量】即于五苓散内加寒水石三钱（9 克），如服五苓散法，久痢

不再用之

【方解方论】此方用于湿热壅盛，下迫大肠致湿温下利，并见脱肛的证候。五苓散调脾通阳，通利小便，其药性偏温，所以加寒水石以清热利湿，清利大肠湿热。吴氏称此为"急开支河，俾湿去，而利自止"。

【方剂歌括】五苓散是淡温甘，猪茯桂枝泻术参。

再加寒水石清热，湿去利止支河开。

131. 人参石脂汤（出于原文第 93 条）

【组成剂量】人参三钱（9 克）　赤石脂（细末）三钱（9 克）　炮姜二钱（6 克）　白粳米（炒）一合（30 克）　水五杯，先煮人参、白米、炮姜，令浓，得二杯，后调石脂细末和匀，分二次服

【方解方论】此方用于久痢不止，脾胃虚寒之证。方中用甘温之人参、粳米温补脾胃，辛温之炮姜暖胃温脾，三者相伍温中止利；佐以赤石脂甘温酸涩补虚固涩，厚肠止泻。吴鞠通称其："九窍不和，皆属胃病，久痢胃虚，虚则寒，胃气下溜，故以堵截阳明为法。"并称此方是"辛甘温合涩法，即桃花汤之变法"。桃花汤见《伤寒论》方剂第 96 方，用于少阴虚寒、久利脓血之证，此方是在桃花汤基础上加人参温补固涩而成。

【方剂歌括】人参粳米与炮姜，煎熟再调石脂尝。

久痢阳明关不合，辛甘温涩是良方。

132. 加减附子理中汤（出于原文第 94 条）

【组成剂量】白术三钱（9 克）　附子二钱（6 克）　干姜二钱（6 克）茯苓三钱（9 克）　厚朴二钱（6 克）

【方解方论】此方用于寒湿壅滞于脾致脾虚不运而出现自利腹满，小便清长，脉濡而小等证。此方即附子理中汤去人参、甘草，加茯苓、厚朴而成。去人参、甘草，防其甘补有碍寒湿壅脾，加厚朴辛温行气化湿，茯苓健脾利湿。故吴鞠通指出："此偏于湿，合脏阴无热之证，故以附子理中汤，去甘守之人参、甘草，加通运之茯苓、厚朴。"

汪廷珍："理中不独湿困太阴宜用，每见夏日伤冷水瓜果，立时发痢者，止有寒湿，并无热证。小儿尤多此证。小便亦或短赤，不可拘泥，宜用理中，甚则加附子。"（《温心堂温病条辨》）

【方剂歌括】加减附子理中汤，自利腹满尿清长。

寒湿壅脾去参草，加入苓朴通运强。

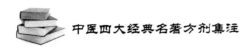

133. **附子粳米汤**（出于原文第 95 条）

【组成剂量】人参三钱（9 克）　　附子二钱（6 克）　　炙甘草二钱（6 克）
粳米一合（15 克）　　干姜二钱（6 克）

【方解方论】此方用于寒湿壅脾，阴气太盛，脾阳衰败，致自利不渴，甚则胃气冲逆致哕呃的证候。方中用苦辛热之附子与辛热之干姜急救脾阳以散寒抑阴，人参温补脾阳，炙甘草、粳米甘缓补中健脾以复胃气。按：此方与加减附子理中汤均用附子、干姜温运脾阳以散阴寒，均用于寒湿壅盛、脾阳虚衰之证，但两方药物配伍不同，所治证候亦有区别，此方是纯用守补，而加减附子理中汤是有补有通，现列表以示区别。

方名	药证同		药证异	
附子粳米汤	附子干姜	寒湿壅盛脾阳虚衰自利	人参，炙甘草，粳米	脾阳衰败、气机逆乱、不渴、哕、呃
加减附子理中汤			白术，茯苓，厚朴	寒湿壅滞脾阳、腹泻、小便清长、脉濡小

此方与《金匮要略》附子粳米汤（见《金匮要略》方剂第 83 方）同名，而药味与主治不尽相同，也列表以示区别。

方名	药物	主治
《温病》附子粳米汤	附子、炙甘草、粳米、人参、干姜	自利不渴、哕呃、寒湿在脾、脾阳衰败、气机逆乱
《金匮》附子粳米汤	附子（炮）、甘草、粳米、半夏、大枣	胸腹疼痛、呕吐呃逆、下焦阴寒之气逆于阳位，脾肾阳气不运

【方剂歌括】附子粳米参草姜，苦辛热法合成方。
　　　　　　土败自利又兼哕，守补扶阳法最良。

134. **加减小柴胡汤**（出于原文第 96 条）

【组成剂量】柴胡三钱（9 克）　　黄芩二钱（6 克）　　人参一钱（3 克）
丹皮一钱（3 克）　　白芍（炒）二钱（6 克）　　当归（土炒）一钱五分（5 克）
谷芽一钱五分（5 克）　　山楂（炒）一钱五分（5 克）

【方解方论】此方用于湿热由经络而入胃肠，致脾胃气虚，出现由疟转痢，面浮腹膨，里急肛坠等证。方中用柴胡、黄芩解毒清里，两清疟痢之邪为主药；白芍、丹皮清养气血，人参补中气，益脾阳，当归养血和阴，共为辅助之用；佐以谷芽、山楂消食化积、导滞祛浊。全方共奏表里双解、消补兼施、气血两调、扶正驱邪之功。吴鞠通在方论中指出："柴胡由下而上，入深出浅，合黄芩两和阴阳之邪，以人参合谷芽宣补胃阳，丹皮、归、芍内护之阴，谷芽推气分之滞，山楂推血分之滞。谷芽升气分故推谷滞，山楂降血分故推肉滞也。"

【方剂歌括】疟邪变痢施何方，加减柴胡有主张。

芩芍人参归与共，谷芽楂肉丹皮裹。

135. 加减黄连阿胶汤（出于原文第97条）

【组成剂量】黄连三钱（9克）　阿胶三钱（9克）　黄芩二钱（6克）炒生地四钱（12克）　生白芍五钱（15克）　炙甘草一钱五分（5克）

【方解方论】此方用于春温伤阴，内陷下痢，出现四肢厥逆、汗出、气促等证。方中用苦寒之黄连、黄芩清泄里热；甘寒之生地、白芍养阴育阴，阿胶救阴以防厥脱，甘草和中，全方甘苦并用以合化阴气。故吴氏指出："此黄连之坚阴，阿胶之育阴，所以合而名汤也。从黄连者黄芩，从阿胶者生地、白芍也，炙甘草统甘苦而并和之。"

此方是在《伤寒论》黄连阿胶汤（见《伤寒论》方剂第97方）的基础上去鸡子黄，加生地、甘草而成。

【方剂歌括】加减黄连与阿胶，黄芩生地芍甘交。

温邪内陷成为痢，甘苦救阴法最高。

136. 加减补中益气汤（出于原文第98条）

【组成剂量】人参二钱（6克）　黄芪二钱（6克）　广皮一钱（3克）炙甘草一钱（3克）　归身二钱（6克）　炒白芍三钱（9克）　防风五分（1.5克）　升麻三分（1克）

【方解方论】此方用于气虚下陷致便泻或下利脓血便不止的证候。补中益气汤见于李东垣《脾胃论》，由黄芪、炙甘草、人参、当归、橘皮、升麻、柴胡、白术组成。具有补中益气、升阳举陷之功，主要用于：①脾胃气虚证：纳少体倦，少气懒言，便溏脉虚；②气虚下陷证：久泻、久痢、崩漏、脱肛、子宫脱垂；③气虚发热，渴喜热饮，自汗气短，舌淡等证。吴鞠

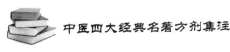

通用此汤减去白术、柴胡之温燥升发，加焦白芍、防风清血消风以治其久痢之脓血便。吴氏称其证："邪少虚多，偏于气分之证，故以升补为主。"

【方剂歌括】加减补中益气汤，除去白术与柴胡。

　　　　　　虚多邪少加芍防，气虚下陷利不休。

137. 加味白头翁汤（出于原文第99条）

【组成剂量】白头翁三钱（9克）　　秦皮二钱（6克）　　黄连二钱（6克）黄柏二钱（6克）　　白芍二钱（6克）　　黄芩三钱（9克）

【方解方论】此方用于湿热下注伤及气血，上热不解而入下焦，出现热利下重，腹痛里急的证候。白头翁汤见于《伤寒论》方剂第111方，由白头翁、黄连、黄柏、秦皮四药组成，主要用于热利下重。吴鞠通用此方，再加黄芩苦寒清上中焦之热邪，加白芍甘酸、微寒疏肝清热，缓急止痛。

【方剂歌括】白头汤里有秦皮，连柏芍芩加味施。

　　　　　　邪陷内虚腹中痛，便红热泻此方医。

吴鞠通对痢疾的辨治，创制了上述12首方剂，各有侧重，对后世临床应用具有一定指导与参考作用。

加减芩芍汤—初痢实证；活人败毒散—痢疾挟表证；

滑石藿香汤—痢疾三焦气阻证；五苓散加寒水石方—湿热下利脱肛；

人参石脂汤—久痢胃气虚寒证；加减附子理中汤—久痢脾虚湿滞证；

附子粳米汤—久痢脾阳衰败证；加减补中益气汤—久痢气虚下陷证；

加减小柴胡汤—痢疾合并疟疾；加减黄连阿胶汤—春温合并痢疾内陷证；

四苓合芩芍汤—泄泻欲转痢疾；加味白头翁汤—热利下重，将转痢疾证。

138. 玉竹麦门冬汤（出于原文第100条）

【组成剂量】玉竹三钱（9克）　　麦冬三钱（9克）　　沙参一钱（3克）生甘草二钱（6克）

【方解方论】此方用于温燥之气燥伤胃阴的证候。方中用甘寒玉竹、麦冬、沙参，滋养肺胃之阴，并能清燥生津；甘草和中养胃。对于上中焦肺胃阴液燥伤之证均可应用。其方注："土虚者加生扁豆，气虚者加人参。"就是告诫后学，燥伤阴津者，常阴虚与气虚并见，临床称气阴两虚，故伤脾气加白扁豆，脾、肺气虚者加人参。

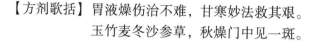

【方剂歌括】胃液燥伤治不难，甘寒妙法救其艰。
　　　　　　玉竹麦冬沙参草，秋燥门中见一斑。

139. 牛乳饮（出于原文第 101 条）

【组成剂量】牛乳一杯，重汤炖熟，顿服之，甚者日再服

【方解方论】此方用于外感已净、燥伤胃液的证候。牛乳味甘性微寒，有生津止渴、补虚养胃之功，属于甘寒育阴之法。吴鞠通时处清朝，当时取用民间最常用最方便的血肉有情之品牛乳，以津血养填津血，达到滋阴养胃、补虚扶正的目的。即使在当今，这种饮食调养的"食疗"方法，对温热病的恢复期也不失为最常用、最简单的实用方法。

吴鞠通在上述治温热燥证的方剂中，除了玉竹麦门冬汤、牛乳饮、五汁饮，还有益胃汤、沙参麦冬汤、加减玉女煎等均有养阴生津、润燥养胃之功。

（四）下焦篇方剂

140. 加减复脉汤（出于原文第 1 条）

【组成剂量】炙甘草六钱（18 克）　　干地黄六钱（18 克）　　生白芍六钱（18 克）　　麦冬（不去心）五钱（15 克）　　阿胶三钱（9 克）　　麻仁三钱（9 克）水八杯，煮取八分之三杯，分三次服。剧者加甘草至一两（30 克），地黄、白芍八钱（24 克），麦冬七钱（21 克），日三夜一服

【方解方论】此方用于温热后期，邪热久羁，阴液亏虚出现身热面赤，口干舌燥，脉虚大，手足心热甚于手足背者；或心中震震，舌强神昏；或脉结代，脉两至；或口燥咽干，神倦欲眠等证。此方系《伤寒论》复脉汤（即炙甘草汤，见《伤寒论》方剂第 35 方）加减衍化而成。因温病后期，热灼阴伤，津液亏虚，故去原方中人参、桂枝、生姜、大枣之甘温之品，加甘凉之白芍，滋阴养血，敛液生津，变阴阳气血并补之剂为滋阴养液生津之方。吴氏自注指出："故以复脉汤复其津液，阴复则阳留，庶可不至于死也。去参、桂、姜、枣之补阳，加白芍收三阴之阴，故云加减复脉汤。在仲景当日，治伤于寒者之结代，自有取于参、桂、姜、枣，复脉中之阳，今治伤于温者之阳亢阴竭，不得再补其阳也。用古法而不拘用古方，医者之化裁也。"

王绵之："实际上，到了后来温病中用这个方剂治疗热病后期阴虚引起

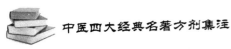

的心悸，用的是加减复脉汤，是将方中助阳、温阳的药去掉了。因为那时主要是阴虚、气虚，是因为温病后期长期的高热消耗了真阴。"（《王绵之方剂学讲稿》）

方药中等："吴氏在运用本方中，常加人参、大枣，因此加减复脉汤实际上只是炙甘草汤去姜、桂二味。下焦温病，热邪深入，阴精枯竭，一般情况下，故不宜再用姜、桂辛温之品以重耗其阴精，但是又必须注意到，'阴为阳之基'，'气生于阴'，阴竭阳必然随之而亡，所以在阴竭阳脱的时候，又不能完全回避温化之剂。"（《温病条辨讲解》）

【方剂歌括】复脉汤方用化裁，麻仁胶地麦冬倍。

炙草白芍六般药，液涸津枯此可回。

141. 救逆汤（出于原文第 2 条）

【组成剂量】即于加减复脉汤内去麻仁，加生龙骨四钱（12 克）　生牡蛎八钱（24 克），煎如复脉法。脉虚大欲散者，加人参二钱（6 克）

【方解方论】此方用于温病后期误表伤劫阴津，甚至有阴阳脱离之象，汗多自出，或冷汗不止，心无所主，心神慌乱等证，用复脉汤已不能胜任，则非救逆汤不可。

因误汗劫液耗气，有亡阳之虞，故于加减复脉汤补阴救液的同时，去麻仁滑泄耗阳之嫌，加潜阳之龙骨，敛阴之牡蛎，使阴阳维摄，不致脱离，防其气散阴竭，阳亡厥脱之变。吴鞠通称此方为"镇摄法"。如再出现脉虚大欲散，则亡阳在即，故加人参温摄救阳。

吴藻江："此方主治热邪伤津太甚，复脉不能胜任，故用救逆以摄阴津，俾阴阳不致脱离。脉虚大欲散者，加人参。"（《新括温病条辨症方歌诀》）

【方剂歌括】加减复脉除麻仁，再加龙牡救逆名。

热伤阴津汗自出，阴阳镇摄不脱离。

142. 一甲煎（出于原文第 9 条）

【组成剂量】生牡蛎二两（60 克）（碾细）　水八杯，煮取三杯，分温三服

【方解方论】此方用于下焦温病，误下伤阳出现大便溏稀的证候。大便溏稀多因误下伤阳或素体阳虚，不宜用加减复脉汤甘柔滑润，故取用一味牡蛎敛阴、涩便，以防阳脱。重用单用，力大专一，既能保存阴津，又固涩大便，且能清解脏腑余热。故吴氏指出："下后法当数日不大便，今反溏而频

数，非其人真阳素虚，即下之不得其道，有亡阴之虞。若以复脉滑润，是以存阴之品，反为泻阴之用。故以牡蛎一味，单用则力大，既能存阴，又涩大便，且清在里之余热，一物而三用之。"

【方剂歌括】一甲煎方牡蛎当，便溏脉数恐阴亡。

　　　　　　咸寒涩法俱兼到，止泻存阴热又攘。

143. 一甲复脉汤（出于原文第9条）

【组成剂量】即于加减复脉汤内，去麻仁，加牡蛎一两（30克）

【方解方论】此方用于下焦温病，误下伤阳或素体阳虚，用一甲煎腹泻停止后的证候。或者患者平素并不阳虚，只是在服用加减复脉汤后，大便转溏稀的证候。故于加减复脉汤去麻仁润滑耗气，加牡蛎滋阴生津，以固摄大便。吴氏在原文中指出："救阴之药多滑润，但见大便溏，不必待日三四行，即以一甲复脉法，复阴之中，预防泄阴之弊。"

【方剂歌括】加减复脉除麻仁，加入牡蛎便溏停。

　　　　　　不是阳虚须固摄，一甲复脉此为名。

144. 黄连阿胶汤（见《伤寒论》方剂第97方）

吴鞠通用此方治疗少阴温病，阴虚邪盛的真阴欲竭，壮火复炽，心中烦，不得卧者。其注谓："外泻壮火而内坚真阴……内护真阴而外捍亢阳，名黄连阿胶汤者，取一刚以御外侮，一柔以护内主之义也。"

145. 青蒿鳖甲汤（出于原文第12条）

【组成剂量】青蒿二钱（6克）　　鳖甲五钱（15克）　　细生地四钱（12克）
知母二钱（6克）　　丹皮三钱（9克）

【方解方论】此方用于温病后期，邪伏阴分而出现夜热早凉，热退无汗，舌红少苔，脉细数等证。因邪气深伏阴分，阴气虽虚，但不能纯用滋阴，滋腻太过则恋热留邪，更不宜苦寒清热，苦寒易化燥伤阴，故吴鞠通创制此方养阴与透热并用。方中用鳖甲入肝经，清血分，滋而不腻，能滋阴退热，入络搜邪，能清除伏于阴分之热；青蒿辛凉芳香，清热透络，引邪外出，两者相合，共为主药。吴鞠通谓其："有先入后出之妙，青蒿不能直入阴分，有鳖甲领之入也；鳖甲不能独出阳分，有青蒿领之出也。"用生地甘凉，滋阴凉血；知母苦寒，滋阴清热。共助鳖甲青蒿养阴以退虚热，为辅药。佐以苦辛性凉的丹皮，泻阴中伏火，使火退而阴生。故吴氏自注指出：

"邪气深伏阴分，混处气血之中，不能纯用养阴，又非壮火，更不得任用苦燥。故以鳖甲蠕动之物，入肝经至阴之分，既能养阴，又能入络搜邪；以青蒿芳香透络，从少阳领邪外出；细生地清阴络之热；丹皮泻血中之伏火；知母者，知病之母也，佐鳖甲、青蒿而成搜剔之功矣。"

中焦篇青蒿鳖甲汤（第122方），用于少阳疟热重伤阴的证治，与此下焦篇青蒿鳖甲汤（第145方）用于温病后期，邪伏阴分证，两方药证各有异同，列表以示区别。

方名	药证同		药证异	
中焦篇青蒿鳖甲汤（第122方）	青蒿，鳖甲，丹皮，知母	热伏阴分，夜热早凉	桑叶，花粉	汗解渴饮，脉左弦
下焦篇青蒿鳖甲汤（第145方）			细生地	热退无汗，脉细数，舌红少苔

【方剂歌括】青蒿鳖甲又一汤，知母丹皮生地黄。
　　　　　　夜热早凉无汗出，养阴透热此方嘉。

146. 二甲复脉汤（出于原文第13条）

【组成剂量】即于加减复脉汤内，加生牡蛎五钱（15克）　生鳖甲八钱（24克）

【方解方论】此方用于热邪深入下焦，阴虚欲痉，出现舌干齿黑，脉沉数，手指但觉蠕动的痉厥证。方中用加减复脉汤滋阴养液生津，加潜阳的龙骨、敛阴的牡蛎，育阴潜阳，以调摄阴阳，不致脱离，止痉回厥。亦可防止痉厥发生，作早期治疗，防微杜渐。吴氏自注谓："此示人痉厥之渐也。温病七八日以后，热深不解，口中津液干涸，但觉手指掣动，即当防其痉厥，不必俟其已后治也。故以复脉育阴，加入介属潜阳，使阴阳交纽，庶厥不可作也。"

【方剂歌括】加减复脉添牡鳖，育阴潜阳痉厥停。
　　　　　　阴虚欲痉手蠕动，二甲复脉阳潜行。

147. 三甲复脉汤（出于原文第14条）

【组成剂量】即于二甲复脉汤内，加生龟板一两（30克）

【方解方论】此方用于下焦温病热深厥甚，不但痉厥发作，而且出现心动过速的"心中憺憺大动",脉细促,甚则心中痛等证。此证因痉厥合并了心动过速,心律紊乱,心前区疼痛等严重病变,故用此方在二甲复脉潜阳止痉的基础上再加大量龟板,咸寒甘润贝介类育阴潜阳的双重功用。吴氏指出:"兹又加龟板名三甲者,此心中大动,甚则痛而然也。……此证热久伤阴,八脉丽于肝肾,肝肾虚而累及阴维故心痛,非如寒气客于心胸之心痛,可用温通。故以镇肾气补任脉通阴维之龟板止心痛,合入肝搜邪之二甲,相济成功也。"

【方剂歌括】热深厥甚心中痛,三甲复脉龟板成。

育阴潜阳双重用,痉厥心痛皆可停。

148. 小定风珠（出于原文第 15 条）

【组成剂量】鸡子黄（生用）一枚（1 枚）　真阿胶二钱（6 克）　生龟板六钱（18 克）　童便一钱（3 克）　淡菜三钱（9 克）　水五杯,先煮龟板、淡菜得二杯,去滓,入阿胶,上火烊化,内鸡子黄,搅令相得,再冲童便,顿服之

【方解方论】此方用于温邪久伤阴液出现痉厥中同时呃逆之证。方中重用甘寒灵异之龟板补阴生津,息风镇冲潜阳;甘寒之淡菜,补阴潜阳,生津增液;阿胶滋阴补液,息风养肝;鸡子黄血肉有情之品,滋养阴血,定息内风;佐以童便,咸入肝肾,滋阴降火,息风镇痉,且止呃逆。全方滋阴潜阳,痉、哕并治。吴氏自注谓:"鸡子黄实土而定内风,龟板补任而镇冲脉;阿胶沉降,补液而息肝风;淡菜生于咸水之中而能淡,外偶内奇,有坎卦之象,能补阴中之真阳,其形翕阖,故又能潜真阳之上动;童便以浊液仍归浊道,用以为使也。名定风珠者,以鸡子黄宛如珠形,得异木之精,而能息肝风。"

【方剂歌括】小定风珠鸡子黄,阿胶淡菜败龟匡。

一杯童便冲来服,补液息风第一方。

149. 大定风珠（出于原文第 16 条）

【组成剂量】生白芍六钱（18 克）　阿胶三钱（9 克）　生龟板四钱（12 克）　干地黄六钱（18 克）　麻仁二钱（6 克）　五味子二钱（6 克）　生牡蛎四钱（12 克）　麦冬（连心）六钱（18 克）　炙甘草四钱（12 克）　鸡子黄（生）二枚（2 枚）　鳖甲四钱（12 克）　水八杯,煮取三杯,去滓再入鸡子黄,搅令相得,分三次服。喘加人参,自汗者加龙骨、人参、小麦,悸者加茯神、人参、小麦

【方解方论】此方用于温病深入下焦,热邪久羁,吸灼真阴,阴竭欲脱

出现神倦瘛疭，时时欲脱，脉气虚弱，舌绛苔少等急危重证。此方系三甲复脉汤加鸡子黄、五味子而成。方中用加减复脉汤滋补肝肾之真阴，三甲介类潜阳、滋阴息风，加鸡子黄血肉有情之品，滋补心肾阴津，以增强救阴固脱之力，五味子酸甘补阴敛阳，以防厥脱之变。此方用药味厚滋腻，为救阴重剂，使用不当，有恋邪之嫌，故只适用于纯虚无邪，阴虚津亏至极，阴阳时时欲脱虚风内动的危重证。故吴氏强调指出："此邪气已去八九，真阴仅存一二之治也。观脉虚苔少可知，故以大队浓浊填阴塞隙，介属潜阳镇定，以鸡子黄一味，从足太阴，下安足三阴，上济手三阳，使上下交合，阴得安其位，斯阳可立根基，俾阴阳有眷属一家之义，庶可不致厥脱欤！"

吴藻江："按：此方即复脉、三甲煎、生脉散三方合化而成。"（《新括温病条辨症方歌诀》）

【方剂歌括】芍地胶麻三甲全，麦冬五味炙草连。

又加鸡子黄冲服，大定风珠阴可填。

按：吴鞠通对下焦温病出现阴液亏损所致的心悸、脉细促、虚大、舌红少苔、齿黑、手足蠕动、痉厥、时时欲脱等一系列危重证，从《伤寒论》复脉汤（炙甘草汤）加减化裁，研制了复脉汤类方六首，现列表以示药证异同。

方名	药证同		药证异	
加减复脉汤			火麻仁	心悸、脉促、虚大
一甲复脉汤			生牡蛎	上方证中兼大便溏
二加复脉汤			生牡蛎、鳖甲、火麻仁	手足蠕动、齿黑、脉沉数、舌干红
三甲复脉汤	炙甘草，地黄，白芍，麦冬，阿胶	下焦温病，阴津亏损，脉细促或虚大，舌红少苔	生牡蛎、鳖甲、火麻仁、龟板	脉细促、心悸，甚则心中痛、热深厥深、痉厥
救逆汤			生牡蛎、龙骨	证同一甲复脉汤证、汗出过多
大定风珠			生牡蛎、鳖甲、火麻仁、龟板、鸡子黄、五味子	证同三甲复脉汤证、真阴亏竭、时时欲脱

150. **犀角地黄汤**（出于原文第 20 条）

【组成剂量】干地黄一两（30 克）　　生白芍三钱（9 克）　　丹皮三钱（9 克）　　犀角三钱（9 克）

【方解方论】此方用于下焦温病合并出现而见"时欲漱口不欲咽，大便黑而易者"之证。犀角地黄汤出自《备急千金要方》，吴鞠通用以治下焦温病，阴虚内热，热入血分，迫血妄行的证候。方用苦咸性寒犀角（现多用水牛角 30 ~ 50 克代），清心肝之热毒，入血分而凉血为主药；生地甘苦性凉，入心肝肾经，清热凉血、养阴生津，既能凉血养血，又可助犀角凉血止血而为辅助药；生白芍苦甘酸微寒，敛阴养血，可助生地凉血泄热，丹皮苦辛微寒，入心肝肾，清热凉血、活血止血，共为佐使。四药合用，共奏清热养阴、凉血止血之功。吴氏方注谓："犀角味咸，入下焦血分以清热，地黄去积聚而补阴，白芍去恶血、生新血，丹皮泻血中伏火，此蓄血自得下行，故用此轻剂以调之也。"

【方剂歌括】犀角地黄甘苦咸，丹皮白芍四同班。
　　　　　　便黑而易肠间血，去瘀补阴治不难。

151. **桃仁承气汤**（出于原文第 21 条）

【组成剂量】大黄五钱（15 克）　　芒硝二钱（6 克）　　桃仁三钱（9 克）当归三钱（9 克）　　芍药三钱（9 克）　　丹皮三钱（9 克）

【方解方论】此方用于下焦温病，热伏阴分，蓄血血结出现少腹坚满，小便自利，夜热昼凉，大便闭，脉沉实等证。

桃核承气汤，见于《伤寒论》方剂第 23 方，由桃仁、大黄、桂枝、炙甘草、芒硝等 5 味药组成。吴鞠通取其方略予加减，去桂枝、炙甘草，加当归、芍药、丹皮而成。方中用苦寒之大黄破瘀泻热，桃仁苦辛活血祛瘀，两者相伍，瘀热并治，共为主药；芒硝咸寒泻热软坚，丹皮苦辛而寒，清热活血祛瘀，共助桃、黄泄热下与瘀而为辅药；芍药苦辛微寒，敛阴清热活血，当归养血活血共为佐使之用。六味相伍，共奏破瘀活血、清热养阴之功。

【方剂歌括】少腹坚满小便利，夜热昼凉便难通。
　　　　　　当归芍药丹桃配，蓄血硝黄试一攻。

152. **抵当汤**（见《伤寒论》方剂第 24 条）

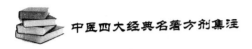

153. 桃花汤 （见《伤寒论》方剂第 96 条）

154. 桃花粥方 （出于原文第 23 条）

【组成剂量】人参三钱（9 克）　炙甘草三钱（9 克）　赤石脂六钱（18 克）（细末）　白粳米二合（60 克）　水十杯，先煮参、草得六杯，去渣，再入粳米，煮得三杯，纳石脂末三钱（9 克），顿服之。利不止，再服第二杯，如上法；利止停后服。或先因过用寒凉脉不数，身不热者，加干姜三钱（9 克）

【方解方论】此方用于温病晚期，久痢不止，脾阳下陷，胃气虚寒，出现下利日数十行，完谷不化，身虽热，脉虚数，舌绛苔少之证。方中用甘温之人参、炙甘草，温补脾胃，扶脾阳，益胃气，用温涩之赤石脂固涩止泻，加白粳米养胃补脾。此方煎服法也很讲究，先煮参、草去渣取汁，再煮白粳米，煮成米粥后，再纳入赤石脂末一半顿服之，利不止再加入另一半石脂末继续服。利止即停。如患者用过寒凉药，身不热、脉不数，加干姜温脾暖胃。此即取桃花汤为粥，为让其逗留胃肠，治其完谷不化，以奏止泻补脱之功。故吴氏自注强调："完谷不化，脾阳下陷，火灭之象。脉虽数而虚，苔化而少，身虽余热未退，亦虚热也，纯系关闸不藏见证，补之稍缓则脱。故改桃花汤为粥，取其逗留中焦之意，此条认定完谷不化四字要紧。"

下焦温病，热撤里虚，下利稀水或便脓血，脉濡小，用桃花汤，是脾胃虚寒而用温脾固涩法；如继续下利日数十行，完谷不化，脉虚数，舌绛苔少，身虽热者用桃花粥，则是脾阳下陷，关闸不固而用温补脾阳，护胃固涩法。此与中焦篇人参石脂汤（第 131 方）治久痢阳明不阖，同属胃气虚寒，同用温脾固涩，但两者病情有先后缓急，两方用药有轻重之分。桃花粥所治下利日数十次，且完谷不化，其病久、病重，已见脾阳下陷，关闸不固之重象，故方中用赤石脂六钱（18 克），白粳米二合（60 克），而煎参、草汁煮粳米为粥，药入胃肠逗留，发挥药效时间可延长。人参石脂汤用于中焦久痢，属胃气虚寒，较桃花粥所治下焦久利日数十次，完谷不化病情为轻为缓，方中赤石脂三钱（9 克），白粳米一合（30 克），且为煮取药汁。

【方剂歌括】桃花粥里有人参，粳米炙草石脂临。
　　　　　　下利数行谷不化，阳明堵截是金鍼。

155. 猪肤汤 （见于《伤寒论》方剂第 98 方）

吴鞠通自注谓："温病热入少阴，逼液下走，自利咽痛，亦复不少……

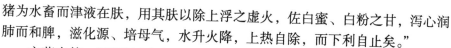

猪为水畜而津液在肤，用其肤以除上浮之虚火，佐白蜜、白粉之甘，泻心润肺而和脾，滋化源、培母气，水升火降，上热自除，而下利自止矣。"

方药中等："猪肤汤中之猪肤，即鲜猪皮。白蜜、白米粉，均属饮食营养、甘润之品，因此，本方实际是饮食治疗。"（《温病条辨讲解》）

156. 甘草汤 （见于《伤寒论》方剂第 99 方）

157. 桔梗汤 （见于《伤寒论》方剂第 100 方）

158. 苦酒汤 （见于《伤寒论》方剂第 101 方）

吴鞠通自注谓："王氏晋三云：'苦酒汤治少阴水亏不能上济君火，而咽生疮声不出者。疮者，疳也。半夏辛滑，佐以鸡子清之甘润，有利窍通声之功，无燥津涸液之虞；然半夏之功能，全赖苦酒，摄入阴分，劫涩敛疮，即阴火沸腾，亦可因苦酒而降矣，故以为名。'"

方药中等："苦酒就是米醋，有敛疮、清咽、止痛的作用。鸡蛋白有保护疮面的作用，半夏有祛痰作用。咽部红肿疼痛，生疮化脓，此方确有一定疗效。"（《温病条辨讲解》）

159. 竹叶玉女煎 （出于原文第 27 条）

【组成剂量】生石膏六钱（18 克）　干地黄四钱（12 克）　麦冬四钱（12 克）　知母二钱（6 克）　牛膝二钱（6 克）　竹叶三钱（9 克）

【方解方论】此方用于妇女温病，热入血室出现经水适来，脉数耳聋，干呕烦渴，甚至十数日不解，邪陷发痉病等证。方中用辛凉之生石膏、竹叶清热泻火祛邪为主药；甘寒之地黄、麦冬清热养阴扶正为辅助药；微苦性寒之知母养阴清火为佐，牛膝导热而引血下行为使。全方共奏清热养阴、泻火祛邪之功。

此方即张景岳之玉女煎加竹叶而成。吴氏自注指出："辛凉解肌，兼清血分者。……邪陷发痉，外热未除，里热又急，故以玉女煎加竹叶，两清表里之热。"

【方剂歌括】玉女煎方景岳裁，牛膝膏地麦知倍。
　　　　　　热入血室加竹叶，气血之热借此摧。

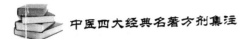
160. 护阳和阴汤（出于原文第28条）

【组成剂量】白芍五钱（15克）　炙甘草二钱（6克）　人参二钱（6克）麦冬（连心炒）二钱（6克）　干地黄（炒）三钱（9克）

【方解方论】此方用于热入血室经治疗后，余邪未清，邪去正虚，脉数，暮微寒热，邪少虚多的证候。此方即加减复脉汤去阿胶、麻仁加人参而成。方中以甘温之人参、炙甘草护固元阳，以甘凉之白芍、麦冬、干地黄和阴复脉，并清余邪。故吴氏指出："大凡体质素虚之人，驱邪及半，必兼护养元气，仍佐清邪，故以参、甘护元阳，而以白芍、麦冬、生地，和阴清邪也。"

【方剂歌括】护阳和阴偏甘凉，脉数余邪补而攘。
　　　　　　干地麦冬参芍草，知从复脉套来方。

161. 加减桃仁承气汤（出于原文第30条）

【组成剂量】大黄（制）三钱（9克）　桃仁（炒）三钱（9克）　细生地六钱（18克）　丹皮四钱（12克）　泽兰二钱（6克）　人中白二钱（6克）

【方解方论】此方用于热入血室，瘀热结于血分的蓄血证，表现为精神神志反常的神气忽乱、舌萎饮冷、心烦热、脉右长左沉等证。此方即于第151方桃仁承气汤去芒硝、当归、芍药，加生地、泽兰、人中白而成。方中用苦寒之大黄、苦辛之桃仁，泻热破瘀，活血去结，丹皮苦辛而凉，清热凉血，散瘀除烦；去咸寒之芒硝、辛温之当归、甘酸之芍药，不利于血结神乱；加苦辛之泽兰活血清热，甘寒之生地凉血益阴清热，苦咸而寒之人中白，乃尿液之结晶物，清水漂净，取其凉血清热，化浊化瘀以醒神志。全方共奏清解血分之瘀热、醒神志之功。

吴藻江："此即前桃仁承气汤减芒硝、归、芍而易以生地、泽兰、人中白也。主治热病经水适至，十数日不解，舌萎饮冷，心烦热，神气忽清忽乱，脉右长左沉，瘀热在里也。服后半日，得下黑白，下后神清渴减，止后服。不知，再进。"（《新括温病条辨症方歌诀》）

【方剂歌括】热入血室心热烦，加减桃仁承气汤。
　　　　　　黄丹泽地人中白，瘀祛热清神志朗。

162. 半夏汤（出于原文第31条）

【组成剂量】半夏（制）八钱（24克）　秫米二两（60克）（即俗所谓高粱

是也，古人谓之稷，今或名为芦稷，如南方难得，则以薏仁代之）

【方解方论】此方见于《黄帝内经》方剂第10方。吴鞠通取用此方治疗温病愈后因过用甘寒辛凉清热养阴药，致脾阳受损，痰湿内生而出现咳嗽吐稀痰，夜寐不安，饮食减少等证。方中用辛温之半夏，温脾燥湿、化痰逐饮，秫米调胃化饮，二者相合，调和阴阳，逐痰化饮，脾胃调达，寐食均安。故吴氏指出："半夏逐痰饮而和胃，秫米秉燥金之气而成，故能补阳明燥气之不及而渗其饮，饮退则胃和，寐可立至，故曰复杯则寐也。"

吴藻江："考秫米即芦稷，如无芦稷，即粟米亦有效验，余曾试过。"（《新括温病条辨症方歌诀》）

【方剂歌括】半夏汤中重八钱，高粱二两配同煎。
中焦痰饮阻难寐，渗饮逐痰即刻眠。

163. 半夏桂枝汤（出于原文第32条）

【组成剂量】半夏六钱（18克）　秫米一两（30克）　白芍六钱（18克）桂枝四钱（12克）（虽云桂枝汤，却用小建中汤法。桂枝少于芍药者，表里异治也）炙甘草一钱（3克）　生姜三钱（9克）　大枣（去核）二枚（2枚）

【方解方论】此方即取半夏汤与桂枝汤组成，但在用药法度上吴氏又仿小建中汤，芍药多于桂枝用量。用于温病愈合后因过用寒凉之剂，脾胃受损，痰饮内生，营卫失和的不寐、舌滑、饮食不进等证。用半夏汤温脾化痰，桂枝汤调和营卫，共奏温脾调中、和胃化痰之功。故吴氏云："此以胃腑虽和，营卫不和，阳未卒复，故以前半夏汤合桂枝汤，调其营卫，和其中阳，自能食也。"

【方剂歌括】痰饮中阻食不进，半夏桂枝汤合用。
取法建中和其阳，饮化食进自安康。

164. 小建中汤（见于《伤寒论》方剂第33条）

165. 连梅汤（出于原文第36条）

【组成剂量】云连二钱（6克）　乌梅（去核）三钱（9克）　麦冬（连心）三钱（9克）　生地三钱（9克）　阿胶二钱（6克）

【方解方论】此方用于暑温之邪深入少阴，真阴枯涸，津液不足而发生消渴、麻痹、烦躁神迷等证。方中用苦寒之黄连清热燥湿，清除深入的热邪，配用酸甘之乌梅，生津液、止消渴，二者相伍，酸苦泄热，使不灼津；

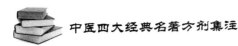
辅以甘寒之生地、麦冬，滋阴清热、生津止渴，且与乌梅配伍，酸甘化阴，再佐以阿胶，补阴滋肾，生津益水。诸药合用既养阴扶正又能清热祛邪。故吴鞠通指出："黄连泻壮火，使不烁津，以乌梅之酸以生津，合黄连酸苦为阴；以色黑沉降之阿胶救肾水，麦冬、生地合乌梅酸甘化阴，庶消渴可止也。"

方药中等："连梅汤为补阴扶正兼以驱邪方，方用麦冬、生地、阿胶为下焦湿热病中常用补阴药物，乌梅为生津止渴药物，黄连为清热燥湿祛邪药物……'暑温'虽属暑之偏热者，但是，总是兼有湿邪，所以须合用黄连以清火燥湿。"（《温病条辨讲解》）

【方剂歌括】连梅冬地与阿胶，泄热生津救渴消。

如遇麻痹证不起，此汤方法不须敲。

166. 椒梅汤（出于原文第 37 条）

【组成剂量】黄连二钱（6 克）　黄芩二钱（6 克）　　干姜二钱（6 克）白芍（生）三钱（9 克）　川椒（炒黑）三钱（9 克）　乌梅（去核）三钱（9 克）人参二钱（6 克）　枳实一钱五分（5 克）　半夏二钱（6 克）

【方解方论】此方用于暑邪深入下焦，伤阳而寒热错杂出现寒热、下利、血水、消渴、心下板实、呕恶吐蛔、舌灰等证。方中用甘温之人参益气扶正，辛温之干姜、川椒温阳散寒为主药；苦寒之黄连、黄芩，清热燥湿、消暑泻火为臣药；佐以酸苦之芍药养阴清热；枳实、半夏，理气宽胸、祛痰降逆为使之用。全方平调寒热，扶正驱邪，以救逆乱。故吴氏指出："此土败木乘，正虚邪炽，最危之候。故以酸苦泄热，辅正驱邪立法，据理制方，冀其转关耳。"按：此方实由乌梅丸（见《伤寒论》方剂第 106 方）变化而成。即乌梅丸减去细辛、桂枝、附子、黄柏、当归，加黄芩、白芍、枳实、半夏。所以吴鞠通于方后注谓："酸苦复辛甘法，即仲景乌梅丸法也。"

朱武曹："此方自乌梅丸化出，较之连梅，有一刚一柔之分。"（《温心堂温病条辨》）

曹炳章："木乘故用白芍，土败故用干姜，正虚故用人参，邪炽故用芩连，心下板实故用枳实，且芩、连合白芍可治下利血水，白芍、乌梅合半夏可治呕恶吐蛔，此证危险已极，前人立方乃丝丝入扣如此。"（《增补评注温病条辨》）

此方与连梅汤、乌梅丸均为扶正祛邪之剂，均有乌梅、黄连而各自药物组方与所治主证各有不同，现列表以示区别。

方名	药证同	药证异	
椒梅汤	乌梅黄连 正虚邪实，消渴	黄芩、干姜、白芍、川椒、人参、枳实、半夏	寒热、下利血水、心下板实、呕恶吐蛔、舌灰
连梅汤		麦冬、生地、阿胶	麻痹、烦躁、神迷
乌梅丸		细辛、干姜、当归、附子、蜀椒、桂枝、人参、黄柏	腹痛时作、心烦呕吐、吐蛔、手足厥冷

【方剂歌括】椒梅芩芍偕人参，姜半黄连枳实参。

土败木乘蛔吐现，泄邪扶正冀能安。

167. 来复丹 （出于原文第38条）

【组成剂量】太阴元精石一两（30克）　舶上硫黄一两（30克）　硝石一两（30克）（用硫黄为末，微火炒结砂子大）　橘红二钱（6克）　青皮（去白）二钱（6克）　五灵脂二钱（6克）（澄去砂，炒令烟尽）

【方解方论】此方用治外感暑邪，因误治使病邪深入中、下焦出现邪气困结，正气欲脱的气塞填胸的呼吸困难，躁乱口渴的严重精神神经症状，清浊交混的严重生理功能紊乱及衰竭等危重证。方中咸寒元精石清肺下气，苦寒硝石攻下泻热，性热硫黄泻下，三石相合，峻下夺邪；橘红、青皮行气利气，祛痰宣肺，五灵脂入肝经，引三石、二皮内走厥阴，外达少阳，以交阴阳之枢纽，而破痰瘀之滞。全方温下、峻攻、夺邪，使邪去而正复。吴氏于原注中谓："此正气误伤于药，邪气得以窃据于中，固结而不可解，攻补难施之危证，勉之旋转清浊一法耳。……元精石乃盐卤至阴之精，硫黄乃纯阳石火之精，寒热相配，阴阳互济，有扶危拯逆之功；硝石化硫为水，亦可佐之、硫水降逆；灵脂引经入肝最速，能引石性内走厥阴，外达少阳，以交阴阳枢纽；使以橘红、青皮，纳气必先利气，用以为肝胆之向导也。"

【方剂歌括】来复元精硝硫黄，青橘二皮五灵襄。

复阳降逆交枢纽，气塞胸填或可攘。

168. 三才汤 （出于原文第39条）

【组成剂量】人参三钱（9克）　天冬二钱（6克）　干地黄五钱（15克）水五杯，浓煎两杯，分二次温服。欲复阴者，加麦冬、五味子。欲复阳者，加茯苓、炙

甘草

【方解方论】此方用于下焦温病气阴两伤出现寝不安、食不甘、神识不清等证。方中人参甘温益气，天冬、地黄甘凉养阴，为治下焦温病气阴两伤的常用方。方后加减法中阴虚为主，重在养阴生津，加麦冬、五味与人参配伍，即生脉散方义合用，为治暑热伤阴常用方剂。气虚为主，重在复阳，加茯苓、甘草，即茯苓甘草汤方义合用，苓草健脾利湿，湿去脾阳不为所困，脾气运化自复，阳气亦即自复。吴氏原注谓："凡热病久入下焦，消烁真阴，必以复脉为主，其或元气亦伤，又必兼护其阳，三才汤两复阴阳，而偏于复阴为多者也。"

【方剂歌括】三才汤义医须知，干地天冬参共之。

两复阴阳资气血，补偏救弊许增施。

169. 香附旋覆汤（出于原文第41条）

【组成剂量】生香附三钱（9克）　旋覆花（绢包）三钱（9克）　苏子霜三钱（9克）　广皮二钱（6克）　半夏五钱（15克）　茯苓块三钱（9克）薏仁五钱（15克）

【方解方论】此方用于伏暑，湿温热邪深入，由热生湿，水饮潴留，积停胸胁出现胸胁满痛，潮热或寒热如疟，或咳等证。方中用辛苦芳香之香附、旋覆花，入肝经通络脉，以逐胸胁之水饮，苏子降肺气以化痰饮，广皮、半夏行气消痰化饮；茯苓、薏仁调脾利水，全方共奏通络逐饮、降气化痰、调脾利水之功，以治蓄水。吴氏自注谓："此因时令之邪，与里水新搏，其根不固，不必用十枣之太峻，只以香附、旋覆，善通肝络而逐胁下之饮，苏子、杏仁，降肺气而化饮，所谓建金以平木；广皮、半夏消痰饮之证，茯苓、薏苡仁，开太阳而合阳明，所谓治水者必实土，中流涨者开支河之法也。"

方药中等："特别是在治疗蓄水轻浅阶段时，提出：'中流涨者，开支河之法。'选香附旋覆花汤作治疗，这是一点，临床意义更是十分重大。中医书中所谓的'悬饮'，多数属于现代所谓的渗出性胸膜炎或其他疾病合并胸水者，对于这类疾病，过去多用十枣汤一类峻攻剂。十枣汤对于悬饮虽有一定治疗效果，但副作用很大，四十一条所提出的香附旋覆花汤治疗悬饮也有一定治疗效果，但无副作用，十分安全。本方不但可治疗悬饮轻症，对悬饮重症，也有一定的治疗作用。这个方剂在临床上可进一步深入研究和进一步推广应用。"（《温病条辨讲解》）

【方剂歌括】旋覆花汤香附先，杏仁苏子夏陈联。

茯苓薏米疏流涨，胁痛热潮咳可捐。

170. 控涎丹（出于原文第41条）

【组成剂量】甘遂（去心，制）　大戟（去皮，制）　白芥子　上等份为细末，神曲糊为丸，梧子大，每服九丸（2克），姜汤下，壮者加之，羸者减之，以知为度

【方解方论】此方用于下焦暑温合并蓄水时，其重者深者的治疗。其轻者浅者用香附旋覆花汤。方中用白芥子辛温化痰逐饮，善治胸膈间皮里膜外之痰饮，苦寒之甘遂、大戟，逐水化饮，且能辛散清热，用神曲糊丸，则其力较缓，能去胸胁间蓄水与痰饮。此方出自陈无择《三因极一病证方论》。是在十枣汤（见《伤寒论》方剂第56方）的基础去芫花、大枣，加白芥子，改用神曲糊丸而成。

【方剂歌括】陈无择制控涎丹，逐水行痰治不难。

遂戟又添白芥子，六神曲研糊为丸。

171. 鹿附汤（出于原文第43条）

【组成剂量】鹿茸五钱（5~15克）　附子三钱（9克）　草果一钱（3克）菟丝子三钱（9克）　茯苓五钱（15克）

【方解方论】此方用于湿伤肾阳，寒湿下注出现足跗浮肿，身痛舌白等证。方中用血肉有情之鹿茸温补肝肾之阳，附子苦辛温补肾中阳气，通行阳气以利寒湿水气，共为主药；菟丝子补肾利水，草果辛温通阳以醒脾阳，而化寒湿，共为辅佐；茯苓淡渗利湿，通利小便而为使药。全方共奏温补脾肾、温阳化湿、利水消肿之功。吴氏原注谓："湿伏少阴，故以鹿茸补督脉之阳。督脉根于少阴，所谓八脉丽于肝肾也；督脉总督诸阳，此阳一升，则诸阳听令。附子补肾中真阳，通行十二经，佐以菟丝，凭空行气而升发少阴，则身体可休。独以一味草果，温太阴独胜之寒以醒脾阳，则地气上蒸天气之白苔可除；且草果，子也，凡子皆达下焦。以茯苓淡渗，佐附子开膀胱，小便得利，而跗肿可愈矣。"

曹炳章："为湿伤肾阳者主治法。而湿之为病，必由于脾阳不振而来，故方中有草果、茯苓。"（《增补评注温病条辨》）

【方剂歌括】鹿附菟丝草果苓，湿邪久伏少阴经。

身痛舌白跗浮肿，渗湿补阳病自松。

172. 安肾汤（出于原文第44条）

【组成剂量】鹿茸三钱（9克）　胡芦巴三钱（9克）　补骨脂三钱（9克）韭子一钱（3克）　大茴香二钱（6克）　附子二钱（6克）　茅术二钱（6克）茯苓三钱（9克）　菟丝子三钱（9克）　水八杯，煮取三杯，分三次服。大便溏者，加赤石脂。久病恶汤者，可用二十分（份）作丸

【方解方论】此方用于寒湿久积下焦，耗伤脾肾之阳的证候。方中用甘辛温之鹿茸、附子温补肾中真阳外；加用胡芦巴、补骨脂、菟丝子、韭子壮阳补火，补命门火以生脾土。同时又用茅术、大茴香温阳补脾，再加茯苓健脾渗湿。吴氏自注谓："凡肾阳备者，必补督脉，故以鹿茸为君，附子、韭子等补肾中真阳；但以苓、术二味，渗湿而补脾阳，釜底增薪法也。"

此方实际是在鹿附汤基础上去草果，加胡芦巴、补骨脂、韭子、大茴香、茅术组成。此方重点温补脾肾，补命火生脾土，釜底添薪法。鹿附汤重点补肾中真阳以化寒湿，两方同中有异。

曹炳章："前方脾阳尚未消乏，故方中仅以草果劫寒湿，醒脾阳，此方则因肾阳惫而脾阳亦惫矣，故方中必用茅术佐附子补脾阳，用药之深浅如此，市医恶乎知之。"（《增补评注温病条辨》）

【方剂歌括】脾阳消乏肾阳伤，渗湿补阳两法当。
　　　　　　骨脂胡芦鹿附韭，菟丝苓术大茴香。

173. 术附姜苓汤（出于原文第45条）

【组成剂量】生白术五钱（15克）　附子三钱（9克）　干姜三钱（9克）茯苓五钱（15克）

【方解方论】此方用于下焦寒湿，伤及脾阳，脏病及腑，出现肢体麻痹、痔疮出血等证。方中用辛温之附子、干姜温脾散寒，苦温之白术，甘淡之茯苓，健脾渗湿。是方两补脾肾两阳之法。吴氏原注按："痔疮有寒湿、热湿之分，下血亦有寒湿、热湿之分，本论不及备载。但载寒湿痔疮下血者，以世医但知有热湿痔疮下血，患以槐花、地榆从事，并不知有寒湿之困，畏姜、附如虎，故因下焦寒湿而类及之，方则两补脾肾两阳也。"

吴藻江："此治湿伤脾肾两阳，由脏而及腑者。痔疮亦有寒湿者。"（《新括温病条辨症方歌诀》）

【方剂歌括】术附姜苓为一汤，麻痹湿痔病能攘。
　　　　　　湿伤脾肾又延腑，病有来因药莫凉。

174. 黄土汤（见于《金匮要略》方剂第 144 方）

175. 小青龙汤（见于《伤寒论》方剂第 14 方）

176. 麻杏石甘汤（见于《伤寒论》方剂第 15 方）

177. 葶苈大枣泻肺汤（见于《金匮要略》方剂第 59 方）

178. 橘半桂苓枳姜汤（出于原文第 51 条）

【组成剂量】半夏二两（15~60 克）　小枳实一两（30 克）　橘皮六钱（18 克）　桂枝一两（30 克）　茯苓块六钱（18 克）　生姜六钱（18 克）甘澜水十碗，煮成四碗，分四次服，日三夜一服，以愈为度。愈后以温中补脾，使饮不聚为要。其下焦虚寒者，温下焦。肥人用温燥法，瘦人用温平法

【方解方论】此方用于水饮内停，小便不利，少腹积水，压迫阴道，发生阴道排气，即所谓"饮家阴吹"证，并大多伴有不寐、不食、不饥、不便、恶水、脉弦迟等证。吴鞠通认为饮家发生阴吹，多属水饮积聚胃口，主张从中焦论治，故用橘皮、半夏、枳实，苦辛温通、逐通水饮，使水下行，为主药；吴氏指出"重用枳实，急通幽门，使水得以下行而脏气各安其位，各司其事"。加桂枝通阳化饮，茯苓淡渗利水，二者相伍，行气消胀、利尿排水，小便通利后，阴道排气自然消失。用生姜调胃化饮，行水和中为佐使。吴鞠通在自注中谓："若饮家之阴吹，则大不然。盖痰饮蟠踞中焦，必有不寐、不食、不饥、不便、恶水等症。脉不数而迟弦，其为非津液之枯槁，乃津液之积聚胃口可知。故用九窍不和，皆属胃病例，峻通胃液下行，使大肠得胃中津液滋润而病如失矣。"

　　按："阴吹"之名，首见《金匮要略·妇人杂病脉证并治篇》："胃气下泄，阴吹而正喧，此谷气之实也，膏发煎导之。"即口服猪脂发灰通便，以治疗由于大便秘结而致的阴吹。吴鞠通对饮家阴吹，提出"不得固执金匮法，当反用之"。从临床实践出发，遵经而不泥古，从饮家水停中焦论治，总结出橘半桂苓枳姜汤的治疗经验对后世临床具有很大的指导意义。

　　吴瀫江："按：此症胃中津液被痰饮所阻，不得下降于大肠之中，以致无液，气不后行，逼走前阴。与金匮所载胃中津液不足、大肠枯涸之阴吹正喧者不同。此汤是吴氏治验新方。"（《新括温病条辨症方歌诀》）

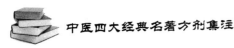

【方剂歌括】橘半桂苓枳姜汤，饮家阴吹此其尝。

胃阴痰阻肠无液，吴氏新裁此一方。

179. 椒桂汤（出于原文第 52 条）

【组成剂量】川椒（炒黑）六钱（18 克）　桂枝六钱（18 克）　良姜三钱（9 克）　柴胡六钱（18 克）　小茴香四钱（12 克）　广皮三钱（9 克）　吴茱萸（泡淡）四钱（12 克）　青皮三钱（9 克）　急流水八碗，煮成三碗，温服一碗，复被令微汗佳；不汗，服第二碗，接饮生姜汤促之；得汗，次早服第二碗，不必复被再令汗

【方解方论】此方用于素体肝气不足，复猝感寒湿之邪，出现既有寒热往来之表证，又有脐腹痛之里证的寒疝证。方中用辛苦温之川椒，入肝经，暖肝散寒、缓急止痛，桂枝祛太少二阳之表邪，解寒热之表证，共为主药；辅以辛温芳香之小茴香、吴茱萸，助川椒以温肝暖经、散寒化湿，辛散之柴胡解少阳之表邪，散肝胆之气逆，共为臣药；用青皮、陈皮疏达肝胆之逆气，从里达外以缓痛，气行则痛止，良姜温里通下，缓急止痛，共为佐使之用。吴氏原注谓："既有寒热之表证，又有脐痛之里证，表里俱急，不得不用两解。方以川椒、吴萸、小茴香直入肝脏之里，又芳香化浊流气；以柴胡从少阳领邪出表，病在肝治胆也；又以桂枝协济柴胡者，病在少阴，治太阳也，经所谓病在脏治其腑之义也，况又有寒热之表证乎；佐以青皮、广皮，从中达外，峻伐肝邪也；使以良姜，温下焦之里也，水用急流，驱浊阴无留滞也。"

【方剂歌括】椒桂汤中柴小茴，良姜青广吴萸倍。

任他暴感成疝气，胁痛环脐寒热衰。

180. 大黄附子汤（见于《金匮要略》方剂第 88 方）

吴鞠通取用此方治寒疝脉弦紧，胁下偏痛，发热之证，称其为"苦辛温下法"。

181. 天台乌药散（出于原文第 54 条）

【组成剂量】乌药五钱（15 克）　木香五钱（15 克）　小茴香（炒黑）五钱（15 克）　良姜（炒）五钱（15 克）　青皮五钱（15 克）　川楝子十枚（10 枚）　巴豆七十二枚（72 枚）　槟榔五钱（15 克）　先以巴豆微打破，加麸数合，炒川楝子，以巴豆黑透为度，去巴豆、麸子不用，但以川楝同前药为极细末，黄酒和服

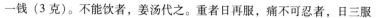

一钱（3克）。不能饮者，姜汤代之。重者日再服，痛不可忍者，日三服

【方解方论】此方用于寒疝少腹或脐旁，下引睾丸，或掣胁、下掣腰，痛不可忍之证。方中用辛温之乌药，散寒疏肝、行气止痛为君；加辛温芳香之木香、小茴香，暖肝散寒、行气止痛，辛热之良姜散寒温通，青皮疏肝理气，四味合用疏肝行气、散寒止痛为臣药；取苦寒之川楝子与辛热之巴豆同炒，去巴豆之毒味而用川楝，既增强川楝子行气散结之力，又制苦寒之性；用槟榔下气行滞，达下焦而破结，共为佐使。全方共奏行气疏肝、散寒止痛之功。此方出自李东垣《医学发明》，天台乌药为道地药材。

张秉成："方中乌药、木香辛温香烈，善行善散，能上能下，以宣气中之滞。茴香暖下而祛寒，良姜温中而止痛，青皮入肝破气，槟榔导积下行。其妙在用巴豆与川楝二味同炒，去巴豆不用，但取其荡涤攻坚、刚猛直前之性味，同川楝子入肝，导之下行，又不欲其直下之急。"（《成方便读》）

【方剂歌括】乌药散中茴木香，巴榔楝子青皮姜。

　　　　　　寒疝病引睾丸胁，行气散寒医不慌。

182. 宣清导浊汤（出于原文第55条）

【组成剂量】猪苓五钱（15克）　　茯苓五钱（15克）　　寒水石六钱（18克）晚蚕砂四钱（12克）　　皂荚子三钱（9克）（去皮）

【方解方论】此方用于湿热浊邪日久郁结肠道，下焦气机痹阻，传导失司，出现少腹硬满，大便不下，神昏窍阻，舌苔垢腻等证。方中用苦淡渗湿泄浊之猪苓，甘淡利水渗湿之茯苓为君药；辛寒清热利湿之寒水石辅二苓，利湿化气为臣药；辛咸性燥，通窍除湿，开闭利便，行气除秽，逐湿从大便外泄之皂荚子为使药。吴氏原注谓："此湿久郁结于下焦气分闭塞不通之象，故用能升能降、苦泄滞、淡渗湿之猪苓，合甘少淡多之茯苓，以渗湿利气；寒水石色白性寒，由肺直达肛门，宣湿清热。……晚蚕砂化浊中清气……既能下走少腹之浊部，又能化浊湿而使之归清。……皂荚辛咸性燥，入肺与大肠，金能退暑，燥能除湿，辛能通上下关窍，又更直达下焦，通大便之虚闭，合之前药，俾郁结之湿邪，由大便而一齐解散矣。二苓、寒石，化无形之气；蚕砂、皂子，逐有形之湿也。"

【方剂歌括】宣清导浊茯苓猪，水石蚕砂皂子酥。

　　　　　　少腹坚满便不下，气行湿化是良图。

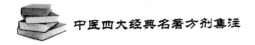

183. 半硫丸（出于原文第56条）

【组成剂量】硫黄（硫黄有三种：土黄、水黄、石黄也。入药必须用产于石者。土黄土纹，水黄直丝，色皆滞暗而臭；惟石硫黄方棱石纹而有宝光不臭，仙家谓之黄矾，其形大势如矾。按：硫黄感日之精，聚土之液，相结而成。生于艮土者佳，艮土者，少土也。其色晶莹，其气清而毒小。生于坤土者恶，坤土者，老土也，秽浊之所归也，其色板滞，其气浊而毒重，不堪入药，只可作火药用。石黄产于外洋，来自舶上，所谓倭黄也，入莱菔内煮六时则毒去）　半夏（制）　上二味各等份为细末，蒸饼为梧子大，每服一二钱（3~6克），白开水送下（按：半硫丸通虚闭，若久久便溏，服半硫丸亦能成条，皆其补肾燥湿之功也）

【方解方论】此方用于寒湿阻闭，肾中阳气被湿困阻，出现二便不通之证。方中用辛酸大热之石硫黄，温补肾中阳气，温化寒湿之邪，疏利大肠而逐邪从二便外泄；半夏辛温降逆开闭，以助通利二便。因石硫黄性大热有毒，仅用于寒湿内结之便秘，中病即止，以避免不良反应。吴氏在注文中谓："硫黄热而不燥，能疏利大肠，半夏能入阴，燥胜湿，辛下气，温开郁，三焦通而二便利矣。……盖肾司二便，肾中真阳为湿所困，久而弥虚，失其本然之职，故助之以硫黄；肝主疏泄，风湿相为胜负，风胜则湿行，湿凝则风息，而失其疏泄之能，故通之以半夏。"

【方剂歌括】湿久浊凝气不疏，前后便窍失机枢。
　　　　　　硫黄半夏两样药，温运肾脾救病夫。

184. 术附汤（出于原文第57条）

【组成剂量】生茅术五钱（15克）　人参二钱（6克）　厚朴三钱（9克）生附子三钱（9克）　炮姜三钱（9克）　广皮三钱（9克）

【方解方论】此方用于湿浊久留肠胃，脾肾阳气虚而为寒湿所困，出现肛门坠痛，胃不喜食，舌苔腐白等证。方中用苦辛温生茅术、生附子峻温脾肾之阳，以散化寒湿困顿之邪为君药，甘温人参、炮姜温补脾肾之气，以助阳祛寒为臣药，厚朴、广皮行气祛湿化浊为佐使之用。吴鞠通在注文中指明："此则气虚而为寒湿所困，故以参、附峻补肾中元阳之气，姜术补脾中健运之气，朴、橘行浊湿之滞气，俾虚者充，闭者通，浊者行，而坠痛自止，胃开进食复。"

【方剂歌括】术附人参橘朴姜，舌苔腐白胃口伤。
　　　　　　虚寒气结肛门痛，行湿健脾补肾阳。

185. 加味异功汤（出于原文第58条）

【组成剂量】人参三钱（9克）　当归一钱五分（5克）　肉桂一钱五分（5克）　炙甘草二钱（6克）　茯苓三钱（9克）　于术（炒焦）三钱（9克）　生姜三钱（9克）　大枣（去核）二钱（6克）　广皮二钱（6克）

【方解方论】此方用于疟邪久羁，反复发作，久治不愈，形成慢性疟疾的劳疟、久疟；并致阴阳两伤，肝胆气血失调，在胁下瘀结成"疟母"的证候。方中取异功散益气健脾，行气化滞，加肉桂、当归甘辛温以温补中、下二焦气血，合生姜、大枣调和营卫。全方合奏温补中焦、调和气血、使气血相生、劳疟自愈。按：异功散出自宋钱乙的《小儿药证直诀》，即四君子汤加陈皮，主要用于脾胃气虚兼气滞证。吴鞠通取此方加肉桂、当归、姜、枣以温补中焦之气，温养下焦之血，使气血相生而劳疟、疟母自愈。吴氏称此方为"辛甘温阳法"。

吴藻江："异功散温补中焦之气，加当归、肉桂温养下焦之血，以姜枣调和营卫，使气血相生而劳疟自愈。"（《新括温病条辨症方歌诀》）

【方剂歌括】疟邪久羁已成劳，身痛络虚腹胀高。

温补中焦资血液，异功归桂姜枣调。

186. 鳖甲煎丸（见《金匮要略》方剂第24方）

吴鞠通方论谓："此辛苦通降，咸走络法。……方以鳖甲为君者，以鳖甲守神入里，专入肝经活血分，能消癥瘕，领带四虫深入脏络，飞者升，走者降，飞者兼走络中气分，走者纯走络中血分。助以桃仁、牡丹皮、紫葳之破满行血，副以葶苈、石韦、瞿麦之行气渗湿，臣以小柴胡、桂枝二汤，总去三阳经未结之邪，大承气急驱入腑已结之渣滓；佐以人参、干姜、阿胶护养鼓荡气血之正，俾邪无容留之地，而深入脏络之病根拔矣。"

187. 温脾汤（出于原文第60条）

【组成剂量】草果二钱（6克）　桂枝三钱（9克）　生姜五钱（15克）　茯苓五钱（15克）　蜀漆（炒）三钱（9克）　厚朴三钱（9克）

【方解方论】此方用于脾胃虚寒的太阴三疟，腹胀不渴，呕水等证。方中用苦辛温的草果、厚朴温脾散寒，化湿消胀；生姜辛温散寒温胃、降逆止呕，茯苓淡渗利湿、调脾化浊，桂枝温阳散寒，三者相合温中补脾、调胃散寒；蜀漆化浊截疟。吴鞠通原注谓："三疟本系深入脏真之痼疾，往往经年

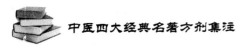

不愈，现脾胃证，此属稍轻。腹胀不渴，脾寒也，故以草果温太阴独胜之寒，辅以厚朴消胀。呕水者，胃寒也，故以生姜降逆，辅以茯苓渗湿而养正。蜀漆乃常山苗，其性急走疟邪，导以桂枝，外达太阴也。"

按：出于《备急千金要方》的温脾汤系温下剂的代表方剂，由大黄、芒硝、附子、人参、干姜、当归、甘草组成，是一首温补脾阳、攻下寒积之剂。吴鞠通借用温脾汤命名的方剂却与其方在药物组成、功效、主治是完全不同的。在此提出，以示区别。

【方剂歌括】温脾草果桂枝姜，蜀漆茯苓厚朴襄。

腹胀胃寒频呕水，疟邪急走出三阳。

188. 扶阳汤 （出于原文第61条）

【组成剂量】鹿茸（生锉末，先用黄酒煎得）五钱（15克） 熟附子三钱（9克） 人参二钱（6克） 粗桂枝三钱（9克） 当归二钱（6克） 蜀漆（炒黑）三钱（9克） 水八杯，加入鹿茸酒，煎成三小杯，日三服

【方解方论】此方用于肾阳虚衰的少阴三疟，久而不愈，形寒嗜卧，发时不渴，舌淡脉数等证。方中用甘温之鹿茸温肾阳，补督脉；辛温之熟附子、桂枝温阳暖肾、助鹿茸补肾中阳气；人参、当归甘温养血益气，助鹿茸补肾中气血。蜀漆截疟祛邪。全方温补肾阳，散寒截疟。吴氏原注谓："故以鹿茸为君，峻补督脉，一者八脉丽于肝肾，少阴虚，则八脉亦虚；一者督脉总督诸阳，为卫气之根本。人参、附子、桂枝，随鹿茸而峻补太阳，以实卫气；当归随鹿茸以补血中之气，通阴中之阳；单以蜀漆一味，急提难出之疟邪，随诸阳药努力奋争，由卫而出。阴脏阴证，故汤以扶阳为名。"

【方剂歌括】扶阳汤是为阳微，归桂参茸附漆俱。

三疟少阴寒嗜卧，阴脏阴证此方择。

189. 减味乌梅丸 （出于原文第62条）

【组成剂量】半夏 黄连 干姜 吴萸 茯苓 桂枝 白芍 川椒（炒黑） 乌梅（以下方中多无分量，以分量本难预定，用者临时斟酌可也）

【方解方论】此方用于肝寒，肝虚致肝失疏泄，脾运化失常，湿盛于里而化热出现发热、痞结、气逆欲呕等寒热错杂证。此方即乌梅丸去人参、细辛、当归、黄柏、附子，加半夏、白芍、吴萸。方中用辛温之川椒、吴萸温肝；酸甘之乌梅、白芍，化阴补肝；干姜温胃；黄连清热燥湿，半夏降逆调气，二者苦辛通降，疏肝调脾；茯苓健脾化湿，桂枝通阳散寒，全方寒热平

调，刚柔并用，苦辛通降，酸甘化阴。故吴氏指出："故以乌梅圆法是刚柔并用，柔以救阴，而顺厥阴刚脏之体，刚以救阳，而充阳明阳腑之体也。"

【方剂歌括】减味乌梅连桂椒，夏黄芩芍与干姜。

厥阴之疟热痞结，寒热评调呕逆忘。

190. 茵陈白芷汤（出于原文第 63 条）

【组成剂量】绵茵陈　白芷　北秦皮　茯苓皮　黄柏　藿香

【方解方论】此方用于长期饮酒过多，湿热下注致腹泻或脓血便，但饮食无明显变化的证候。方中用苦辛之北秦皮祛风化湿，苦寒之黄柏清热燥湿，二者相合入肠，清热利湿；绵茵陈清化湿热，茯苓皮淡渗利湿，二者相伍升脾阳、化湿热；藿香、香白芷芳香悦脾，辛凉化湿。全方清化湿热，升悦脾阳则肠清痢止。吴鞠通注文谓："痢久不止者，酒客湿热下注，故以风药之辛，佐以苦味入肠芳香凉淡也。盖辛能胜湿而升脾阳，苦能渗湿清热、芳香悦脾而燥湿，凉能清热，淡能渗湿也，俾湿热去而脾阳升，痢自止矣。"

【方剂歌括】酒客时常痢不休，茵陈白芷汤能投。

秦皮黄柏茯苓藿，燥湿升阳病自瘳。

191. 双补汤（出于原文第 64 条）

【组成剂量】人参　山药　茯苓　莲子　芡实　补骨脂　苁蓉　萸肉五味子　巴戟天　菟丝子　覆盆子

【方解方论】此方用于老年久痢，脾肾阳虚，食滑便溏的证候。方中用甘温之人参、山药、茯苓补脾健中，莲子、芡实补土健脾，以甘辛温之补骨脂、巴戟天、菟丝子、肉苁蓉补肾温阳，酸甘微辛之萸肉、五味子、覆盆子补肾阴、益精气。全方补脏固正、温肾健脾、固涩止痢。吴鞠通注文谓："故以人参、山药、茯苓、莲子、芡实甘温而淡者补脾渗湿，再莲子、芡实水中之谷，补土而不克水者也；以补骨、苁蓉、巴戟、菟丝、覆盆、萸肉、五味酸甘微辛者，升补肾脏阴中之阳，而兼能益精气安五脏者也。"

此方治老年久痢，属脾肾阳虚、食滑便溏、脏虚不固，故以补脾温肾、补脏固正而止痢；茵陈白芷汤用于酒客久痢，属湿热下注肠腑，故以清利肠腑湿热，使湿热去而痢自止。虽皆表现为久痢，但两者一虚一实，两方立法功效各异。

【方剂歌括】双补汤方补脾肾，参苓五味芡莲丝。

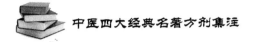

苁蓉覆盆怀山药，巴戟山萸补骨脂。

192. 加减理阴煎（出于原文第65条）

【组成剂量】熟地　白芍　附子　五味　炮姜　茯苓

【方解方论】此方用于久痢脾肾两伤出现厌食欲呕、小便不通的脾肾阳衰的危候。方中用辛温附子、炮姜温补脾肾阳气，茯苓甘淡调脾护胃；配酸甘之熟地、白芍、五味子化阴护阳。方中附、姜、苓三阳药温脾肾以补阳，地、芍、味三阴药酸甘化阴以护阳，阴阳互济以救危证。吴氏注文谓："故以熟地、白芍、五味收三阴之阴，附子通肾阳，炮姜理脾阳，茯苓理胃阳也。按：原方通守兼施，刚柔互用，而名理阴煎者，意在偏护阴也。熟地守下焦血分，甘草守中焦气分，当归通下焦血分，此其所以为理也。此方去甘草、当归，加白芍、五味、附子、茯苓者，为其厌食欲呕也。"理阴煎出自《景岳全书》，由熟地、当归、炙甘草、干姜组成。吴鞠通取此方去甘草、当归，加附子、茯苓、白芍、五味，以温肾化阴，补阳护阴，而救阳衰阴涸之危证。

吴藻江："按：理阴煎只有归地姜草，通守刚柔互用，偏于补阴为多，故曰理阴。此因不食而呕，故加附子温肾阳，茯苓理胃阳，又因小便不通，阴液被久痢涸竭，故加五味子、白芍，合酸甘化阴法。"（《新括温病条辨症方歌诀》）

【方剂歌括】久痢尿无呕不尝，理阴加减变成方。

　　　　　　附苓味地炮姜芍，辛淡酸甘复法良。

193. 断下渗湿汤（出于原文第66条）

【组成剂量】樗根皮（炒黑）一两（30克）　　生茅术一钱（3克）　　生黄柏一钱（3克）　地榆（炒黑）一钱五分（5克）　　楂肉（炒黑）三钱（9克）　　银花（炒黑）一钱五分（5克）　　赤苓三钱（9克）　　猪苓一钱五分（5克）

【方解方论】此方用于久痢，湿热久而入血，致大便带有瘀血、肛门下坠等证。方中重用苦辛寒之樗根皮清热燥湿、炒炭入血涩血为主药；加地榆炭、银花炭入血清肠、化瘀止血，且清化湿热；用茅术、黄柏、猪苓、赤苓清利湿热，由小便而排；楂肉炭化瘀化积、化湿治痢。吴鞠通原注谓："故重用樗根皮之苦燥湿、寒胜热、涩以断下、专入血分而涩血为君；地榆得先春之气、木火之精，去瘀生新，茅术、黄柏、赤苓、猪苓开膀胱，使气分之湿热，由前阴而去，不致遗留于血分也；楂肉亦为化瘀而设，银花为败毒而然。"

吴藻江："此方主治久痢带瘀血，肛中气坠，腹中不痛，是湿热由气分蔓延而伤血分。"(《新括温病条辨症方歌诀》)

【方剂歌括】渗湿汤中首樗根，地榆苍术赤猪苓。

银花黄柏楂肉炭，血分延伤药最灵。

194. 地黄余粮汤 (出于原文第 68 条)

【组成剂量】熟地黄　禹余粮　五味子

【方解方论】此方用于久痢阴伤气陷，肛坠尻酸之证。方中用甘凉熟地滋阴补肾，酸甘之五味子敛阴益气，二者相伍，酸甘化阴，以救伤阴欲脱之津液；禹余粮甘平，涩肠止痢，固涩下焦。吴氏注文指出："此涩少阴阴分法也。肛门坠而尻脉酸；肾虚而津液消亡之象。故以熟地、五味补肾而酸甘化阴；余粮固涩下焦，而涩可除，坠可止，痢可愈也。"(按：石脂、余粮皆系石药而性涩，桃花汤用石脂不用余粮，此则用余粮而不用石脂。盖石脂甘温，桃花汤温剂也。余粮甘平，此方救阴剂也，无取乎温，而有取乎平也)

【方剂歌括】熟地余粮五味三，酸甘兼涩少阴关。

阴伤气陷肛门坠，久痢肾虚此可颁。

195. 三神汤 (出于原文第 69 条)

【组成剂量】五味子　补骨脂　肉果

【方解方论】此方用于久痢伤阳，脾肾阳虚，出现下焦不固、肠腻滑下、纳谷运迟、下痢无度的缓证。方中用辛甘温之补骨脂、肉果温补脾肾之阳，且温涩止痢；五味子酸甘化阴，收敛肾阴，助补骨脂、肉果固涩止痢。全方温阳敛阴，固脱止痢。吴氏注文指出："此涩少阴阴中之阳法也。肠腻滑下，知下焦之不固；纳谷运迟，在久痢之后，不惟脾阳不运，而肾中真阳亦衰矣。故用三神丸温补肾阳，五味兼收其阴，肉果涩自滑之脱也。"

【方剂歌括】辛甘温法三神丸，肉果骨脂五味酸。

久利肾阳衰已极，下焦虚滑此能安。

196. 人参乌梅汤 (出于原文第 70 条)

【组成剂量】人参　莲子 (炒)　炙甘草　乌梅　木瓜　山药

【方解方论】此方用于湿热久痢耗伤阴液，出现口渴舌干、微热微咳之证。方中用人参、乌梅酸甘化阴，救阴护液；加山药、莲子护脾养胃，以填补阴液；用木瓜养阴舒筋，炙甘草调和阴阳，调和脾胃。吴氏原注谓："按：此方于救阴之中，仍然兼护脾胃。若液亏甚而土无他病者，则去山药、莲子，加生地、麦冬，又一法也。"

【方剂歌括】参梅汤里炙草匡，山药木瓜莲子尝。

痢久舌干又有热，扶脾滋液法昭彰。

197. 参茸汤（出于原文第 71 条）

【组成剂量】人参　鹿茸　附子　当归（炒）　茴香（炒）　菟丝子　杜仲

【方解方论】此方用于久痢阴阳两虚，损伤肝、脾、肾及奇经出现少腹肛坠、腰胯脊髀酸痛之证。方中用甘温之人参补益脾阳，鹿茸血肉有情之品，温补肾经与督脉，两者相伍甘温补阳，填益脾肾精气与阳明经脉、督脉奇经之精血，为君药。辅以辛温之附子、菟丝子温煦肾阳，充补少阴经脉；当归养血补冲脉，茴香温肾补冲，杜仲强肾壮腰。全方温补肝肾，填充冲督奇经，阴阳双补。吴鞠通原注谓："参补阳明，鹿补督脉，归、茴补冲脉，菟丝、附子升少阴，杜仲主腰痛，俾八脉有权，肝肾有养，而痛可止，坠可升提也。"

【方剂歌括】参茸归附杜丝茴，久痢阴阳俱衰惫。

肛坠腰痛髀脊痛，奇经八脉病能摧。

198. 乌梅丸（见于《伤寒论》方剂第 106 方）

吴鞠通原注谓："按：泻心寒热并用，而乌梅丸则又寒热刚柔并用矣。盖泻心治胸膈间病，犹非纯在厥阴也，不过肝脉络胸耳。若乌梅圆则治厥阴、防少阳、护阳明之全剂。"

199. 参芍汤（出于原文第 73 条）

【组成剂量】人参　白芍　附子　茯苓　炙甘草　五味子

【方解方论】此方用于痢久年不愈，滑泄太过，下焦阴阳两虚，肾虚气化收摄无权，出现滑泄不禁、少腹气结不散而似块状之证的休息痢。方中用甘温之人参补益脾肾之阳气，酸甘之白芍补肝阴，二味相伍甘温补阳，酸甘敛阴，阴阳双补，肝脾互调为君药；辅以辛热之附子温煦下焦肾阳，甘淡之茯苓补益中焦脾阳之气，酸甘之五味子收敛阴液而补少阴之阴；使以炙甘草调和阴阳与中、下焦之气。全方温补阳气，收摄阴津，使肝、脾、肾调复，休息痢自趋恢复。吴鞠通自注谓:"其成休息痢证者,大抵有二,皆以正虚之故。一则正虚留邪在络……一则纯然虚证,以痢久滑泄太过,下焦阴阳两伤,气结似乎癥瘕,而实非癥瘕,舍温补其何从!故以参、苓、炙草守补中焦,参、附固下焦之阳,白芍、五味收三阴之阴,而以少阴为主,盖肾司二便也。汤名参芍者,取阴阳兼固之义也。"

【方剂歌括】休息痢施参芍汤,炙甘五味附苓襄。

腹中气结如癥瘕,兼固阴阳温补良。

200. 白头翁汤(见于《伤寒论》方剂第 111 方)

201. 加减泻心汤(出于原文第 75 条)

【组成剂量】川连　黄芩　干姜　银花　楂炭　白芍　木香汁

【方解方论】此方用于噤口痢实证中稍缓者,表现为左脉细数、右脉弦、发热、干呕恶心、不欲饮食、腹泻、里急后重、大便脓血等证。多由温热内蕴,气滞血壅所致。方中用苦寒之黄连、黄芩清热化湿,加辛凉之银花清热解毒,干姜调脾祛湿,楂炭消积化瘀滞,木香行气通积,白芍疏肝调气,益阴调脾。此方在大黄黄连泻心汤(见《伤寒论》方剂第 52 方)基础上减大黄,加黄芩,又有融合黄芩汤(见《伤寒论》方剂第 79 方)、芍药汤(《素问病机气宜保命集》方)、香连丸(《太平惠民和剂局方》)方意加减而成。吴氏注文谓:"故以泻心去守中之品,而补以运之,辛以开之,苦以降之;加银花之败热毒,楂炭之去血积,木香之通气积,白芍以收阴气,更能于土中拔木也。"

吴藻江:"此方主治噤口痢,左脉细数,右脉弦,干呕腹痛,里急后重,积下不爽之证。按:左脉细数乃湿热着里之象,右脉弦者,土入木中之象。"(《新括温病条辨症方歌诀》)

【方剂歌括】泻心加减芩连姜,楂炭银花芍木香。

湿热邪成噤口痢,右弦左数脉端详。

按:以上十首方剂,吴鞠通并未注明药物剂量,并在方剂后注文中谓"以下方中多无分量,以分量本难预定,用者临时斟酌可也"。故编者根据吴氏原意亦未予注明药物剂量,请读者在学习中思悟之。

202. 加味参苓白术散(出于原文第 76 条)

【组成剂量】人参二钱(6 克)　白术(炒焦)一钱五分(5 克)　茯苓一

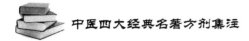

钱五分（5克）　扁豆（炒）二钱（6克）　薏仁一钱五分（5克）　桔梗一钱（3克）　砂仁（炒）七分（2克）　炮姜一钱（3克）　肉豆蔻一钱（3克）　炙甘草五分（1.5克）　共为极细末，每服一钱五分（5克），香粳米汤调服，日二次

【方解方论】此方用于噤口痢之虚证，表现为久痢脾胃虚弱、恶心呕吐、不欲饮食、积少痛缓、形衰脉弦、舌白不渴等证。方中用甘温之人参、白术补气健脾，甘淡之茯苓调脾渗湿，共为君药。加辛温芳香之砂仁、肉豆蔻醒脾和胃、化浊固脱；甘淡之白扁豆、薏仁助白术、茯苓健脾渗湿共为臣药。佐以炮姜温脾化湿、通下焦之郁滞；桔梗宣肺利气、通调水道、载药上行；炙甘草健脾和中调和诸药而为使。吴鞠通在原注文中谓："本方甘淡微苦法，加则辛甘化阳，芳香悦脾，微辛以通，微苦以降也。……此方则通宣三焦，提上焦，涩下焦，而以醒中焦为要者也。参、苓、白术加炙草，则成四君。按：四君以参、苓为胃中通药，胃者腑也，腑以通为补也；白术、炙草，为脾经守药，脾者脏也，脏以守为补也。茯苓淡渗，下达膀胱，为通中之通；人参甘苦，益肺胃之气，为通中之守；白术苦能渗湿，为守中之通；甘草纯甘，不兼他味，又为守中之守也，合四君为脾胃两补之方。加扁豆、薏仁以补肺胃之体，炮姜以补脾肾之用；桔梗从上焦开提清气，砂仁、肉蔻从下焦固涩浊气，二物皆芳香能涩滑脱，而又能通下焦之郁滞，兼理脾阳也。为末，取其留中也；引以香粳米，亦以其芳香悦土，以胃所喜者为补也。上行斡旋，无非冀胃气渐醒，可以转危为安也。"

按：参苓白术散出自《太平惠民和剂局方》，由莲子肉、薏仁、砂仁、桔梗、白扁豆、白茯苓、人参、炒甘草、大枣、白术、山药组成。具益气健脾、渗湿止泻之功，主要用于脾虚挟湿证。吴鞠通取此方去山药、陈皮、莲子肉、大枣，加炮姜、肉豆蔻，加强温胃悦脾作用，而用于久痢脾胃虚弱呕恶不欲食之证。

【方剂歌括】参苓术草薏砂仁，扁豆桔姜肉蔻匀。
　　　　　　久痢形衰呕不食，建中温补胃阳伸。

203. 肉苁蓉汤（出于原文第77条）

【组成剂量】肉苁蓉（泡淡）一两（30克）　附子二钱（6克）　人参二钱（6克）　干姜炭二钱（6克）　当归二钱（6克）　白芍（肉桂汤浸炒）三钱（9克）

【方解方论】此方用于久痢噤口不食患者，由于肾阳虚衰，脾阳亦继之虚衰所致之证。方中用大量肉苁蓉甘温补益肾中精气以充肾阳。考：肉苁蓉乃为马尿渗入沙漠而生长肉质厚润之草本植物，聚马之精血营养成分，其温润滋养肾中阴精与元阳之功深著。加辛热之附子温补肾阳，与肉苁蓉相合，刚柔互济，燥润互补，既壮元阳，又补火生土。人参、干姜炭温脾补土，当归、白芍，养阴血、补肝肾，白芍用肉桂汁制其酸敛涩滞之性，而趋于温补之功。全方温补脾肾，补火生土，既开启胃气，又固摄久痢。

【方剂歌括】肉苁蓉汤姜附参，当归白芍此中寻。

阴阳水土俱伤败，久痢胃开病转松。

204. 专翁大生膏（出于原文第78条）

【组成剂量】人参二斤（1000克）（无力者以制洋参代之）　茯苓二斤（1000克）　龟板（另熬胶）一斤（500克）　鳖甲一斤（500克）（另熬胶）　牡蛎一斤（500克）　鲍鱼二斤（1000克）　海参二斤（1000克）　白芍二斤（1000克）　五味子半斤（250克）　麦冬二斤（1000克）（不去心）　羊腰子八对（8对）　猪脊髓一斤（500克）　鸡子黄二十圆（20枚）　阿胶二斤（1000克）　莲子二斤（1000克）　芡实三斤（1500克）　熟地黄三斤（1500克）　沙苑蒺藜一斤（500克）　乌骨鸡一对（2只）　白蜜一斤（500克）　枸杞子（炒黑）一斤（500克）　上药分四铜锅（忌铁器，搅用铜勺），以有情归有情者二，无情归无情者二，文火细炼三昼夜，去渣，再熬六昼夜，陆续合为一锅，煎炼成膏，末下三胶，合蜜和匀，以方中有粉无汁之茯苓、白芍、莲子、芡实为细末，合膏为丸。每服二钱（6克），渐加至三钱（9克），日三服，约一日一两（30克），期年为度。每殒胎必三月，肝虚而热者，加天冬一斤（500克），桑寄生一斤（500克），同熬膏，再加鹿茸二十四两（720克）为末（本方以阴生于八，成于七，故用三七二十一之奇方，守阴也。加方用阳生于七，成于八，三八二十四之偶方，以生胎之阳也。古法通方多用偶，守法多用奇，阴阳互也）

【方解方论】此方用于外感燥邪，流连未愈，由上焦至中焦，再至下焦，致使肝肾损伤出现肝肾气阴两虚的上盛下虚，昼凉夜热，或干咳，或不咳，甚则痉厥等证。方中用大量血肉有情之品的龟板、鳖甲、乌骨鸡、鲍鱼、海参、羊腰子、猪脊髓、鸡子黄、阿胶、牡蛎以滋补涸损之肝肾精血；再配用甘温之人参、茯苓、芡实、沙苑蒺藜、枸杞，与酸甘之白芍、五味子、麦冬、莲子、熟地、白蜜阴阳双补、气血互养。全方聚动物类营养食物与植物草木之精华，以调补燥邪伤耗之津液气血，融药疗与食疗为一体，熬膏为丸，从缓图治，逐渐恢复。此方适用于温热病后期，感染性、慢性病恢复期的调养治疗。吴鞠通原注谓："专翁取乾坤之静，多用血肉之品，熬膏

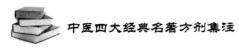

为丸，从缓治。盖下焦深远，草木无情，故用有情缓治。"

【方剂歌括】滋补专翁大生膏，龟鳖鸡鱼蛎阿胶。

参苓芍味地沙杞，海参羊猪鸡子黄。

芡莲白蜜合为丸，草木血肉共有情。

（五）解产难篇方剂

205. 通补奇经丸（出于卷五·解产难）

【组成剂量】鹿茸八两（240克）　力不能者以嫩毛角代之　紫石英生研极细，二两（60克）　龟板炙，四两（120克）　枸杞子四两（120克）　当归炒黑，四两（120克）　肉苁蓉六两（180克）　小茴香炒黑，四两（120克）　鹿角胶六两（180克）　沙苑蒺藜二两（60克）　补骨脂四两（120克）　人参力绵者以九制洋参代之，人参用二两（60克），洋参用四两（120克）　杜仲二两（60克）　上极细末，炼蜜为丸，小梧子大。每服二钱（6克），渐加至三钱（9克）。大便溏者加莲子、芡实、牡蛎各四两（120克），以蒺藜洋参熬膏法丸。淋带者加桑螵蛸、菟丝子各四两（120克）。癥瘕久聚少腹痛者，去补骨、蒺藜、杜仲，加肉桂、丁香各二两（60克）

【方解方论】此方用于下焦虚寒、肝肾精气亏虚所致的胞宫虚寒不孕，或滑胎流产、妇女经带崩漏；男子遗精滑泄、精寒无子、腰膝酸软乏力等证。方中用甘温血肉有情之品鹿茸、鹿角胶，温补肾阳、暖宫驱寒，甘咸之龟板滋补肾精与肝血，为君药；配以甘温微辛之紫石英、小茴香、补骨脂、杜仲温肾气，壮元阳，祛虚寒；助以甘辛微温之当归、肉苁蓉、沙苑蒺藜温补肝血，温养肾精；佐以甘温之枸杞、人参补气温肾，养血养肝。全方温阳散寒、气血双补、精血互养、肝肾共调。

【方剂歌括】通补奇经丸温养，下焦亏虚肝肾寒。

鹿龟石英肉苁蓉，杞归蒺脂小茴香。

206. 天根月窟膏（出于卷五·解产难）

【组成剂量】鹿茸一斤（500克）　乌骨鸡一对（2只）　鲍鱼二斤（1000克）　鹿角胶一斤（500克）　鸡子黄十六枚（16枚）　海参二斤（1000克）　龟板二斤（1000克）　羊腰子十六枚（16枚）　桑螵蛸一斤（500克）　乌贼骨一斤（500克）　茯苓二斤（1000克）　牡蛎二斤（1000克）　洋参三斤（1500克）　菟丝子一斤（500克）　龙骨二斤（1000克）　莲子三斤（1500克）　桂圆肉一斤（500克）　熟地四斤（2000克）　沙苑蒺藜二斤（1000克）　白芍二

斤（1000克）　芡实二斤（1000克）　归身一斤（500克）　小茴香一斤（500克）　补骨脂二斤（1000克）　枸杞子二斤（1000克）　肉苁蓉二斤（1000克）　萸肉一斤（500克）　紫石英一斤（500克）　生杜仲一斤（500克）　牛膝一斤（500克）　萆薢一斤（500克）　白蜜三斤（1500克）　上三十二味，熬如专翕膏法。用铜锅四口，以有情归有情者二，无情归无情者二，文火次第煎炼取汁，另入一净锅内，细炼九昼夜成膏，后下胶蜜，以方中有粉无汁之茯苓、莲子、芡实、牡蛎、龙骨、鹿茸、白芍、乌贼骨，八味为极细末，和前膏为丸梧子大。每服三钱（9克），日三服

【方解方论】此方用于下焦阴阳两虚，肝肾亏损，奇经八脉损伤所致男子遗精滑泄，精寒无子，腰膝酸痛，头晕耳鸣，以及中风后遗半身不遂，肢体麻痹，缓纵不收等。妇人产后下亏，淋带癥瘕，胞宫虚寒不孕，屡屡滑脱，或少年生育过多，年老腰膝尻胯酸痛等证。方中用大量血肉有情之品鹿茸、鹿角胶、羊腰子甘温补肾阳，乌骨鸡、鲍鱼、海参、龟板、鸡子黄甘咸滋补肾精，两类相伍，补益奇经，调养督任，滋补肝肾；再配以甘温之桂圆肉、补骨脂、枸杞、肉苁蓉、紫石英温补肾阳，温燠奇经；酸甘微咸之萸肉、白芍、牡蛎、乌贼骨滋阴益肾，养肝补肝，二类药配伍，酸甘化阴，阴阳双补。再佐以洋参、熟地、沙苑蒺藜、桑螵蛸、归身、白蜜，滋养肝肾阴血，填补奇经；用小茴香温通肾气，茯苓淡渗利湿，牛膝、杜仲、萆薢温运下焦湿气，芡实、莲子健脾益气守中。全方温阳补气，精血双调，滋阴养营，补益肝肾，健脾固中，调养奇经，故吴鞠通称此方是"酸甘咸微辛法，阴阳两补，通守兼施复法也"。并强调，"此方治下焦阴阳两伤，八脉告损，急不能复，胃气尚健，胃弱者不可与，恐不能传化重浊之药也。无湿热证者。"吴鞠通在此告诫后学者，此方只能用于纯阴阳两虚，精血亏涸，奇经耗损，肝肾亏虚，而胃气尚未损伤，而且尚无湿热病邪的证候。

【方剂歌括】阴阳两伤精血损，天根月窟膏补通。

　　　　　　龙牡茯菟芡莲芍，鹿龟鸡鱼羊海参。

　　　　　　桑螵乌贼地归脂，洋参沙苑枸桂圆。

　　　　　　苁萆杜膝紫石英，萸肉白蜜共为丸。

《温病条辨》方药应用规律与对温病治法的发展小结

《温病条辨》创立了三焦辨证施治纲领，所载众多的方药，完善与丰富了温病治疗学的内容，对临床具有极高的指导价值。

1. 方剂应用和药物配伍概况 《温病条辨》载有丰富的治疗方药，全书共有方剂206首，其中上焦篇42首、补秋论5首、中焦篇92首、下焦篇65首、解产难2首。方剂出现276频次，其中安宫牛黄丸和紫雪丹各10次，加减复脉汤9次，白虎汤6次，白虎加人参汤5次，调胃承气汤和小承气汤各4次，银翘散、局方至宝丹、清营汤、清宫汤、连梅汤和三甲复脉汤各3次，桑菊饮、栀子豉汤、化斑汤、大承气汤、大定风珠、益胃汤、犀角地黄汤、青蒿鳖甲汤等16首方剂各2次，其余方剂皆为1次。按方剂分类，出现在上焦篇，白虎汤类方10次，银翘散类方8次，紫雪丹6次，安宫牛黄丸5次，清宫汤类方4次，清营汤类方3次，清络饮类方2次；在中焦篇，白虎汤类方3次，承气汤类方8次，正气散类方5次，泻心汤类方5次，栀子豉汤类方3次，五苓散类方6次；在下焦篇，复脉汤类方15次。全书共用227味中药，1830药次（以出现1次计算），常用药物31味（出现20次以上计算），进行分层聚类分析，约有9类，其中关联性较强的为：麝香、朱砂和犀角，黄连、黄芩和栀子，麦冬、生地黄、阿胶和白芍药，滑石、芒硝、玄参和石膏，连翘、银花和竹叶，附子和干姜，桂枝、生姜和半夏。具体出现在上焦篇的有麝香、朱砂和犀角，薄荷、桔梗和苇根，金银花、竹叶和连翘，粳米、知母、甘草和石膏（均约10次以上）；在中焦篇的有大黄、芒硝和甘草，枳实和厚朴，黄连、黄芩、犀角和栀子，麦冬、生地和玄参，白术、猪苓和茯苓，滑石、通草和杏仁，知母和石膏，干姜、人参和白术（均约10次以上）；在下焦篇的有麦冬、生地黄、阿胶、麻子仁、白芍药和甘草，鳖甲、龟板、牡蛎和五味子，黄连和乌梅，桂枝、生姜、半夏和黄芩，当归、附子、人参、干姜和茯苓（均约6次以上）。

2. 创立名方对温病治疗学的发展 吴鞠通写在《温病条辨》中的方剂，无论是引用前贤名方，抑或自创之方，皆宗于确定的治疗法则和明确的用药原则，制方严谨，重于实效。《温病条辨》所载方中，备受后世医家推崇的名方颇多。诸如辛凉解表之剂：辛凉平剂银翘散，辛凉轻剂桑菊饮，辛凉重剂白虎汤；开窍醒神三宝：安宫牛黄丸、紫雪丹、至宝丹；通下十一方：大承气汤、小承气汤、调胃承气汤、新加黄龙汤、宣白承气汤、导赤承气汤、牛黄承气汤、增液承气汤、桃仁承气汤、加减桃仁承气汤、护胃承气汤；救阴复脉六方：加减复脉汤、一甲复脉汤、二甲复脉汤、三甲复脉汤、救逆汤、大定风珠；湿温五加减正气散：一至五加减正气散。以及清心救逆的清宫汤，清营凉血的清营汤，芳香化湿的三仁汤，增水行舟的增液汤，滋阴抗疟透热的青蒿鳖甲汤，清暑化湿的三石汤等等名方，后世医家久用不衰。其中的银翘散、桑菊饮、生脉散，现代已改剂型，扩大使用，如银翘解毒片、桑菊感冒片、生脉口服液、生脉注射液等。

3. 方药应用规律　①方药属性应用规律：从《温病条辨》中所用药物出现的频次与聚类分析，其应用最多的药物有清热类、祛湿类、养阴类、开窍类。清热类是温病祛邪的主要治法，其中的连翘、竹叶与银花为辛凉清卫分热之代表药，在上焦篇应用最多；黄连、黄芩与栀子为苦寒清热燥湿之代表药，在中焦篇应用最多；大黄与芒硝为苦寒泻下清热之代表药，在中焦篇应用最多；生地、麦冬与元参为甘寒清热养阴之代表药，在下焦篇应用最多。银翘散类方、白虎汤类方、承气汤类方、清营汤类方、复脉汤类方是上述清热类的代表方，其应用次序多由上焦、中焦至下焦，或卫气至营血。祛湿类是治疗湿热与暑湿为指征，湿亦是判定温热与湿热的指标。祛湿类药物以茯苓、半夏、陈皮、杏仁、滑石、通草等为代表，其中滑石与通草，半夏与生姜，桂枝、陈皮与茯苓关联性强，标志以清热利湿，通阳祛湿，理气燥湿相结合的诸多治法。祛湿药的应用以中焦病变居多。其中健脾化湿：白术、茯苓、猪苓与陈皮，辛开苦温燥湿：半夏与生姜（小半夏汤），苦寒燥湿：黄连与黄芩，宣上利下祛湿：滑石、通草与杏仁，寒温并用、扶正祛湿：干姜、人参、黄连与半夏（泻心汤类方）。养阴类药物贯穿温病病程始终，反映温病热邪伤阴耗津的病机特点。以麦冬、生地与白芍应用最多，温病后期，病入下焦，吴鞠通通常以养阴为大法。具体表现在上焦病主要用麦冬、元参养阴清热并用；中焦病热重者以生地黄、麦冬与玄参增液泻热，湿重者基本不用养阴类药物，湿轻者常可配伍白芍药，以其清润养阴，可不避湿邪（《本经》言其"利小便""益气"）；下焦病则白芍药、生地黄、阿胶、麦冬同用，体现咸寒、甘寒养阴。开窍类药物主要为麝香、朱砂和犀角，正是温病凉开三宝（安宫牛黄丸、紫雪丹、至宝丹）的主药，并与黄连、黄芩、栀子、连翘等清心热药有较强关联性，体现开窍清热醒脑功效。②三焦方药分类应用规律：上焦篇主要应用银翘散类方（8个）与白虎汤类方（10个）以清散风热邪气，凉开三宝（13方次）开窍醒神，针对性治疗"温邪上受，首先犯肺，逆传心包"的病变规律，以及清宣肺卫、辛凉清热为主，兼以开窍醒神的用药原则。其中用银花、连翘、竹叶与荆芥辛凉透表解热，薄荷、桔梗、苇根与桑叶清宣肺卫为主，同时以石膏、知母、甘草与粳米清解热邪，以麝香、朱砂与犀角醒神开窍。在用药配伍上，银花、连翘、竹叶与荆芥，薄荷、桔梗、苇根与桑叶分别都与杏仁、麦冬有一定关联，可见吴鞠通在辛凉透表或清宣肺卫之际，注重宣降肺气与清养肺阴的上焦病变特

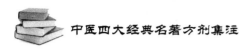

性；杏仁、竹叶、通草与滑石，既有宣肺气，清湿热的配伍法度，又有"渗湿于热下"的治疗思路。中焦篇吴鞠通用的方药较多而复杂，反映出多变的病机与祛邪的治则。其中以清热、祛湿、泻下、开窍四类方剂为主体。清热类集银翘散、白虎汤类方、栀子豉汤、玉女煎加减方、清宫汤、清营汤、青蒿鳖甲汤，融辛凉、辛寒、苦寒、甘寒、咸寒于一体；祛湿类方药主要有加减正气散5个，泻心汤类方5个，五苓散类方4个，四苓加减类方3个，草果厚朴汤类方3个等；泻下类有承气汤类方14个；开窍类方剂与上焦篇相同的是凉开三宝。另外还有养阴类方剂如增液汤、益胃汤、玉竹麦门冬汤、牛乳饮等；温阳类方剂如茵陈四逆汤、椒附白通汤、蜀椒救中汤等。中焦篇药物应用主要表现有四大体系：石膏与知母相伍为白虎汤类方的主体；大黄、芒硝、甘草、枳实、厚朴组合为承气汤类方的主体；黄连、栀子、黄芩与犀角既是苦寒清心，又是清热开窍的主要药物；麦冬、生地与玄参组成增液汤是养阴类的主体。下焦篇方剂应用体现了养阴、息风、止利、化湿与温阳等治法。其中以养阴兼有清热的复脉汤系列方是治疗热入下焦的主要方剂（共出现15方次），含有麦冬、生地黄、阿胶、麻子仁、白芍药与甘草等主药。还有滋阴潜阳息风的一至三甲复脉汤，大、小定风珠，含有鳖甲、龟板、牡蛎与五味子等主药。治下利的连梅汤，以苦寒燥湿的黄连与酸敛收涩的乌梅相伍。以寒湿相伍的生姜、半夏与黄芩是泻心汤组方法则。以茯苓、白术、干姜、人参与附子相伍的术附汤、术附姜苓汤类方，融温阳化湿于一体，辟湿温病及下焦伤阳的证治法门。

　　4. 应用咸寒苦甘法，创立系列方剂　吴鞠通根据《素问·至真要大论》"热淫于内，治以咸寒，佐以苦甘，以酸收之，以苦发之"之旨，遵从性寒之品可清热，味之咸者，能润下软坚，味之苦者，能燥能泄，味之甘者，能缓能守的法则，创制了系列方剂，载入《温病条辨》，体现了祛邪护阴思想。①清心络以开窍闭：创制清宫汤，以犀角、元参之咸寒，合连翘心、竹叶心之苦，麦冬之甘为主，构成咸寒苦甘之剂，用于太阴温病，汗出过多，神昏谵语。②清营血以散瘀热：创制清营汤，以犀角、元参之苦寒，合黄连、连翘之苦寒，及生地黄、麦冬、金银花之甘寒为主，构成咸寒甘苦之剂，用于手厥阴暑温，夜寐不安，时有谵语，烦渴舌赤。还有以犀角、元参之咸寒，合白虎汤之苦甘而构制成化斑汤，用于太阴温病，热入营血的发斑证。③泻结热以存阴液：创制调胃承气汤，以芒硝之咸寒，大黄、甘草合为咸寒苦甘之剂，用于阳明温病，无汗、小便不利、谵语、大便不通者。还有增液汤，重用元参咸寒而苦，合麦冬、地黄之甘寒，构成咸寒苦甘之剂，以补药之体，作泻药之用，治阳明温病，无上焦证，数日不大便，若其人阴虚，而又当下者。④清阴络以透余邪：创制青蒿鳖甲汤，以鳖甲之咸寒，合知母、牡丹皮之苦寒，生地黄之甘寒，再加青蒿芳香清透，构成咸寒苦甘之剂，用于温病后期，邪伏阴分的夜热早凉证。⑤补肝肾以救真阴：创制三甲复脉汤，以龟、鳖、牡蛎之咸寒，合生地黄、白芍药、麦冬之苦甘酸构成咸寒苦甘之剂，用于下焦温病，痉厥发作，心中悸动之肝肾阴津耗伤欲脱之证。尚有大定风珠，以龟、鳖、牡蛎之咸寒，合鸡子黄、阿胶、甘草、地黄之甘寒，五味子、白芍之酸苦寒，构成咸寒苦甘（酸甘）之剂，用于温病深入下焦，真阴耗竭，神倦欲脱之证。⑥酸甘化阴以生津止泻：创人参乌梅汤，以人参、乌梅酸甘化阴、救阴护阴，加人参、莲子护脾养胃，以填补阴液，木瓜养阴舒筋，甘草调和阴阳，治久利伤津耗液、微热口渴舌干等证。尤其对于久泻不止、阴津亏耗之证，取乌梅丸之酸味收敛、甘味化阴，可收生津止泻之功。对腹泻日久，特别是小儿腹泻，确具有一定疗效。近年来酸甘化阴法临床运用广泛，对慢性胃炎、消渴、干燥综合征、小儿厌食、慢性腹泻的治疗均有明显作用。以酸甘化阴、咸苦养阴制剂的增液汤、三甲复脉汤、乌梅丸、人参乌梅汤等滋补阴液、生津养血、扶正祛邪，许多医家认为与现代医学重视机体的水液平衡而采用的"输液疗法"有相似之处。并认为其实质是在阴液耗伤状态下有保护细胞膜 $Na^+ - K^+ - ATP$ 酶，调节细胞内外液稳态等作用，并有中和内毒素、抗菌、抗病毒以收提高机体免疫力等作用。从上述咸寒苦甘法，创制诸方剂应用分析，可见温病各阶段均存有阴液耗损、伤及真阴的病变。此法以咸寒为重心，咸寒之品以固护真阴为主，用于阳明气分，有清热生津之功；用于热入营血，能先安未受邪之地，具养阴散血、固护阴精之能；用于下焦证候，可填补肝肾真阴。配合苦寒应用以泄热存阴，配合甘寒、甘苦法应用以护液留津固气。具体到三焦阴伤：上焦为肺阴伤，用沙参麦冬汤甘寒养肺阴；中焦为胃阴伤，用益胃汤、五汁饮甘辛寒益胃阴；下焦为肾阴伤，用加减复脉汤咸寒滋肾阴。

5. 对温病中汗出异常及发哕等特殊证的治疗　吴鞠通对于温病中汗出异常的一证辨治甚为精细。其中有无汗者，病机有虚实之别。有的属表气郁闭而致无汗者：如因寒邪客表，暑湿内蕴所致，用新加香薷饮，透散表邪、清暑化湿；属温燥袭于肺卫，津液干燥而无汗者，投以桑杏汤以辛凉甘润、清透肺卫。也有的无汗是因阴液大伤，汗源匮乏而致者：属胃液亏损者，投以益胃汤、五汁饮之类；属邪在血分，阴液亏乏而表实者，投以银翘散加生地、丹皮、赤芍、麦冬；属下后邪气还表而无汗脉浮者，投以银翘汤等。汗

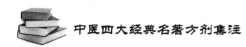

出异常者也有表现为汗出过多，病机也有虚实之分。有的是属邪热引起的：如里热熏蒸而迫津外泄，属阳明无形热盛，投以白虎汤；汗出过多而气津受伤，则用白虎加人参汤；属阳明腑实者，投以承气汤之类；属湿热交蒸而致汗出热解，继而复热，投以黄芩滑石汤等。有的则属于虚证：如因邪正抗争日久，正气未复，奋起抗邪而战汗者，予生脉散养阴益气，助正敛汗；如卫表不固而冷汗自出，投以桂枝汤等。

温病发哕，吴氏对其分上、中、下三焦而辨治。病在上焦者属气分闭郁，其病机在肺，治用宣痹汤以轻宣肺气，开其郁闭；病在中焦者，其中有因湿热之邪壅遏胃气者，治以新加橘皮竹茹汤；有因实热壅塞阳明为哕，治当通下胃腑，可用调胃承气汤；有属脾土衰败而气冲上逆者，当以附子粳米汤急救土败。病在下焦者，多属肝肾阴竭，可用小定风珠。温病发哕，较为复杂，病机各别，治法迥异，吴氏首次对其证治进行了较为系统的论述。

6. 充实与完善了温病治疗学　《温病条辨》明确创立了三焦辨证施治纲领，应用与创制方剂较为丰富、翔实，成熟与完善了温病学的基础理论与临床医学体系，尤其是充实了温病治疗学的内容。①确定了治疗法则：温病按其性质分为温热和湿热两大类，故确定的治疗法则为："温病之不兼湿者，忌刚喜柔"；"温病之兼湿者，忌柔喜刚"。明确区分了温热病与湿温病的治法。②创立了治疗原则：吴鞠通在临床实践中，结合前贤经验，创立了著名的三焦治疗原则——治上焦如羽，非轻不举；治中焦如衡，非平不安；治下焦如权，非重不沉。具体说，羽者羽毛，比喻轻，治疗上焦用药，以性味轻清为主，忌用性味苦寒沉降之药，因苦寒之品，易化燥伤津，化火灼液，且易伤脾胃。同时治疗上焦温病的药物剂量从小从轻，药物煎煮时间亦短，均以轻为原则。衡者秤杆，比喻平，治疗中焦温病，宜用祛邪扶正、邪正合法、邪正并重的原则，以平为期。权者秤砣，比喻重镇，用药味厚之重，介类之镇，一是入下焦，二是重镇平肝息风，三是味厚滋补肾阴。下焦用药剂量宜重，且药物煎煮时间宜长。③充实治疗方法：吴鞠通写在《温病条辨》中的治疗方法，在常规的解表法、通下法、清营法、化湿法、滋阴法、开窍法、息风法中，针对温病性质，病因、病机、证候表现辨证施治，不断充实，并有创新。如在解表法中，忌用辛温解表，创立辛凉解表法，制辛凉平剂银翘散、辛凉轻剂桑菊饮、辛凉重剂白虎汤；化湿法中，增补芳香化湿法，制一至五加减正气散；通下法中，新增增液通下法、开窍通下法、祛瘀通下法、导赤通下法、宣肺通下法等；滋阴法中，新创滋阴复脉法，创立救阴复脉六方。在新创众多的治法方剂中，以辛凉解表法、增液通下法、滋阴复脉法、清心开窍法、芳香化湿法五大治法及其系列方剂，被后世临床广泛应用，而且经久不衰。④突出救阴津，贯穿温病治疗始终：吴鞠通根据先贤"留得一分津液，即有一分生机"的训示，鉴于温邪属阳，最易化燥、化火，而耗液伤津，通过众多成功与失败的临床实践，总结出津液盈亏关系着温病的转归和预后的经验，为后人指出"温病伤人身之阴，故喜辛凉、甘寒、甘咸以救其阴"，以及伤寒"始终以救阳气为主"，而温病"始终以救阴津为主"等明训，对后世温病学的发展及其临床实践极具指导意义。⑤指明治疗用药宜忌：吴鞠通总结了众多温病临床治疗成功经验与失误教训，并参考先贤的成功案例，写进《温病条辨》丰富的治疗方药中，明确指出治疗用药的禁忌，目的是为后人减少误治，提高临床治愈率。首先，指明温病发汗禁忌。上焦篇第4条指出"温病忌汗，汗之不惟不解，反生他患"，并在《汗论》中明示："伤寒所以不可发汗，温热病断不可发汗。""阳气有余，阴精不足，又为温热升发之气所烁，而汗自出或不出者，必用辛凉以止其自出之汗，用甘凉甘润培养其阴精为材料，以为正汗之地。"指明温热病初期禁用辛温发汗之剂，宜用辛凉解表法。吴氏根据白虎汤证的"四大"表现，于上焦篇第9条，指出了白虎汤用于温病的四大禁忌，"脉浮弦而细者，不可与也；脉沉者不可与也；不渴者不可与也；汗不出者，不可与也。常须识此，勿令误也。"在上焦篇第43条又指出了治湿温病三大禁忌："湿温，汗之则神昏耳聋，甚则目瞑不欲言；下之则洞泄；润之则病深不解。"并指明了其误用机理，在其自注中说："世医不知其为湿温，见其头痛、恶寒、身重疼痛也，以为伤寒而汗之，汗伤心阳，湿随辛温发表之药蒸腾上逆，内蒙心窍则神昏，上蒙清窍则耳聋目瞑不言；见其中满不饥，以为停滞而大下之，误下伤阴，而重抑脾阳之升，脾气转陷，湿邪乘势内溃，故洞泄；见其午后身热，以为阴虚而用柔药润之，湿为胶滞阴邪，再加柔润阴药，二阴相合，同气相求，遂有锢结不解之势。"在中焦篇第33条，指出了数下宜忌："阳明温病，下后脉静、身不热、舌上津回，十数日不大便，可与益胃、增液辈，断不可再与承气也；下后舌苔未尽退、口微渴、面微赤、脉微数、身微热、日浅者，亦与增液辈。日深舌微干者，属下焦复脉法也，勿轻与承气。"并在中焦篇第31条指出苦寒禁忌："温病燥热，欲解燥者，先滋其干，不可纯用苦寒也，服之反燥甚。"且明示其机理为"举世皆以苦能降火，寒能泻热，坦然用之而无疑，不知苦先入心，其化以燥，服之不应，愈化愈燥"。

此外，尚指明温病斑疹，禁用升提；温病耳聋，忌用柴胡汤；温病小便不利，禁用淡渗，忌用五苓、八正辈；下焦温病，壮火尚盛，忌用定风珠、复脉汤；邪少虚多，忌用黄连阿胶汤；阴虚欲痉，忌青蒿鳖甲汤等等，皆为后世指点迷津。

具体有吴鞠通治温十禁：

白虎之禁—忌用于无浮盛之热；

发汗之禁—忌辛温发散；

湿温之禁—忌汗、下、润；

斑疹之禁—忌升提、壅补；

淡渗之禁—忌淡渗利水；

苦寒之禁—忌纯用苦寒；

数下之禁—忌再用承气类；

少阴耳聋之禁—忌用柴胡汤类；

下焦病之禁—忌滋腻、苦燥香透；

下后食禁—忌暴饮暴食。

参考文献

[1] 周晓平，杨进.《温病条辨》咸寒苦甘法应用浅析 [J]. 中华中医药杂志，2012 (3)：531－533.

[2] 杨学，等.《温病条辨》方药应用规律研究 [J]. 上海中医药杂志，2012 (11)：23－26.

[3] 李保顺. 温病条辨集注与新论 [M]. 北京：学苑出版社，2004：44－47.

[4] 赵醇，等. 酸甘化阴法生津止泻作用探析 [J]. 中华中医药等杂志，2012：2794－2796.